PRODUÇÃO DE SUÍNOS

PRODUÇÃO DE SUÍNOS

PRINCÍPIOS PRÁTICOS

Editor
Lúcio Francelino Araujo

Coordenadores
Lúcio Francelino Araujo
Cristiane Soares da Silva Araujo
Otto Mack Junqueira
Luiz Antonio Vitagliano
Carlos Alexandre Granghelli
Caio Abércio da Silva

manole
editora

Produção editorial: Rosana Arruda da Silva
Projeto gráfico: Departamento de Arte da Editora Manole
Editoração eletrônica e ilustrações: Estúdio Castellani
Capa e imagem da capa: Iuri Guião

CIP-BRASIL. CATALOGAÇÃO NA PUBLICAÇÃO
SINDICATO NACIONAL DOS EDITORES DE LIVROS, RJ

A69p

Araujo, Lúcio Francelino
Produção de suínos : princípios práticos / Lúcio Francelino Araujo. - 1. ed. - Barueri [SP] : Manole, 2024.
296 p. ; 23 cm.

ISBN 9788520461785

1. Medicina veterinária. 2. Suínos. I. Título.

24-92231 CDD: 636.4
CDU: 636.4

Gabriela Faray Ferreira Lopes - Bibliotecária - CRB-7/6643

Editora Manole Ltda.
Alameda Rio Negro, 967, cj. 717
06454-000 – Barueri – SP – Brasil
Tel.: (11) 4196-6000
www.manole.com.br
https://atendimento.manole.com.br

Impresso no Brasil
Printed in Brazil

Dedicatória

Esta obra é dedicada a todos os amantes da suinocultura, sejam eles produtores, estudantes, empresários, profissionais em início de carreira ou com ampla experiência, como fonte de consulta do passado, presente e das novas tendências da suinocultura. A vocês, que contribuem diligentemente com o desenvolvimento econômico e social do país, que enfrentam variados desafios, mas continuam engajados em levar nosso produto a diferentes partes do mundo, expressamos profunda gratidão, respeito e admiração.

Agradecimentos

A Deus, por proporcionar oportunidades inimagináveis de compartilhar o conhecimento necessário para o desenvolvimento de uma atividade que auxilia a combater a fome no mundo.

A todos os colegas que, ao se dedicarem à redação do conteúdo deste livro, contribuirão na geração de informação e na formação de todos aqueles envolvidos nesta atividade apaixonante: a suinocultura.

Editor

Lúcio Francelino Araujo

Médico Veterinário pela Universidade Federal de Goiás. Mestrado e Doutorado em Zootecnia pela Faculdade de Ciências Agrárias e Veterinárias da Universidade Estadual Paulista (FCAV-Unesp), e Pós-Doutorado na Mississippi State University. Professor Titular do Departamento de Zootecnia da Faculdade de Zootecnia e Engenharia de Alimentos da Universidade de São Paulo (FZEA-USP). Atua na produção de aves e suínos com ênfase na área de Nutrição. Atualmente, é bolsista em Produtividade em Pesquisa do Conselho Nacional de Desenvolvimento Científico e Tecnológico (CNPq).

Coordenadores

Lúcio Francelino Araujo
Médico Veterinário pela Universidade Federal de Goiás. Mestrado e Doutorado em Zootecnia pela Faculdade de Ciências Agrárias e Veterinárias da Universidade Estadual Paulista (FCAV-Unesp), e Pós-Doutorado na Mississippi State University. Professor Titular do Departamento de Zootecnia da Faculdade de Zootecnia e Engenharia de Alimentos da Universidade de São Paulo (FZEA-USP). Atua na produção de aves e suínos com ênfase na área de Nutrição. Atualmente, é bolsista em Produtividade em Pesquisa do Conselho Nacional de Desenvolvimento Científico e Tecnológico (CNPq).

Cristiane Soares da Silva Araujo
Médica Veterinária pela Universidade Federal de Goiás (UFG). Mestrado, Doutorado e Pós-Doutorado em Zootecnia pela Faculdade de Ciências Agrárias e Veterinárias da Universidade Estadual Paulista (FCAV-Unesp). Trabalhou como pesquisadora visitante na Mississippi State University no período de 2007 a 2009. Docente da Faculdade de Medicina Veterinária e Zootecnia da Universidade de São Paulo (FMVZ-USP), atuando na área de Produção de Monogástricos. Atualmente é bolsista em Produtividade em Pesquisa do Conselho Nacional de Desenvolvimento Científico e Tecnológico (CNPq).

Otto Mack Junqueira
Médico Veterinário pela Faculdade de Ciências Médicas e Biológicas de Botucatu (FCMBB). Mestrado em Zootecnia com concentração em Nutrição Animal pela Universidade Federal de Viçosa (UFV) e PhD em Animal Science pela University of Florida. Tem experiência na área de Zootecnia, com ênfase em Exigências

Nutricionais dos Animais, atuando principalmente nos seguintes temas: nutrição e alimentação de frangos de corte, poedeiras comerciais e suínos; determinação das exigências nutricionais e utilização de aminoácidos digestíveis, proteína ideal e aditivos para monogástricos. Professor Titular aposentado da Universidade Estadual Paulista (UNESP/Jaboticabal).

Luiz Antonio Vitagliano

Engenheiro Agrônomo pela UniPinhal. Mestre em Nutrição Animal pela Universidade de São Paulo (USP). Pesquisador, consultor na área de Suinocultura, com uma atividade de mais de 30 anos na área de Nutrição Animal.

Carlos Alexandre Granghelli

Médico Veterinário pela Pontifícia Universidade Católica de Minas Gerais (PUC Minas). Mestrado e doutorado em Nutrição e Produção Animal pela Faculdade de Medicina Veterinária e Zootecnia da Universidade de São Paulo (FMVZ-USP). Pós-doutorado (2022 e 2023) pela Faculdade de Zootecnia e Engenharia de Alimentos da Universidade de São Paulo (FZEA-USP). Atualmente, professor no Departamento de Zootecnia da FZEA-USP, atuando nas áreas de Produção e Nutrição de Suínos e Aves.

Caio Abércio da Silva

Médico Veterinário e Mestre em Ciências de Alimentos pela Universidade Estadual de Londrina (UEL). Doutor em Zootecnia pela Faculdade de Ciências Agrárias e Veterinárias da Universidade Estadual Paulista (FCAV-Unesp). Pós-doutorado pela Universidade Autônoma de Barcelona e pelo Institute National de la Recherche Agronomique (INRA), Toulouse, França. Professor associado da UEL, com experiência na área de Zootecnia e ênfase na Nutrição e no Manejo de Suínos, com foco na avaliação de alimentos, uso de aditivos, manipulação do desenvolvimento muscular fetal e na qualidade da carcaça e da carne suína.

Autores

Alanne Tenório Nunes
Médica Veterinária e Mestre em Ciências pela Faculdade de Medicina Veterinária e Zootecnia da Universidade de São Paulo (FMVZ-USP). Pós-graduada em Gestão de Pessoas pela Escola Superior de Agricultura Luiz de Queiroz da Universidade de São Paulo (Esalq-USP). Doutorado no curso de Biociência Animal da Faculdade de Zootecnia e Engenharia de Alimentos da Universidade de São Paulo (FZEA-USP).

Caio Abércio da Silva
Médico Veterinário e Mestre em Ciências de Alimentos pela Universidade Estadual de Londrina (UEL). Doutor em Zootecnia pela Faculdade de Ciências Agrárias e Veterinárias da Universidade Estadual Paulista (FCAV-Unesp). Pós-doutorado pela Universidade Autônoma de Barcelona e pelo Institute National de la Recherche Agronomique (INRA), Toulouse, França. Professor associado da UEL, com experiência na área de Zootecnia e ênfase na Nutrição e no Manejo de Suínos, com foco na avaliação de alimentos, uso de aditivos, manipulação do desenvolvimento muscular fetal e na qualidade da carcaça e da carne suína.

Carlos Alexandre Granghelli
Médico Veterinário pela Pontifícia Universidade Católica de Minas Gerais (PUC Minas). Mestrado e doutorado em Nutrição e Produção Animal pela Faculdade de Medicina Veterinária e Zootecnia da Universidade de São Paulo (FMVZ-USP). Pós-doutorado (2022 e 2023) pela Faculdade de Zootecnia

e Engenharia de Alimentos da Universidade de São Paulo (FZEA-USP). Atualmente, professor no Departamento de Zootecnia da FZEA-USP, atuando nas áreas de Produção e Nutrição de Suínos e Aves.

Cristiane Gonçalves Titto
Professora Associada na Faculdade de Zootecnia e Engenharia de Alimentos da Universidade de São Paulo (FZEA-USP) e bolsista em Produtividade em Pesquisa do Conselho Nacional de Desenvolvimento Científico e Tecnológico (CNPq). Zootecnista, mestre e doutora em Ciências pelo Programa de Pós-Graduação em Zootecnia da FZEA-USP. Pesquisadora visitante na Universidade da Flórida, trabalhando predominantemente nas áreas de Estresse Térmico, Comportamento Social e Bem-estar de Animais de Interesse Zootécnico.

Cristiane Soares da Silva Araujo
Médica Veterinária pela Universidade Federal de Goiás (UFG). Mestrado, Doutorado e Pós-Doutorado em Zootecnia pela Faculdade de Ciências Agrárias e Veterinárias da Universidade Estadual Paulista (FCAV-Unesp). Trabalhou como pesquisadora visitante na Mississippi State University no período de 2007 a 2009. Docente da Faculdade de Medicina Veterinária e Zootecnia da Universidade de São Paulo (FMVZ-USP), atuando na área de Produção de Monogástricos. Atualmente é bolsista em Produtividade em Pesquisa do Conselho Nacional de Desenvolvimento Científico e Tecnológico (CNPq).

Daniel Emygdio de Faria Filho
Graduação, Mestrado e Doutorado em Zootecnia pela Faculdade de Ciências Agrárias e Veterinárias da Universidade Estadual Paulista (FCAV-Unesp). Atualmente, professor do Departamento de Zootecnia da Faculdade de Zootecnia e Engenharia de Alimentos da Universidade de São Paulo (ZAZ-FZEA-USP).

Guilherme Henrique Gebim Polizel
Médico Veterinário e Mestre em Biociência Animal pela Faculdade de Zootecnia e Engenharia de Alimentos da Universidade de São Paulo (FZEA-USP), e MBA em Data Science e Analytics pela Escola Superior de Agricultura Luiz de Queiroz (Esalq-USP). Atualmente é doutorando no programa de Biociência Animal da Faculdade de Zootecnia e Engenharia de Alimentos da Universidade de São Paulo (FZEA-USP) com experiência nas áreas de Ciências Ômicas, Bioinformática e Bioestatística.

Heidge Fukumasu

Médico Veterinário, Doutor em Ciências e Professor Associado da Universidade de São Paulo (USP). Bolsista em Produtividade em Pesquisa do Conselho Nacional de Desenvolvimento Científico e Tecnológico (CNPq). Chefe do Departamento de Medicina Veterinária e do Laboratório de Oncologia Comparada e Translacional da Faculdade de Zootecnia e Engenharia de Alimentos da Universidade de São Paulo (FZEA-USP). Especialista em Saúde Animal. Titular da Comissão Técnica Nacional de Biossegurança (CTNBio). Publicou mais de 125 artigos científicos e orientou mais de 80 pesquisadores de iniciação científica, mestrado, doutorado e pós-doutorado.

Heytor Henrique Garcia Borges

Graduação em Nutrição e Medicina Veterinária pela Universidade Metodista de São Paulo (Umesp). Bolsista Fapesp – Departamento de Nutrição e Produção Animal da Universidade de São Paulo (VNP-USP), 2017. Mestre em Nutrição e Produção Animal pelo VNP-USP. Doutorando em Zootecnia na Faculdade de Zootecnia e Engenharia de Alimentos da Universidade de São Paulo (FZEA-USP). Possui especialização em Farmacologia e Interações Medicamentosas e MBA em Gestão do Agronegócio e em Comunicação e Marketing. Experiência profissional em produção de monogástricos com ênfase em sanidade e saúde intestinal, marketing do agronegócio, nutrição animal, saúde pública, doenças parasitárias e zoonoses e segurança alimentar.

Isabela Eulalia Maimone Silva

Médica Veterinária pela Pontifícia Universidade Católica (PUC Minas Poços de Caldas). Mestranda do curso de Pós-Graduação em Zootecnia na Faculdade de Zootecnia e Engenharia de Alimentos da Universidade de São Paulo (FZEA-USP) e tem desenvolvido atividades na área de Suinocultura com ênfase em manejo e nutrição.

Leandro Dalcin Castilha

Graduado em Zootecnia e Letras (Português-Inglês) pela Universidade Estadual do Oeste do Paraná (Unoeste). Mestre em Zootecnia pela Unoeste e Doutor em Zootecnia pela Universidade Estadual de Maringá (UEM). Atualmente é professor associado no Departamento de Zootecnia da UEM, onde ocupa a cadeira de Nutrição Animal (Monogástricos).

Luciane Silva Martello

Zootecnista pela Faculdade de Agronomia e Zootecnia de Uberaba. Mestrado em Zootecnia e doutorado em Qualidade e Produtividade Animal pela Universidade de São Paulo (USP). Tem experiência na área de Zootecnia, com ênfase em Zootecnia de Precisão e Ambiência Animal, avaliando ambiência, conforto térmico, termorregulação, análise de imagens termográficas, medidas precisas para monitoramento de características fisiológicas dos animais. Atualmente é professora na Faculdade de Zootecnia e Engenharia de Alimentos da Universidade de São Paulo (FZEA-USP) e bolsista em Produtividade em Pesquisa do Conselho Nacional de Desenvolvimento Científico e Tecnológico (CNPq).

Luiz Antonio Vitagliano

Engenheiro Agrônomo pela UniPinhal. Mestre em Nutrição Animal pela Universidade de São Paulo (USP). Pesquisador, consultor na área de Suinocultura, com uma atividade de mais de 30 anos na área de Nutrição Animal.

Mário Henrique Scapin Lopes

Médico Veterinário pela Faculdade de Medicina Veterinária e Zootecnia da Universidade de São Paulo (FMVZ-USP). Pós-graduando pela Faculdade de Zootecnia e Engenharia de Alimentos da Universidade de São Paulo (FZEA-USP). Membro da Associação Americana de Veterinários de Suínos (AASV).

Messy Hannear de Andrade Pantoja

Pesquisadora temporária na Universidad de La Republica Uruguay, Montevidéu, Uruguai. Zootecnista pela Universidade Federal Rural da Amazônia, mestre em Zootecnia pela Universidade Federal do Pará e doutora em Ciências pelo Programa de Pós-Graduação em Zootecnia da Faculdade de Zootecnia e Engenharia de Alimentos da Universidade de São Paulo (FZEA-USP). Pós-doutoranda na Universidad de La Republica Uruguay (Udelar), Montevidéu, Uruguai. Sua pesquisa tem ênfase em Biometeorologia Animal Aplicada e Etologia, trabalhando predominantemente nas áreas de Estresse Térmico, Comportamento Social e Bem-estar de Animais de Produção.

Miguel Henrique de Almeida Santana

Graduado em Zootecnia e Mestre em Ciências Veterinárias pela Universidade Federal do Paraná (UFPR). Doutor em Zootecnia, pós-doutorado e livre-docente pela Faculdade de Zootecnia e Engenharia de Alimentos da Universidade de São Paulo (FZEA-USP). Atuou como pesquisador visitante na Universidade de Copenhague (2014-2015) e como pesquisador colaborador pelo programa Jovens Pesquisadores da Fundação de Amparo à Pesquisa do Estado de São Paulo (Fapesp) de 2018 a 2019. Desde 2019 é professor associado da FZEA-USP e bolsista em Produtividade em Pesquisa do Conselho Nacional de Desenvolvimento Científico e Tecnológico (CNPq).

Nara Regina Brandão Cônsolo
Zootecnista pela Universidade Estadual Paulista (Unesp). Mestre e Doutora em Nutrição e Produção Animal pela Faculdade de Medicina Veterinária e Zootecnia da Universidade de São Paulo (FMVZ-USP). Pós-doutorado na Faculdade de Zootecnia e Engenharia de Alimentos da Universidade de São Paulo (FZEA-USP) e no AgResearch, Grasslands, Nova Zelândia. Atualmente é professora da FVMZ-USP e atua nas áreas de Produção e Nutrição de Bovinos de Corte, Metabolômica Aplicada à Produção Animal e Ciência da Carne.

Odair Pavan
Médico Veterinário pela Universidade do Oeste de Santa Catarina (Unoesc). Possui experiência em fábrica de rações e suinocultura trabalhando na Copercampos, em Campos Novos (Santa Catarina), por 17 anos. Mestre em Qualidade e Produtividade Animal pela Faculdade de Zootecnia e Engenharia de Alimentos da Universidade de São Paulo (FZEA-USP).

Otto Mack Junqueira
Médico Veterinário pela Faculdade de Ciências Médicas e Biológicas de Botucatu (FCMBB). Mestrado em Zootecnia com concentração em Nutrição Animal pela Universidade Federal de Viçosa (UFV) e PhD em Animal Science pela University of Florida. Tem experiência na área de Zootecnia, com ênfase em Exigências Nutricionais dos Animais, atuando principalmente nos seguintes temas: nutrição e alimentação de frangos de corte, poedeiras comerciais e suínos; determinação das exigências nutricionais e utilização de aminoácidos digestíveis, proteína ideal e aditivos para monogástricos. Professor Titular aposentado da Universidade Estadual Paulista (UNESP/Jaboticabal).

Patricia Maloso Ramos
Graduação em Zootecnia pela Faculdade de Zootecnia e Engenharia de Alimentos da Universidade de São Paulo (FZEA-USP). Mestre e Doutora em Ciências pela Escola Superior de Agricultura Luiz de Queiroz (Esalq-USP) e Pós-Doutora pela mesma instituição. Trabalhou como pesquisadora na University of Florida (2019-2021). Atualmente, é Pesquisadora e Pós-Doutoranda junto ao Laboratório de Avaliação Animal e Qualidade da Carne (LAAQC) pela FZEA–USP.

Rachel Santos Bueno Carvalho
Zootecnista, Mestre em Zootecnia e doutora em Genética e Melhoramento pela Universidade Federal de Viçosa (UFV). Professora na Faculdade de Zootecnia

e Engenharia de Alimentos da Universidade de São Paulo (FZEA-USP). Atua na área de Zootecnia, com ênfase em Genética e Melhoramento dos Animais Domésticos.

Rafael Humberto de Carvalho
Zootecnista e Médico Veterinário. Doutorado e Pós-Doutorado em Ciência Animal pela UEL. Especialista em pesquisa e análise de dados para produção animal com foco em suínos. Atualmente é Professor adjunto de Nutrição Animal na Universidade Estadual de Londrina (UEL) e analista de dados em produção suína na Akei Animal Research.

Raimundo Gonçalves Ferreira Netto
Graduação em Zootecnia pela Universidade Federal do Amazonas (UFAM). Mestre em Zootecnia pela Universidade Estadual Paulista Júlio de Mesquita Filho (Unesp), *campus* Botucatu. Atualmente é professor de ensino técnico e tecnológico do Instituto Federal de Educação, Ciência e Tecnologia do Amazonas (Ifam), nos cursos de Medicina Veterinária e Agroecologia e Doutorando no Programa de Zootecnia da Faculdade de Zootecnia e Engenharia de Alimentos da Universidade de São Paulo (FZEA-USP).

Ricardo Josué Cogo
Médico Veterinário pela Universidade do Estado de Santa Catarina (Udesc). Especialista em Sanidade de Suínos pela Universidade do Oeste de Santa Catarina (Unoesc). Mestre em Ciência Animal pela Universidade Federal do Paraná (UFPR), *campus* Palotina. Doutorando na Universidade Estadual de Londrina (UEL). Foi supervisor da Cooperativa Central Aurora, gerente de produção genética na Topigs do Brasil e, atualmente, é gerente de negócio na Frísia Cooperativa Agroindustrial.

Saulo da Luz e Silva
Graduação em Zootecnia pela Pontifícia Universidade Católica do Rio Grande do Sul (PUCRS). Mestre e Doutor em Zootecnia pela FZEA-USP. Pós-Doutorado em Melhoramento Genético Animal pela mesma instituição. É Professor Associado da Faculdade de Zootecnia e Engenharia de Alimentos da Universidade de São Paulo (FZEA-USP) e pesquisador visitante na Virginia Tech, Estados Unidos, entre 2019 e 2020. É bolsista em Produtividade em Pesquisa do Conselho Nacional de Desenvolvimento Científico e Tecnológico (CNPq).

Vera Letticie de Azevedo Ruiz

Médica Veterinária com Pós-Graduação em Medicina Veterinária Preventiva e Métodos Diagnósticos para Doenças de Animais de Produção, mestrado em Microbiologia, Doutorado em Epidemiologia Experimental Aplicada às Zoonoses e livre-docência em Biosseguridade e Epidemiologia de Doenças Transmissíveis de Suídeos. É Professora Associada no Departamento de Medicina Veterinária da Faculdade de Zootecnia e Engenharia de Alimentos da Universidade de São Paulo (ZMV-FZEA-USP).

Verônica Madeira Pacheco

Engenheira de Biossistemas e Mestre em Zootecnia pela Faculdade de Zootecnia e Engenharia de Alimentos (FZEA-USP). Tem trabalhado avaliando o impacto de diferentes configurações de gaiolas de parto no comportamento de matrizes e no desempenho dos leitões, bem como avaliando modelos computacionais para detecção de posturas de matrizes suínas.

Sumário

Prefácio

A produção de suínos é uma atividade que sobrepuja o tempo e atravessa gerações. Desde o início da domesticação dos animais, quando diferentes espécies foram criadas para atender às necessidades nutricionais dos humanos, até hoje, quando o sistema de criação conta com diversos aparatos tecnológicos, o suíno continua sendo o suíno.

Por muito tempo, os suínos foram chamados injustamente de porcos. Este atributo pejorativo deveu-se em grande parte à forma como eram criados e ao tipo de alimentação por eles recebida. No entanto, o tempo passou, a suinocultura evoluiu e, ao mesmo tempo, novas tecnologias permitiram que a produção de suínos passasse de um sistema de criação familiar, de fundo de quintal, para sistemas de alta tecnologia. Deste modo, o melhoramento animal, o fornecimento de dietas balanceadas, a implementação de medidas efetivas de biosseguridade, de novas práticas de manejo e de bem-estar animal foram estratégias que permitiram essa transformação extraordinária do setor.

Os suínos são considerados uma das espécies mais inteligentes que existem, sendo superados apenas pelo homem, pelos chimpanzés e pelos golfinhos. Ademais, por partilharem uma semelhança genética significativa com a espécie humana, a criação de suínos com a finalidade de fornecimento de órgãos para transplante em humanos é uma realidade que pode auxiliar na diminuição do tempo de espera de pacientes, salvando vidas.

O consumo da carne suína é tema recorrente nas principais rodas de discussão sobre a qualidade de alimentos para o consumo humano. Por um lado, existem os defensores e apreciadores dessa fonte de proteína animal e os que assim o fazem destacam seu sabor caraterístico. Afinal, a carne suína, aquela linguiça de pernil saborosa, o torresminho, o bacon e o presunto, entre outros, são ingredientes indispensáveis em variadas receitas que compõem e enriquecem o sabor de diferentes pratos típicos da culinária brasileira. Por outro lado, também há aqueles que, por questões religiosas ou até mesmo por desinformação, preferem não consumir a carne suína e seus derivados. A verdade é que, apesar de todas as controvérsias, ela continua sendo uma das carnes mais consumidas do mundo e continuará sendo através dos tempos.

A relevância da suinocultura brasileira é notória e altamente competitiva, já que o país é um dos principais produtores e exportadores de carne suína. Essa posição é fruto do trabalho resiliente e incansável de produtores, de técnicos e de empresários que lograram avanços significativos da atividade, auxiliando o desenvolvimento econômico do país por meio da geração de milhares de empregos e garantindo a segurança alimentar e do alimento para o consumidor final. É importante destacar que, segundo as projeções, até 2050 haverá em torno de 10 bilhões de pessoas no mundo que necessitarão de saúde, segurança e educação, mas também de alimentos para sua sobrevivência, e a suinocultura pode contribuir para essa importante função social.

Os Autores

Apresentação

Esta obra não tem a pretensão de ser exaustiva ou completa, pois a suinocultura, dinâmica como é, está em constante estado de evolução, sendo impossível exaurir todas as temáticas envolvidas. No entanto, os diferentes tópicos abordados no livro contemplam áreas relevantes e aplicáveis para o setor. Entendendo que produção do conhecimento e do saber é atemporal e propicia ao crescimento, maturidade e evolução do ser humano, bem como da sociedade, esperamos que este livro contribua com esta importante cadeia produtiva do agronegócio.

Conteúdo complementar

Este livro contém conteúdo complementar disponibilizado em uma plataforma digital exclusiva.

Nela, está a planilha completa usada para a formulação das rações de custo mínimo.

Para ingressar no ambiente virtual, utilize o QR code abaixo, faça seu cadastro e digite o código do voucher: producaosuinos.*

VOUCHER: producaosuinos

*O prazo para acesso a esse material limita-se à vigência desta edição.

1

Panorama da suinocultura no Brasil e no mundo

Lúcio Francelino Araujo
Odair Pavan
Cristiane Soares da Silva Araujo
Otto Mack Junqueira
Isabela Eulalia Maimone Silva

INTRODUÇÃO

Os primeiros registros na história a respeito dos suínos datam de civilizações antigas, incluindo Mesopotâmia, Egito e China. Na Mesopotâmia (atual Iraque), os suínos foram mencionados em registros cuneiformes que datam de cerca de 2.500 a.C. Esses registros indicam que os porcos foram domesticados e criados para obter carne. No Egito, os suínos foram representados em hieróglifos e pinturas em tumbas. Eram criados para alimentação e frequentemente associados ao deus Set. Na China Antiga, os suínos eram uma parte importante da agricultura, criados para a produção de carne e para fins de sacrifício em cerimônias religiosas. Esses primeiros registros demonstram a importância dos suínos nas sociedades antigas e seu papel no fornecimento de alimentos e outros recursos às comunidades humanas.

Por outro lado, os relatos bíblicos descrevem a origem dos suínos em um período mais recente, há cerca de 6.000 anos atrás. Acredita-se que tenha se originado de forma independente em várias regiões, incluindo o Oriente Próximo, a Anatólia e a China. Os primeiros humanos provavelmente capturaram e domesticaram javalis, levando ao desenvolvimento de porcos domesticados por meio da criação seletiva de características desejáveis, como docilidade, tamanho e qualidade da carne. Com o tempo, os suínos domésticos tornaram-se parte integrante das sociedades humanas em todo o mundo, fornecendo carne, gordura, couro e outros recursos.

O consumo de carne suína no mundo sempre foi controverso e esteve relacionado a diferenças culturais, bem como a divergências religiosas. Desde os primeiros relatos da humanidade, na cultura do povo judeu, o consumo da carne suína é proibido, por ser considerada imunda por eles. Além disso, eles acreditavam que o consumo dessa carne era prejudicial à saúde pelo elevado nível de gordura em sua composição, o que levaria ao surgimento de problemas cutâneos, principalmente a lepra. Em outras culturas, nas quais se professa a religião islâmica, seu consumo também é proibido, pelo fato de os animais praticarem a coprofagia, tornando sua carne imprópria para o consumo humano. No entanto, não são apenas barreiras religiosas que proíbem o consumo de carne suína. Em diferentes países, principalmente na América Latina, a população associa seu consumo ao aumento de doenças cardiovasculares. Muitas pessoas não consomem a carne suína por pensarem que não é uma fonte saudável de proteína de origem animal, no entanto se observa o consumo de uma grande quantidade de derivados da carne suína processados, como linguiça e bacon.

No Brasil, temos um consumo muito grande de carne suína nas festas de fim de ano, em que animais jovens (leitão/leitoa) são servidos como um prato tradicional. Apesar de todas as restrições descritas, a carne suína configurou-se como a fonte de proteína de origem animal mais consumida no mundo por vários anos, ultrapassada no ano de 2023 pelo consumo da carne de frangos de corte, demonstrando que, apesar de todas as suas restrições, culturais e religiosas, representa uma importante fonte de alimentação para a população brasileira e mundial.

Outro fator que muitas vezes limita o consumo de carne suína é a possibilidade de contrair uma infecção por *Taenia solium* ou por suas larvas, causando a cisticercose. Vale ressaltar que um dos principais fatores relacionados à transmissão dessas doenças é a falta de higiene no próprio homem, bem como o hábito do consumo de alimentos contaminados mal preparados. Diante do sistema de produção atual, que é altamente tecnificado, a possibilidade de contrair essas doenças consumindo a carne suína é muito baixa.

No Brasil, os suínos foram introduzidos em 1532, por Martim Afonso de Sousa, que trouxe de Portugal as raças Alentejana, Transtagana, Galega, Bizarra, Beiroa e Macau.[1] Os suínos estavam entre os vários animais trazidos pelos portugueses para a nova colônia para seu sustento e para estabelecer práticas agrícolas que lhes eram familiares. Em 1958, com a fundação da Associação Brasileira dos Criadores de Suínos (ABCS), teve início a importação de raças exóticas, com o objetivo de melhorar a produtividade da criação e aumentar a produção de carne, já que a banha, principal produto das raças nativas, começava a perder espaço para os óleos vegetais.[1]

Quando se intensificou o sistema de criação em produção comercial, as granjas eram construídas para produção com baixo número de matrizes, pois possuíam todas as fases de produção, como reprodução, creche e terminação, instalados em galpões dentro de uma mesma propriedade. Os produtores, na maioria das vezes, trabalhavam de maneira independente e produziam a maioria dos insumos. Com o passar dos anos e com o advento de novas tecnologias, preconizou-se a instalação de granjas de grande porte, por haver maior viabilidade econômica da atividade, visando à redução de custos, e os produtores, por sua vez, passaram a trabalhar com modelos de produção integrados às agroindústrias, recebendo os insumos prontos para uso nas granjas. Um exemplo é o estado de Santa Catarina, maior produtor e exportador de carne suína do Brasil, que, segundo dados de 2022 da Secretaria da Agricultura, da Pesca e do Desenvolvimento Rural, conta com 80 mil suinocultores, e apenas 15% trabalham de forma independente.[2]

Com a intensificação na criação de suínos e o surgimento de animais híbridos, de maior potencial genético, mudamos de uma produção de subsistência, em que um dos objetivos era a produção de banha para nossa alimentação, para a produção de um animal com diferentes características anatômicas e maior produção de carne. Paralelamente a isso, surgiu a necessidade de produção de dietas mais elaboradas, formuladas com ingredientes de alta qualidade e que atendessem às necessidades nutricionais desses animais. Surgiu o conceito de utilização de promotores de crescimento na dieta visando prevenir o surgimento principalmente de doenças entéricas e garantir o melhor desenvolvimento dos animais.[3] Os problemas relacionados aos antibióticos melhoradores de desempenho (AMD) representam uma preocupação mundial por seus riscos à saúde pública. Os AMD são uma das alternativas que a indústria suinícola tem utilizado há várias décadas para amenizar os prejuízos ocasionados pelos baixos índices zootécnicos. Fases da produção, como creche, crescimento e terminação, fazem uso constante de AMD como forma profilática de doenças e para melhor desempenho zootécnico. Todavia, a resistência aos antimicrobianos tem aumentado consideravelmente pelo uso indiscriminado desses AMD. A Organização Mundial da Saúde mostra que a resistência bacteriana é uma das ameaças à sobrevivência da espécie humana para este século.[4]

No entanto, apesar de uma discussão controversa de que esses promotores de crescimento poderiam causar resistência cruzada ao uso dos antibióticos no tratamento de doenças no homem, organizações não governamentais, o Ministério da Agricultura e o próprio setor produtivo têm trabalho para buscar alternativas para a redução desses AMD, evitando o possível surgimento de microrganismos multirresistentes e promovendo a segurança alimentar da crescente população ao redor do mundo, já que a produção de suínos é um componente importante da segurança alimentar global, das economias agrícolas e do comércio local e internacional.[5]

Nesse contexto, diferentes aditivos alimentares estão sendo estudados com a finalidade de substituir AMD. Entre eles estão ácidos orgânicos, óleos essenciais, enzimas e probióticos, entre outros, que, além de possuírem ação antimicrobiana e melhoradora de desempenho, são capazes de melhorar a saúde geral e o bem-estar dos animais. É importante ressaltar que esses aditivos não deixam resíduos na carne nem são agentes poluidores e, assim, contribuem para amenizar os impactos causados dos resíduos na carne e fezes.

A intensificação e a globalização da indústria suína contribuíram para o surgimento e a disseminação global de patógenos suínos, favorecidos pelas constantes movimentações de suínos, rações e produtos suínos em escala local, nacional e internacional.[6] O caso mais recente de enfermidade que tem se espalhado de maneira global foi a disseminação da peste suína africana, que assolou rebanhos em diversas partes do mundo causando grandes perdas econômicas e que, até o momento, não acometeu o rebanho comercial no Brasil. Portanto, é necessário reduzir o impacto econômico na produção, prevenir e aumentar a imunidade do rebanho e aumentar a biosseguridade para prevenir a transmissão e disseminação de infecções para outras fases ou rebanhos. Biosseguridade não é novidade na suinocultura, e novas doenças têm emergido em áreas onde há falhas.[7]

Diante de consumidores cada vez mais exigentes e preocupados com a procedência do alimento que estão consumindo, precisamos voltar a atenção ao bem-estar animal. A existência de legislações de bem-estar animal auxilia a garantir as exigências mínimas para que os suínos tenham uma vida digna e dão maior segurança e confiança ao consumidor.[8]

A evolução tecnológica é constante e tem contribuído para a evolução da humanidade. Na suinocultura, a otimização dos recursos produtivos, proporcionando maior produtividade, menores perdas e melhorias na qualidade dos sistemas de criação, está entre as principais justificativas para o desenvolvimento e a adoção de novas tecnologias na produção animal.[9]

A suinocultura necessita estar em constante evolução; vários desafios foram superados ao longo dos anos até chegarmos aos atuais patamares de produção e vários outros deverão ser superados nas próximas gerações. Muito desse sucesso se deve ao esforço de profissionais engajados nesse setor; no entanto, a necessidade crescente de recursos humanos altamente qualificados nas organizações, a instabilidade nas relações de trabalho e a preocupação com os aspectos que afetam a motivação e o comprometimento da força de trabalho ganham cada vez mais proeminência em um sistema que gera não somente emprego, mas também alimentos para uma população cada vez mais maior no nosso planeta.[10]

A SUINOCULTURA NO BRASIL

A suinocultura brasileira tem profunda importância, no cenário tanto nacional como internacional, pois contribui significativamente para a economia do país, gerando receitas substanciais por meio de exportações, vendas internas e oportunidades de emprego. É parte integrante do setor do agronegócio brasileiro, impulsionando o crescimento econômico, o desenvolvimento rural e a subsistência de milhões de pessoas envolvidas na cadeia produtiva.

Atualmente, o Brasil se destaca como o quarto maior produtor e exportador de carne suína no mundo. A habilidade do Brasil na produção de carne suína o estabeleceu como um *player*-chave no mercado global de carne suína e vem aumentando substancialmente sua participação no mercado mundial, principalmente após 2018 (Figura 1).

No rebanho brasileiro, de produção tecnificada, existem três sistemas que são predominantes: o integrado, o independente e o cooperado. No sistema integrado, há uma relação de produção entre a indústria e o suinocultor, cuja relação de trabalho é determinada por contratos de integração. Esse sistema corresponde a mais de 40% do sistema de produção no nosso país. No caso da produção independente, o suinocultor assume todos os riscos e desafios em um sistema de produção, desde a compra dos insumos até a comercialização dos suínos produzidos, estando sujeito às variações de mercado e podendo obter lucros ou alcançar prejuízos, motivos pelos quais temos observado uma redução

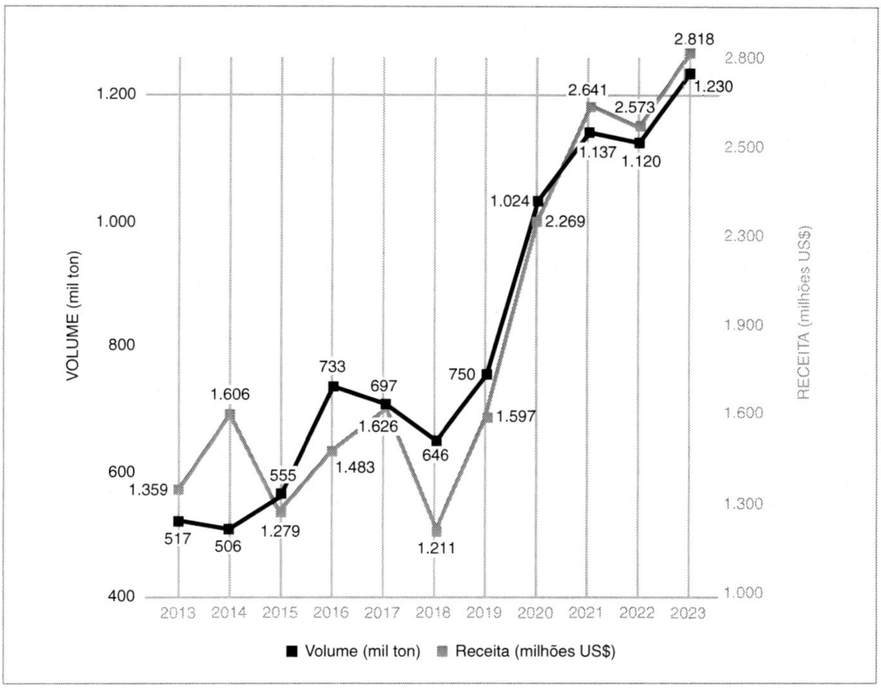

FIGURA 1 Exportações brasileiras de carne suína.
Fonte: elaborada pela ABPA e extraída da Secex, 2024.

de 0,60% ao ano nesses sistemas de criação nos últimos anos. No sistema cooperado, um importante e pujante sistema de produção de suínos no nosso país, o suinocultor associa-se a uma cooperativa, torna-se um cooperado e estabelece uma relação na qual toda a sua produção é destinada à cooperativa, também responsável pela comercialização do produto final. O diferencial neste último sistema é que o cooperado participa diretamente de ações e decisões que irão nortear suas atividades no sistema de produção.

De acordo com o Relatório Anual da ABPA,[11] em 2024,, o Brasil alojou mais de dois milhões de matrizes e produziu cerca de 5,156 milhões de toneladas de carne suína. De nossa produção, aproximadamente 76% são destinados para o mercado interno e os 24% restantes são destinados ao mercado externo, dentre os quais podemos destacar os cortes comerciais, miúdos, salgados, tripas, cerdas, gorduras, carcaças e industrializados. O país exporta carne suína para diversos destinos em todo o mundo, aproveitando suas vantagens competitivas, como abundantes recursos alimentares, clima favorável e sistemas de produção eficientes. Nosso principal mercado exportador são os países da Ásia, seguidos pela América e depois por países da África (Figura 2), e nossos produtos são exportados para 88 países no mundo, sendo que cada mercado apresenta uma

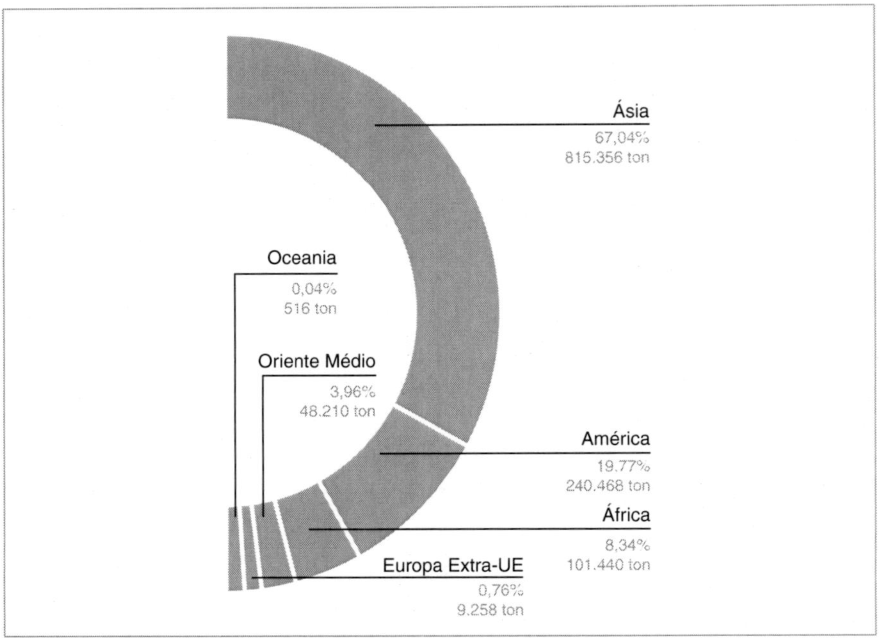

FIGURA 2 Participação por região na importação de carne suína brasileira em 2023.
Fonte: elaborada pela ABFA e extraída da Secex, 2024.

preferência pelas diferentes partes comercializadas (Figura 3). A carne suína brasileira é reconhecida por sua qualidade, segurança e conformidade com padrões internacionais, fortalecendo ainda mais sua posição no comércio global.

A suinocultura brasileira não tem poupado esforços para garantir a produção de uma proteína de alta qualidade para o consumidor, como também para desmistificar os vários conceitos distorcidos sobre a qualidade da carne suína, resultando em mudanças significativas no seu consumo, saltando de valores de 14,5 kg (2013) para 18,3 kg (2023) no consumo per capita, ou seja, um aumento expressivo de 26% nos últimos 11 anos (ABPA, 2024).

A indústria suína apoia uma força de trabalho diversificada, que abrange agricultura, processamento, distribuição, marketing e serviços relacionados. Cria oportunidades de emprego e fontes de rendimento para as comunidades rurais, contribuindo para a redução da pobreza, a mobilidade social e o desenvolvimento econômico de regiões onde a suinocultura é predominante. A suinocultura brasileira gera atualmente mais de 1,5 milhão de empregos, desempenhando uma importante função social.

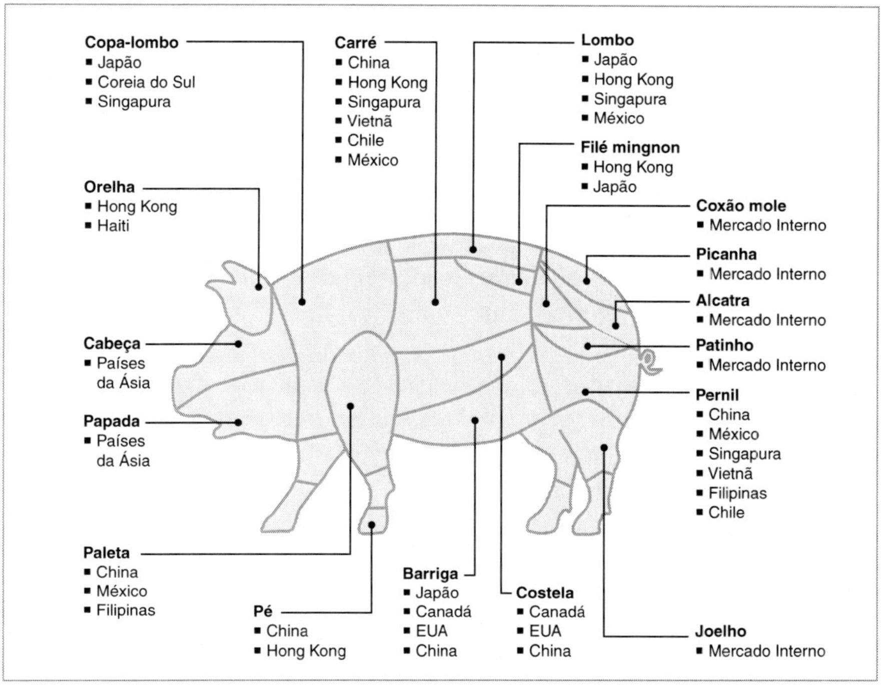

FIGURA 3 Principais mercados consumidores da carne suína brasileira de acordo com preferência do corte suíno

Fonte: ABPA, 2024.

A suinocultura brasileira adotou avanços tecnológicos e práticas sustentáveis para aumentar a produtividade, a eficiência e a gestão ambiental. Os investimentos em investigação, genética, biossegurança e bem-estar animal reforçaram a competitividade da indústria, ao mesmo tempo que minimizaram os impactos ambientais, a utilização de recursos e a pegada de carbono. Além disso, tem demonstrado resiliência e adaptabilidade diante de desafios como surtos de doenças, flutuações de mercado e mudanças regulatórias. Medidas proativas, protocolos de biossegurança e colaboração entre as partes interessadas permitiram à indústria superar as adversidades e manter sua trajetória de crescimento ao longo do tempo.

Dessa forma, a indústria suína brasileira representa uma pedra angular do agronegócio brasileiro, representando um dos pilares da economia agrícola nacional, do sistema alimentar e da rede comercial global do país. Sua importância multifacetada vai além das métricas econômicas, abrangendo as dimensões sociais, nutricionais e ambientais, sublinhando seu papel fundamental na definição do desenvolvimento sustentável e do bem-estar das gerações presentes e futuras.

A SUINOCULTURA NO MUNDO

A suinocultura industrial é uma atividade pecuária de grande visibilidade mundial pelo valor nutricional da carne suína para nutrição humana. A produção de carne suína ganhou forças por ser uma fonte de proteínas de alto valor biológico e de alta digestibilidade, além de ter minerais como ferro, selênio e potássio e vitaminas do complexo B (tiamina e riboflavina) quando comparada à carne de aves e bovinos.[12] Ela também apresenta sabor atrativo e baixo teor de sódio, destacando-se como um alimento de excelente qualidade e valor econômico acessível.

No entanto, conforme mencionado anteriormente, a carne suína sofreu e ainda sofre rejeição de consumidores sobre os mitos de que é uma carne altamente gordurosa, transmissora de doenças e até mesmo considerada "impura" em certas religiões. Por isso, empresas globais de suínos trabalham para que informações verídicas cheguem aos consumidores de forma eficiente, visando melhorar a percepção e promover uma maior qualidade do produto final.

A suinocultura moderna e tecnificada é resultado de investimentos nos programas de melhoramento genético associados aos avanços tecnológicos em diversas áreas do setor, como nutrição, manejo, sanidade e ambiência, para melhorar cada vez mais os índices reprodutivos e produtivos. Vale ressaltar que ela tem importância social e econômica na geração de emprego e renda, contribuindo para a formação de profissionais e a qualificação de gestores para enfrentar os desafios do setor no cenário mundial.

Em nível mundial, a China é o país com maior produção de suínos, seguida por União Europeia, Estados Unidos e Brasil (Figura 4).

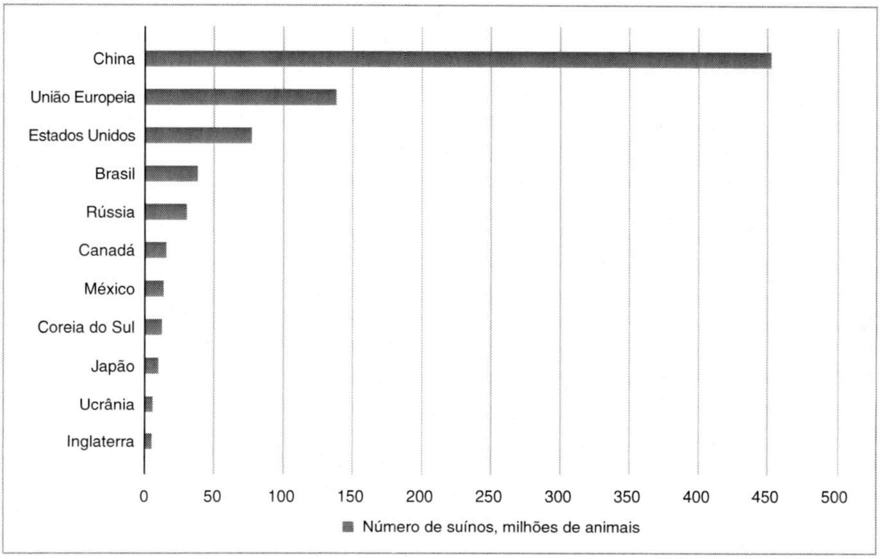

FIGURA 4 Número de suínos no mundo (Statista, 2023).

Em 2023, segundo o Relatório Anual,[11] a produção mundial de carne suína foi de 115.215 mil toneladas, sendo mais de 56.000 mil toneladas produzidas pela China, o grande produtor mundial, representando cerca de 48% da produção mundial. Porém, a quantidade produzida não atende às necessidades do mercado interno, obrigando-os a importar do mercado externo.[13] A União Europeia segue na segunda posição, produzindo 20.850 mil toneladas, seguida pelos Estados Unidos com 12.391 mil toneladas, e pelo Brasil, com 5.156 mil toneladas,[11] ressaltando que há um crescimento contínuo da produção ano após ano.

O Brasil é o único país da América do Sul entre os dez produtores de carne suína mundial, enfatizando seu progresso contínuo e inovação na produção. A cadeia suinícola se destaca no cenário nacional, pois, mesmo em períodos adversos, continua sendo um dos setores mais importantes da economia brasileira, com uma participação significativa no produto interno bruto (PIB).[14]

O Brasil também tem notoriedade na atividade mundial, principalmente pelo controle sanitário dos animais e pelo uso de medidas de biosseguridade na suinocultura intensiva, como citado na Instrução Normativa n. 19, de 15 de fevereiro de 2002, que estabelece normas para granjas de reprodutores de suínos e a criação da Estação Quarentenária de Cananeia/SP, tendo como objetivo receber os suínos importados e realizar monitoramento e controle sanitário desses animais antes de entrarem no país.[15,16]

Os três países com maior consumo *per capita* são: Hong Kong, com 55,20kg/habitante/ano, Polônia, com 55,00 kg/habitante/ano, e Espanha, com 52,60 kg/habitante/ano (Quadro 1). Já o consumo de carne suína no Brasil é, em média, de 18,30 kg/habitante/ano.[11] O baixo consumo está associado a crenças religiosas e culturais. Outra razão seria a preferência pelas carnes bovina e de frango, porém, mesmo que o consumo interno seja baixo, tem se mostrado crescente nos últimos anos.

QUADRO 1 Países com maior consumo de carne suína

País	Kg/habitante/ano
Hong Kong	55,20
Polônia	55,00
Espanha	52,60
Lituânia	50,70
Croácia	49,60
Hungria	48,30
Macau	46,90
Áustria	45,00
República Checa	44,50
Alemanha	44,00

Fonte: FAO, 2020.

Nesse contexto, programas foram criados para estimular o consumo da proteína suína, visando à conscientização da população de que a produção de suínos em confinamento garante um padrão de qualidade em razão de alta tecnologia, melhoramento genético e rigorosa vigilância sanitária.[17]

Concomitantemente ao crescimento da produção mundial de suínos, cresceram as preocupações em relação à sustentabilidade, pois, apesar da necessidade de aumentar a produção de alimentos de origem animal, haverá um aumento substancial de resíduos oriundos dessa prática. Neste momento, critérios como viabilidade econômica e gestão ambiental são discutidos para desenvolver uma cadeia produtiva com maiores sustentabilidade e rentabilidade.

A sustentabilidade é alvo de debates e está sendo reconhecida como prioridade mundial por empresas e organizações.[18] Isso se deve ao fato de que a poluição decorrente da prática agropecuária não é isolada de apenas um país, mas sim global. A proteína animal tem demanda constante e, de acordo com a Organização das Nações Unidas (ONU), até o ano de 2050, a população alcançará 9 bilhões de pessoas. Dessa forma, a produção animal tem e terá, como desafio, abastecer o mercado mundial utilizando práticas sustentáveis.

As granjas suinícolas geralmente adotam o sistema intensivo confinado, permitindo assim a produção de um maior número de animais em uma área menor de forma eficiente. Nesse sistema, as principais dificuldades nas propriedades são: carcaças descartadas, restos placentários, excesso de dejetos e resíduos de medicamentos (antibióticos utilizados como melhoradores de desempenho). Quando não tratados corretamente, desencadeiam problemas sanitários e ambientais para o território nacional e até mesmo internacional.

Os desafios da eliminação de carcaças e restos placentários são problemas na suinocultura industrial. Por isso, práticas como a compostagem têm sido adotadas por diversos países, como Brasil, China e integrantes da União Europeia, para lidar com o descarte adequado desses resíduos orgânicos. A compostagem, quando realizada de modo correto, não gera poluição do ar ou águas, evita a formação de odores, destrói agentes patogênicos e fornece um produto orgânico que pode ser usado nos solos como fertilizante.[19]

Outra questão enfrentada pela suinocultura moderna são os altos volumes de dejetos, compostos por urina, fezes, água e restos de ração oriundos durante a atividade. Esses dejetos possuem alto potencial poluidor, não somente pelo seu volume, mas principalmente por conterem aditivos presentes nas rações e fezes, capazes de se acumularem nos solos e águas, ocasionando poluição ambiental.

Além disso, o mau uso dos dejetos, como no caso de fertilizantes de solos sem o tratamento adequado, pode acarretar impactos indesejáveis, como o acúmulo de elementos tóxicos e alto teor de nutrientes, poluentes orgânicos e a contaminação da água superficial, ocasionando saturação e tornando os solos menos férteis, além de odores desagradáveis gerados pelos dejetos.[20]

Diante disso, a suinocultura tem realizado investimentos para promover tratamentos que possibilitem menores impactos ao meio ambiente. O biodigestor, por exemplo, é um reator biológico que deteriora os dejetos em condições anaeróbias (ausência de oxigênio), produzindo um efluente líquido (biofertilizante) e gerando o biogás.[21] A produção do biogás, que pode ser armazenado e utilizado como fonte de bioenergia, é transformado em energia elétrica e/ou térmica e tem como subproduto principal o gás carbônico, cerca de 21 vezes menos poluente para a atmosfera que o metano.[22] Além disso, a técnica ameniza a poluição de solos, rios, lençóis freáticos e outros pela aplicação adequada do biofertilizante, promovendo assim a saúde pública e o bem-estar social.[23]

Diante do exposto, o sistema de produção intensiva suína em escala mundial tem notoriedade. Essa atividade está em constante expansão e tem empregado investimentos para gerir a economia global e permanecer na preferência do mercado consumidor, atendendo suas expectativas em relação à qualidade da carne suína e à sustentabilidade de sua produção.

CONSIDERAÇÕES FINAIS

Esta obra não tem o objetivo de exaurir todas as áreas de conhecimento que compõem o sistema de produção de suínos, mas sim que auxilie na formação de novos profissionais que atuarão nessa atividade, bem como ser uma fonte de referência para aqueles que já atuam na área e necessitam de uma atualização em seus conhecimentos.

Desejamos que, ao final desta obra, tenhamos despertado no leitor uma maior identificação com essa atividade e que ele possa se apaixonar cada dia mais por uma das áreas mais fascinantes do setor de produção animal.

REFERÊNCIAS

1. Fávero JA, Figueiredo EAP. Evolução do melhoramento genético de suínos no Brasil. Revista Ceres. 2009;56:420-7.
2. Santa Catarina. Secretaria de Estado da Agricultura, da Pesca e do Desenvolvimento Rural, 30 mar. 2022 [citado em 10 abr. 2024]. Disponível em: https://www.agricultura.sc.gov.br/secretario-da-agricultura-recebe-suinocultores-independentes/#:~:text=Santa%20Catarina%20%C3%A9%20o%20maior,de%20integra%C3%A7%C3%A3o%20com%20as%20agroind%C3%BAstrias.
3. Stella AE, Oliveira AF, Moreira CN, Viali KG. Uso de antimicrobianos na suinocultura: indicações e restrições. Vet Zootec. 2020;27:1-14.
4. World Health Organization. Global action plan on antimicrobial resistance. Geneva: WHO Press; 2015. p.1-28.
5. Vanderwaal K, Deen J. Global trends in infectious diseases of swine. Proc Natl Acad Sci U S A. 2018;115.
6. Drew TW. The emergence and evolution of swine viral diseases: to what extent have husbandry systems and global trade contributed to their distribution and diversity? Rev Sci Tech. 2011;30:95-106.
7. Zanella JRC, Zanella GC. One health approach for the surveillance of novel swine viral diseases. Ciênc Anim Bras. 2023;24.
8. Costa DAO, Costa DAF. IN 113:uma nova visão de bem-estar animal na produção de suínos. Rio de Janeiro: AgriNews; 2023.
9. Castro Júnior LS, Balthazar GR, Arno A, Cruz MVA, Silva IJO. Produção animal 4.0: conceitos, aplicações e tendências. ReviVale. 2020;1.
10. Cavazotte FSCN, Lemos AHC, Viana MDA. Novas gerações no mercado de trabalho: expectativas renovadas ou antigos ideais? Cadernos EBAPE.BR. 2012;10(1):162-80.
11. Associação Brasileira de Proteína Animal (ABPA). Relatório anual 2023. São Paulo: ABPA; 2023. p.75.
12. Ferreira RA. Suinocultura: manual prático de criação. 3. ed. Viçosa: Aprenda Fácil Editora; 2020.
13. Miele M, Martins FMA. A força do agro brasileiro: panorama da suinocultura. Anuário 2023 da Suinocultura Industrial. 2022 [citado em 10 abr. 2024];6(45):20-7. Disponível em: https://www.infoteca.cnptia.embrapa.br/handle/doc/1150186.
14. Zanin A, Kruger SD, Silveira VC, Eduardo AS. Financial feasibility study and innovation in robotic milking. Res Soc Dev. 2022;11(13):e286111335129-e286111335129.
15. Brasil. Ministério da Agricultura, Pecuária e Abastecimento. Instrução Normativa n. 19, de 15 de fevereiro de 2002. Estabelece as normas a serem cumpridas para a Certificação de Granjas de Reprodutores Suídeos. Diário Oficial [da] República Federativa do Brasil. 2002.
16. Zanella JRC. Status sanitário da suinocultura nacional. SuínoBrasil. 2021:28-33.

17. Moura JWF, Medeiros FM, Alves MGM, Batista ASM. Fatores influenciadores na qualidade da carne suína. Revista Científica de Produção Animal. 2015;17(1):18-29.
18. Zanin A, Camargo A, Kruger SD. Avaliação da sustentabilidade da cadeia produtiva de suínos. ReA - UFSM. 2023;16:e4.
19. Paiva DP. Compostagem: destino correto para animais mortos e restos de parição. Concórdia: Embrapa Suínos e Aves; 2019.
20. Konzen EA. Dejetos de suínos fermentados em biodigestores e seu impacto ambiental como insumo agrícola. Simpósio Goiano de Avicultura, 7.; Simpósio Goiano de Suinocultura, 2., 2005, Goiânia. Anais. p.56-64.
21. Rohr SA. Biodigestores, créditos de carbono e mecanismo de desenvolvimento limpo (MDL). In: Associação Brasileira dos Criadores de Suínos (ABCS). Produção de suínos: teoria e prática. Brasília: ABCS; 2014. p.819-44.
22. Ritter CM, Santos FR, Curti S. Potencial de produção de biogás com dejetos da suinocultura: sustentabilidade e alternativa energética em Santa Catarina. Tópos. 2013;7(1):32-40.
23. Costa AA, Soto FRM. Tratamento do dejeto de suíno por biodigestão anaeróbia Revista em Agronegócio e Meio Ambiente. 2018;11(3):801-23.

2

Nutrição dos suínos

Caio Abércio da Silva
Rafael Humberto de Carvalho

INTRODUÇÃO

A suinocultura intensiva tem um histórico de contínuo avanço zootécnico, sustentado basicamente pelos resultados determinados pelos programas de melhoramento genético que seguem promovendo incrementos em nível de performance produtiva, reprodutiva e nos parâmetros de carcaça e qualidade da carne.

A nutrição é uma das ferramentas mais importantes nesse cenário, com avanços contínuos voltados para apoiar essas mudanças determinadas pelo melhoramento, sendo, portanto, uma ferramenta em constante evolução, que atende a diferentes características zootécnicas.

Paralelamente, a cadeia suinícola busca eficiência econômica, o que exige que a nutrição, o item de maior custo, seja cada vez mais otimizada, determinando ajustes para atender plenamente às demandas nutricionais de suínos em todas as fases e funções. Adicionalmente, nessa linha, a nutrição deve atender aos requisitos da máxima sustentabilidade ambiental, sendo assim minimamente poluidora, razão pela qual, mais uma vez, sua otimização é um foco constante.

A diversidade das categorias e funções dos animais que compõem esse segmento determina que a nutrição, sob a ótica apresentada, esteja identificada com os distintos aspectos de caráter anatômico e fisiológico que os animais têm ao longo de sua vida, garantindo o sucesso da produção suinícola por meio do programa nutricional implantado.

Ao longo deste capítulo, exploraremos a nutrição da espécie suína em todas as suas fases de vida, desde a nutrição de leitões pós-desmame, passando pelo crescimento e terminação, até abordar os aspectos cruciais de gestação e lactação.

Os tópicos seguintes aprofundarão os conceitos nutricionais e apresentarão as ferramentas estudadas para compreender e otimizar a saúde e o desempenho dos suínos em cada estágio de seu ciclo de vida.

NUTRIÇÃO NA FASE DE CRECHE

No desmame, os leitões são submetidos a numerosos fatores de estresse que ocorrem de forma simultânea, contemplando mudanças de natureza social, ambiental e dietética.[1-3] Especificamente em relação à troca da dieta, a privação do leite materno e a mudança para uma dieta totalmente distinta do produto materno e de apresentação sólida são críticos, razão que potencializa o estresse do desmame pela associação à ineficiente transição, representada pelo baixo consumo de ração nos períodos iniciais da fase.[4,5]

O estresse do desmame pode ser agravado por fatores pré-desmame, como o histórico de consumo de colostro e *creep-feeding* (ração fornecida ao leitão lactente), aspectos essenciais para o desenvolvimento de leitões pós-desmame. O colostro fornece anticorpos que ajudam a proteger os leitões contra doenças e o *creep-feeding* ajuda os leitões na adaptação da dieta sólida. Em geral, a ração *creep-feeding*, iniciada entre 5 e 7 dias de idade, guarda a mesma característica da primeira ração pós-desmame. Seu consumo, no entanto, é otimizado quando um manejo muito comprometido pratica a oferta do produto fracionado várias vezes ao dia, fazendo uso constante de rações em pequenas porções e sempre frescas, dispondo-as em cochos que estejam continuamente limpos e que permitam o acesso simultâneo de vários leitões.

O consumo de ração na primeira semana pós-desmame deve ser maximizado com o fornecimento de dietas de elevada concentração de nutrientes e que contenham ingredientes de alta digestibilidade, identificados com o perfil enzimático e o estado de maturidade do trato gastrintestinal, além da oportunidade de acesso facilitado à água, que deve guardar boa qualidade, sendo apresentada em equipamentos que respeitem a vazão recomendada para a categoria.[6]

Para iniciar o consumo de ração de maneira rápida e consistente, os leitões submetidos ao desmame devem ter o comedouro facilmente disponibilizado e acessível, permitindo um pronto reconhecimento da dieta ofertada. Todavia, a ração nessa fase caracteriza-se por apresentar aproximadamente 88 a 90% de matéria seca, enquanto o leite materno detém apenas 20% de matéria seca.[6]

Como desafios relacionados, a substituição das principais fontes de energia do leite (gordura e lactose), até então consumidos pelo lactente, pelo amido e pelo óleo vegetal, e da proteína do leite (caseína especialmente) pelas proteínas vegetais, as quais são menos digestíveis, predispõem os leitões ao baixo consumo de ração, ao limitado densenvolvimento corporal e aos distúrbios entéricos.

Considerando esse quadro, o sistema digestório do leitão deve se adaptar à digestão de carboidratos mais complexos, ao menor nível de gordura dietético, embora de menor digestibilidade, à proteína que não mais provém unicamente do leite, e novamente ao aumento de aproximadamente 70% do teor de matéria seca do novo alimento.[7]

Como consequência desses desajustes, no pós-desmame os danos na estrutura da parede intestinal (p. ex., redução da altura das vilosidades e aumento da profundidade das criptas) são comuns, comprometendo a digestão e a absorção de nutrientes. Paralelamente, várias alterações fisiológicas do sistema digestório seguem em curso, com as enzimas digestivas dos principais grupos, como a lactase, seguindo com um perfil em declínio, em que em média aos 21 a 23 dias de vida sua atividade mostra-se bem reduzida, ou outras, como a amilase, lipase e protease, que seguem em ascensão, razão pela qual ingredientes proteicos e amiláceos devem fazer parte das primeiras rações na fase, estimulando essa nova linha de enzimas e promovendo o mais precocemente possível a adaptação do leitão para dietas mais baratas, que se baseiam primariamente no binômio milho-farelo de soja.[8,9]

Embora a capacidade de digestão do amido, das proteínas e das gorduras aumente à medida que a idade do leitão desmamado avança, em detrimento da digestão da lactose, as primeiras dietas, geralmente voltadas para atender às demandas das duas primeiras semanas pós-desmame, devem ter uma concentração de ingredientes de alta digestibilidade e palatabilidade, destacando entre outros o plasma sanguíneo, a farinha de bolacha, os extratos de leveduras, os grãos pré-cozidos e a soja micronizada e aditivos nutricionais.[5,10]

Nessa linha, os produtos lácteos (principalmente o soro de leite e o leite em pó), ricos em lactose, mesmo com as mudanças enzimáticas que seguem no leitão desmamado, com valores decrescentes de lactose, devem ser incluídos dentro de níveis que garantam valores de lactose ao redor de 12 a 14% para a primeira ração. Essa participação dos derivados lácteos assegura uma transição entre a alimentação pré-desmame e pós-desmame menos negativamente impactante para o leitão. Ao mesmo tempo, os derivados lácteos são atrativos para o consumo, pois têm alta palatabilidade, e detêm elevada digestibilidade.[1,10]

Como conduta identificada com a maturação do quadro enzimático do leitão, ainda em curso, os níveis proteicos das primeiras rações pós-desmame têm sido mais baixos, em geral inferiores a 18,5%, demandando o uso de aminoácidos comerciais (sintéticos), como L-lisina, DL-metionina, L-triptofano, L-treonina, L-valina, entre outros, para atender às exigências nutricionais. Nesse aspecto, os valores mais baixos praticados de proteína total nas dietas se identificam com o pH gástrico elevado e variável que os leitões detêm, determinando uma insuficiência na ativação da pepsina e, portanto, levando a um comprometimento na digestão proteica, o que penalizaria a digestão desse nutriente. Ao mesmo tempo, os aminoácidos comerciais, que não requerem processos enzimáticos hidrolíticos para serem disponibilizados, encontram-se completamente disponíveis para serem absorvidos na mucosa intestinal.

Relativamente aos aminoácidos, nas formulações dirigidas para animais dessa fase e para as demais fases que sucedem a creche, o conceito de proteína ideal é priorizado, portanto, eles são expressos nas dietas como aminoácidos digestíveis e menos comumente como aminoácidos totais.[11] O conceito de proteína ideal na nutrição de suínos refere-se a uma abordagem de formulação de ração que visa a fornecer aos animais a quantidade ideal e equilibrada de aminoácidos essenciais necessários para seu crescimento, desempenho e saúde.

Outra conduta em linha com essa condição fisiológica por que passam os leitões desmamados é a limitação do uso nas rações de ingredientes com alta capacidade tamponante (*acid-binding capacity*), como o calcário e o próprio farelo de soja. Em níveis regulares, evitam-se valores superiores a 1% de inclusão de calcário e de 20% de farelo de soja nas primeiras rações pós-desmame. Nesse sentido, o uso de ácidos orgânicos como um aditivo dietético é uma proposta favorável à diminuição do pH em níveis estomacal e intestinal, com repercussões positivas na saúde intestinal, na melhora da digestibilidade da dieta e na redução dos quadros de diarreia.

Em relação aos aditivos, as rações na fase de creche, além dos ácidos orgânicos, comumente fazem uso de probióticos, prebióticos e extratos vegetais, entre outros, cujas virtudes são atribuídas à modulação da saúde intestinal, agindo na melhora das barreiras intestinais contra agentes patogênicos indesejáveis, incrementando a absorção de nutrientes e aumentando as respostas imunes. Adicionalmente, outras virtudes determinadas por esses princípios são as ações antimicrobianas, anti-inflamatórias e antioxidantes, além de atuarem como estimuladores da secreção de enzimas endógenas e do desenvolvimento intestinal.[5,12-15]

Como forma de melhorar a digestibilidade dos ingredientes da dieta, a simples moagem é um dos recursos mais comuns e exitosos. Adicionalmente, a peletização, a extrusão, a expansão e suas combinações também cumprem bem esses objetivos. Esses recursos se aplicam a suínos de todas as fases, mas, para a fase de creche, pelas características fisiológicas e enzimáticas dos leitões, além dos desafios inerentes conhecidos, uma atenção no processamento do alimento ganha maior importância.[16]

Como regra, a redução do tamanho das partículas, medida pelo diâmetro médio geométrico (DMG), é sinérgica à ação das enzimas digestivas,[17] sendo recomendada para as primeiras rações dos leitões em fase de creche um diâmetro aproximado entre 400 e 600 μm.

Já a peletização, recurso térmico mais empregado no processamento das rações, mostra-se muito apropriada para leitões em fase de creche, tendo como virtudes a promoção da desnaturação das proteínas e principalmente a gelatinização do amido, melhorando assim a digestibilidade desses nutrientes, condição essencial diante de um quadro enzimático gastrintestinal ainda não completamente estabelecido. Adicionalmente, a peletização tem benefícios em termos de redução de desperdício de ração quando ela é disponibilizada para os animais, além do fato de contribuir significativamente para a minimização da contaminação microbiológica. Ao submeter a ração a altas temperaturas (70-75 °C) durante o processo de peletização, muitas das bactérias patogênicas, vírus e parasitas potenciais são destruídos, garantindo uma ração mais segura para os leitões. Além disso, a uniformidade dos *pellets* resultantes da peletização facilita a ingestão da ração, otimizando o desempenho dos animais.[18]

Em termos de enzimas exógenas, na fase de creche, as carboidrases, as proteases e as fitases têm ampla oportunidade de uso. Suas ações, como todas as enzimas, são dependentes do substrato e, por essa razão, associadas à imaturidade enzimática do desmamado, todas têm um papel efetivo na melhora do processo digestivo. As carboidrases atendem as dietas cujas fibra, amido e outros ingredientes clássicos, como milho, aveia, cevada e arroz, estão presentes na composição das rações. Algumas carboidrases (p. ex., xilanases) destacam-se pela capacidade de aumentar o aproveitamento dos polissacarídeos não amiláceos, elementos presentes em graus variados nos grãos comumente empregados nas formulações de ração para leitões dessa fase.[19]

As proteases são igualmente importantes pelos mesmos motivos, exercendo um impacto positivo na digestibilidade dessa classe de nutrientes no momento em que o leitão detém uma imaturidade enzimática dirigida para esse nutriente e o estômago tem um pH mais elevado. Por fim, as fitases, classe enzimática mais utilizada na nutrição dos suínos em todo o mundo, têm efeitos positivos principalmente na disponibilização do fósforo vinculado ao fitato ou ácido fítico nos ingredientes de origem vegetal, e do cálcio, podendo, sob doses altas, cumprir adicionalmente um importante efeito extrafosfórico, no qual energia, outros minerais e aminoácidos são mais bem disponibilizados.[19]

Preservadas as variações nos programas nutricionais praticados comercialmente, em geral as tabelas de nutrição indicam quatro fases alimentares, cujas exigências nutricionais são decrescentes de acordo com a seguinte sequência: pré-inicial I, pré-inicial II, inicial I e inicial II. Comumente, as duas primeiras rações, mais complexas em termos de nutrientes nobres, estão concentradas nas duas primeiras semanas pós-desmame, e as demais, cuja composição tem a prevalência de grãos clássicos, como o milho, na condição de uma fonte energética, e do farelo de soja, como principal fonte proteica, atendem às semanas que sucedem a finalização da fase de creche. A participação majoritária desses ingredientes se deve à maturidade estabelecida do quadro enzimático do leitão, estando também associada à minimização dos custos dietéticos, já que esses ingredientes são mais baratos em comparação aos ingredientes de origem animal ou processados.

Em síntese, a nutrição pós-desmame representa um desafio significativo para os leitões, uma vez que eles são submetidos a uma série de fatores de estresse, incluindo mudanças sociais, ambientais e dietéticas. A transição do leite materno para uma dieta sólida, rica em ingredientes de alta digestibilidade, é fundamental para o sucesso do desenvolvimento pós-desmame. O consumo de colostro e a introdução gradual de alimentos sólidos desempenham papéis cruciais nessa adaptação. Para facilitar o processo de transição, é essencial que a ração seja formulada de acordo com o conceito de proteína ideal, fornecendo a quantidade equilibrada de aminoácidos essenciais. Além disso, o processamento da ração, como a peletização, desempenha um papel vital na melhoria da digestibilidade e na minimização da contaminação microbiológica. Combinado com a adição de enzimas e aditivos nutricionais adequados, o manejo nutricional na fase pós-desmame visa a otimizar o desempenho e a saúde intestinal dos leitões, garantindo uma transição mais leve para a dieta sólida e promovendo um crescimento saudável. Portanto, a nutrição pós-desmame é um componente crítico no manejo de suínos em crescimento, exigindo atenção especial e cuidados nutricionais precisos.

NUTRIÇÃO NAS FASES DE CRESCIMENTO E TERMINAÇÃO

As fases de crescimento e terminação são longas e, em função da idade, o desenvolvimento corporal do animal segue uma linha com comportamentos distintos, representados por uma curva sigmoide.

Nos animais, nos estágios iniciais do crescimento, o ganho de peso aumenta rapidamente, caracterizando uma fase denominada aceleração. Após a puberdade, o crescimento ocorre relativamente de forma linear e constante. Em seguida, a taxa de crescimento diário diminui gradualmente até zero, quando o animal atinge o peso corporal adulto.

O crescimento dos suínos em fase de crescimento e terminação pode ser dividido em três fases: aceleração, linear e desaceleração. A etapa de aceleração se estende até os 50 kg de peso vivo, quando o ganho de peso é rápido. A fase linear ocorre entre os 50 e os 80 kg, quando o ganho de peso é constante. A fase de desaceleração começa a partir dos 80 kg, quando o ganho de peso diminui até os 130 kg. Além disso, o crescimento dos suínos apresenta características alométricas, ou seja, cada tecido se desenvolve em velocidades diferentes de deposição. Nos estágios iniciais de crescimento, o primeiro tecido depositado é o nervoso, na sequência vêm o ósseo, o muscular e, finalmente, o tecido adiposo. Portanto, o teor de gordura na carcaça aumenta com o avançar da idade.[20]

A deposição de carne magra nos suínos ocorre em duas fases bem distintas: uma dependente de energia e outra de proteína. Na fase dependente de energia, o consumo voluntário de ração é o grande fator limitante, o que significa que os suínos não comem o suficiente para atingir a máxima deposição de carne magra. Já na fase dependente de proteína, contrariamente, o consumo voluntário de ração está acima das exigências dos animais para deposição de proteína,[21] o que quer dizer que qualquer consumo além do exigido para a máxima deposição de proteína resultará em aumento de deposição de gordura.[22]

Na fase dependente de energia, as dietas devem ser formuladas com base na relação lisina:energia. Isso porque, à medida que os suínos aumentam a ingestão de ração, eles também aumentam o consumo de energia e, por consequência, um nível maior de aminoácidos será exigido para acompanhar essa relação com a energia, resultando na deposição de proteína adicional dependente da maior energia ofertada.[23]

Na fase dependente de proteína, quando há um maior consumo de energia, além do exigido para a deposição máxima de proteína, as dietas devem ser formuladas para atender às exigências de aminoácidos em gramas por dia, como estabelecido nas tabelas de nutrição.[24,25] Considerando as curvas de desempenho, o consumo de ração/energia e a concentração de aminoácidos dietéticos, é patente a limitada correspondência, nessa fase, da deposição de proteína corporal com a energia adicional dietética aportada.[25]

Adversamente, o incremento da concentração de energia da dieta tem reconhecida relação com a redução do consumo, o que pode determinar dietas sem a correção da relação lisina:energia na redução do consumo de lisina e todas as suas consequências sobre a qualidade da carcaça.[26]

Preservados os efeitos da correta relação descrita entre energia e proteína e/ou aminoácidos, é evidente o potencial dos lipídeos e dos carboidratos na deposição de gordura.[27,28] Em síntese, a maior ingestão energética está diretamente relacionada ao aumento da taxa de deposição lipídica, e a maior fração (50%) ocorre no tecido subcutâneo.[29,30]

Por outro lado, ao incluir lipídeos na dieta dos suínos, é importante notar que a escolha da fonte lipídica desempenha um papel fundamental na redução da síntese endógena das gorduras *de novo*,[31] o que traduz que a natureza da fonte lipídica na dieta é essencial para assegurar a produção de carnes com o perfil lipídico que se deseja.[32] Esse recurso sinaliza que a nutrição pode modular a qualidade da gordura, atendendo às expectativas dos consumidores.

Outro aspecto ligado à energia da dieta envolve as diferenças que distintas fontes energéticas têm sobre o estoque de glicogênio muscular. Um estudo[33] apontou que a redução do potencial glicolítico das fibras musculares pode ser melhorada em dietas que priorizam as fibras em detrimento do amido, resultando em benefícios significativos para a qualidade da carne.

No músculo esquelético há uma dinâmica anabólica e catabólica representada por um fluxo constante de deposição de aminoácidos, levando, paralelamente à síntese, a uma constante degradação proteica. No entanto, com a absorção de aminoácidos dietéticos, a taxa de síntese supera a taxa de degradação, resultando em um aumento de proteína muscular suportada pela insulina.[34]

Em situações de desbalanço proteico, por exemplo, a energia requerida para a excreção do excesso de nitrogênio, portanto não disponibilizada para fins de incremento muscular, pode afetar negativamente o desempenho do animal e as características de carcaça.

Nesse sentido, a estratégia de oferecer níveis ótimos de aminoácidos em dietas com teores totais de proteína reduzidos, atendendo às demandas nutricionais específicas para cada idade, categoria animal, gênero e padrão genético,[24,25] é valiosa para otimizar a relação da deposição proteica e de gordura na carcaça, caracterizando assim o conceito amplamente praticado de proteína ideal, apresentado anteriormente. Nessa linha, há um efeito positivo de rações com baixo nível de proteína bruta sobre a relação músculo:gordura na carcaça. Ressalta-se que a expressão das exigências nutricionais dos aminoácidos se dá como digestíveis, sendo cada vez menos utilizada a condição de aminoácidos totais.

Contrariamente, a oferta de dietas com níveis abaixo das exigências de aminoácidos compromete a deposição de proteína e favorece a deposição de gordura.[35] Nesse particular, apoiado no reconhecimento da fase de crescimento do animal dependente de proteína, o nível de aminoácidos da dieta na fase de terminação tem maior impacto sobre a deposição de carne magra da carcaça. Main et al.[35] observaram que o percentual de carne magra não diferiu entre suínos que receberam, no início da fase de terminação, rações cuja lisina dietética estava abaixo e sob níveis de atendimento das exigências para a categoria. No entanto, quando as exigências desse aminoácido não foram atendidas na fase de terminação, houve piora na deposição de carne magra em relação ao grupo corretamente suplementado. Em geral, as deficiências de lisina, metionina, treonina e aminoácidos não têm um grande impacto sobre o consumo de ração, mas resultam em aumento da deposição de gordura na carcaça, contrariamente a triptofano, valina e isoleucina, que, sob deficiências na dieta, têm maior influência sobre o consumo de ração.[36]

No entanto, a eficácia da redução do nível proteico nas dietas pode ser contraditória se os ajustes energéticos e o correto balanço aminoacídico não forem atendidos, com piora (aumento) da espessura do toucinho e redução da área do músculo lombar,[37,38] cujas razões decorrem: da alta deposição de energia excedente; do catabolismo aminoacídico, que leva o uso do esqueleto de carbono à gliconeogênese e à lipogênese;[39] e da qualidade da dieta, comumente constituída por uma alta proporção de amido, cuja capacidade como substrato para a deposição de gordura é maior comparada com os aminoácidos.[40]

Concomitantemente, o atendimento das exigências de lisina digestível (aminoácido referência) e dos demais aminoácidos está baseado na sua relação com a energia metabolizável do alimento. O máximo consumo energético para um ótimo desenvolvimento muscular implica níveis adequados desse aminoácido, que por sua vez deve ser sustentado pelo correto aporte de energia dietética recomendada pelas tabelas de exigência nutricional.[24,25]

Dentre os métodos utilizados para determinar as exigências nutricionais dos animais, incluindo os relativos aos aminoácidos, o dose-resposta baseia-se na resposta animal em função de níveis crescentes de um determinado nutriente. Além disso, entender os efeitos do aumento da lisina dietética sobre o desempenho de suínos em crescimento é fundamental para desenvolver estratégias de gestão de custos de produção nessa fase.[35]

Além disso, o consumo de ração pelos suínos afeta a quantidade de aminoácidos consumidos e varia de acordo com o nível de energia da dieta. Portanto, expressar as exigências de lisina em função do conteúdo de energia dietética em gramas de lisina por Mcal de energia metabolizável de ração (Lis:Cal) possibilita a aplicação de níveis ótimos desse nutriente em uma ampla faixa de níveis energéticos, sendo um procedimento utilizado para determinar planos alimentares.

Na prática, as exigências nutricionais dos animais nessa fase diminuem com o avanço do peso/idade, o que leva à formulação de diferentes dietas em programas que em geral detêm no mínimo quatro dietas: crescimento I e II e terminação I e II. A utilização de um maior número de dietas permite uma identificação mais precisa das necessidades nutricionais dos animais, melhorando a eficiência alimentar. Nesse aspecto, essa otimização seria ainda maior se fossem reconhecidas as diferentes exigências nutricionais que cada gênero detém. Atualmente, as principais tabelas de nutrição[24,25] consideram essas premissas e já disponibilizam exigências considerando diferenças entre machos inteiros, machos castrados cirurgicamente, machos imunocastrados e fêmeas.

Dentro da busca pela máxima precisão na identificação das exigências nutricionais dos animais, a nutrição de precisão emerge como uma ferramenta promissora. A tecnologia está baseada no uso de comedouros automáticos e individuais que usam modelos matemáticos para prescrever dietas em tempo real e fornecer nutrientes na qualidade e quantidade exatas que o animal demanda, levando-se em conta seu requerimento diário. Nesse processo, cada indivíduo teria sua própria nutrição de acordo com suas necessidades.

No que diz respeito ao uso de aditivos nas fases de crescimento e terminação, as enzimas são bastante comuns, com destaque às carboidrases e às fitases. O uso rotineiro das fitases está compreendido entre 500 e 1.000 FTU, mas a conduta da superdose de fitase (acima de 1.500 FTU) mostra resultados valiosos, com efeitos extrafosfóricos consistentes com doses ao redor de 2.000 a 2.500 FTU.[41] Já as carboidrases são igualmente importantes, sendo as xilanases dirigidas para melhorar a disponibilidade de polissacarídeos não amiláceos, comuns na composição dos principais ingredientes de origem vegetal utilizados nas dietas dessas fases.[19]

Em síntese, na produção de suínos, as fases de crescimento e terminação desempenham um papel crucial. Durante o crescimento, observa-se uma curva de desempenho em forma sigmoide, com diferentes estágios de ganho de peso. A deposição de carne magra nos suínos é influenciada por duas fases: uma relacionada à energia e outra à proteína. A escolha das fontes energéticas, como lipídeos e carboidratos, afeta a deposição de gordura, especialmente no tecido subcutâneo. A relação equilibrada entre proteína e energia é essencial para o desenvolvimento muscular, evitando o acúmulo indesejado de gordura. Além disso, a nutrição de precisão, com o uso de comedouros automáticos, oferece uma abordagem promissora para atender às necessidades individuais dos suínos. O uso de enzimas, como fitases e carboidrases, desempenha um papel importante na otimização da digestibilidade de nutrientes. Portanto, a compreensão desses aspectos é fundamental para o sucesso na produção de suínos, visando ao melhor desempenho dos animais e à superior qualidade de carcaça e de carne.

NUTRIÇÃO DAS MARRÃS E DE GESTANTES

A fêmea de reposição é a categoria de maior valor genético no plantel suinícola. Desempenha um papel essencial na renovação de um rebanho comercial, representando aproximadamente 50% do processo, o que justifica a grande atenção que deve ser dispensada para sua correta preparação. A nutrição, nesse sentido, deve atender completamente às demandas dessa categoria, cujas recomendações nutricionais mais assertivas em geral provêm dos manuais ou guias das empresas que desenvolvem seu melhoramento genético.

Reconhecidas as particularidades de cada linhagem genética e, portanto, de cada manual, como regra a condição corporal e o desenvolvimento cronológico compatível com seu peso vivo são os parâmetros balizadores para a adequação nutricional que será realizada. O objetivo primordial é permitir seu pleno desenvolvimento, sem um acúmulo de gordura corporal que exceda as orientações das empresas melhoradoras, salvaguardando uma boa formação conformacional que determine uma longevidade produtiva. Nesse contexto, os planos nutricionais prezam por atender de forma diferenciada aos aportes de cálcio e fósforo e por vezes valorizam maiores inclusões de biotina. Em nível quantitativo os programas variam, transitando entre condutas mais generosas, como a alimentação *ad libitum*, e programas com controle restrito da oferta alimentar.

Com uma ampla concordância, é reconhecido que, nos dias que precedem a primeira cobertura das futuras matrizes, a estratégia nutricional conhecida como *flushing* é eficaz para estimular uma taxa de ovulação mais elevada, resultando em todas as consequências positivas esperadas. Essa estratégia nutricional consiste no maior fornecimento de ração, que em geral corresponde a mais de 50% do montante diário consumido anteriormente, representando ao final um maior aporte de energia pré-cobertura, durante 14 a 21 dias. Esse efeito positivo sobre a taxa ovulatória tem relação direta com o aumento dos níveis plasmáticos de glicose e insulina, nos quais exerce uma importante função reguladora da atividade ovariana. Por esse mecanismo hormonal, a participação de carboidratos, aportando mais energia, é mais positiva sobre o resultado do *flushing* que o uso de gorduras como ingredientes fonte de energia.[42]

O período de gestação na espécie tem uma duração média de 114 a 116 dias, podendo variar por fatores de ordem genética, nutricional, vinculados à sazonalidade ou inerentes às características vivenciadas pela matriz, como tamanho da leitegada (número de fetos) e a ordem de parto, entre outros. Independentemente do tempo de gestação, a fase é comumente dividida em três partes distintas (terços inicial, intermediário e final), que, por razões relacionadas às demandas metabólicas e fisiológicas da matriz, requerem ações de caráter nutricional específicas.

Na fase inicial de gestação, as necessidades nutricionais são consideradas baixas, atendendo à formação das placentas e dos fluidos gestacionais e ao limitado desenvolvimento dos embriões/fetos. No entanto, à medida que a gestação avança, particularmente no terço final (dos 80 dias de gestação até o parto), essas necessidades se tornam maiores quando comparadas aos dois períodos anteriores, decorrentes de um aumento substancial da troca de nutrientes entre a mãe e os fetos, dado o maior crescimento fetal.[43]

Durante a prenhez, a alimentação tem reflexos diretos no aumento do peso corporal da matriz, e apenas nos últimos dias do terço final da gestação há um estado catabólico evidente, representado pelo maior direcionamento das reservas maternas para os fetos.

A nutrição adequada da matriz desempenha um papel fundamental na melhoria do desempenho reprodutivo, incluindo o aumento do número de leitões nascidos por fêmea por ano, a redução dos dias não produtivos e o potencial aumento da longevidade da fêmea. Além disso, uma fêmea que recebe uma alimentação adequada durante essa fase estará mais bem preparada para a subsequente fase de lactação, contribuindo para a saúde e o desenvolvimento da leitegada.[44] Assim, os manejos nutricionais empregados no terço final da gestação exercem um efeito direto no desenvolvimento dos leitões ainda no útero e da própria matriz.[45] Assim, tendo em vista que o alimento é fornecido geralmente de forma restrita durante toda a prenhez, adequar os níveis nutricionais para cada um dos segmentos gestacionais se faz necessário, pois o não cumprimento dessas exigências pode influenciar na taxa de crescimento e no desenvolvimento dos fetos e, consequentemente, no peso ao nascer.[46]

Quanto às especificidades nutritivas das rações no período de gestação, é importante destacar que as exigências de proteína, aminoácidos e energia são relativamente baixas nas fases iniciais da gestação, mas aumentam à medida que a matriz retém esses nutrientes para o desenvolvimento dos fetos, a manutenção de sua própria composição corporal e a preparação da glândula mamária.[47] Segundo Silva,[48] no que diz respeito às exigências proteicas de mantença da matriz gestante, esses requerimentos apresentam níveis com significativas oscilações, variando entre 50 e 133 g de proteína/dia. Essa variação pode estar relacionada com a massa proteica corporal da matriz, que também varia, demandando um programa de manejo alimentar identificado individualmente com a condição corporal de cada fêmea.

No decorrer da gestação, a estratégia de alimentação da matriz se ajusta com os diferentes terços gestacionais. A conduta mais clássica tem priorizado que o ajuste da perda de peso decorrente da lactação que antecedeu a presente prenhez seja realizado já nos primeiros 30 dias pós-cobertura. Assim, uma flutuação no aporte alimentar nesse período variará de acordo com a condição corporal da matriz e das características nutricionais da ração, em geral dentro de uma razão que se situa entre 1,7 e 2,5 kg/dia.

No segundo terço, a premissa é a manutenção da condição corporal ótima da matriz (presumido que já foi ajustada no primeiro terço de gestação), sendo os limites também dependentes da característica nutricional da ração e das condições ambientais, variando aproximadamente entre 1,7 e 2,2 kg/dia. Nesse terço, para situações em que existe demanda de ajuste da condição corporal, a oferta de ração pode exceder o limite superior, mas em uma condição inversa; portanto, estando a fêmea acima da condição desejada, o limite mínimo não deve ser reduzido, pois haverá prejuízos para a mantença da matriz.

A adequada nutrição da matriz no terço final da gestação (a partir dos 80-90 dias), envolvendo comumente um incremento de alimento da ordem de 50%

em relação ao praticado no terço médio da gestação (conhecido como *bump feeding*), efetivamente pode melhorar o índice nascidos/fêmea/ano, pela redução de dias não produtivos e pelo aumento de longevidade da fêmea, além de prepará-la para a lactação subsequente.[44,45] No entanto, alguns nutricionistas têm recomendado a conduta de retirada do *bump feeding*, considerando os resultados que entregam.[49,50] Atribui-se que os requerimentos nutricionais no último terço gestacional possam estar superestimados, pela maior capacidade de adaptação das matrizes modernas a uma oferta de alimentos menos generosa. Diferentes estudos de grande escala têm buscado elucidar os reais impactos dessa estratégia, seja no ganho corporal da fêmea, seja no peso dos leitões ao nascer ou no desempenho reprodutivo subsequente.[49-51]

Considerando alguns trabalhos que tratam da retirada do *bump feeding*, os efeitos, tanto para leitoas quanto para porcas, mostram-se modestos e por vezes controversos. Atribui-se que a maior quantidade de ração consumida pela matriz na fase pode ser direcionada para a deposição de gordura sem, contudo, incrementar a transferência de nutrientes para a leitegada. Adicionalmente, essa estratégia pode ter consequências negativas, como a redução do consumo de ração na lactação e um aumento na natimortalidade. No entanto, a tomada de decisão quanto à adoção da retirada do *bump feeding* deve estar vinculada ao manejo de condição corporal do rebanho.[49,50]

Durante a fase de gestação, é de suma importância monitorar a condição corporal da matriz. A relação entre o percentual de gordura corporal da matriz ao final da gestação e o consumo durante a lactação é negativa, sendo igualmente antagônico o excesso de ingestão alimentar na gestação e o consumo na lactação subsequente. Esse comportamento é atribuído à presença de ácidos graxos e glicerol séricos provenientes do metabolismo da gordura corporal, que agem no fígado e no sistema nervoso central inibindo a ingestão voluntária de alimento. Concentrações elevadas de insulina plasmática, também presentes no líquido cerebrospinal, podem influenciar esse consumo, pois, no animal com um alto consumo de ração, a insulina age sinalizando a presença de energia acumulada, inibindo a ingestão alimentar. Outro hormônio, a leptina, produzida no tecido adiposo, também aparece como um sinalizador desse consumo reduzido.[52]

Diante desses aspectos e considerando as prerrogativas do bem-estar animal que estabelecem o alojamento em baias coletivas para essa categoria, os sistemas de alimentação eletrônico têm sido um recurso empregado para atender às necessidades nutricionais de cada matriz, preservando a minimização dos comportamentos agressivos, garantindo um controle eficiente do peso corporal. A alimentação de cada fêmea é definida previamente e a quantidade fornecida é feita automaticamente pela leitura eletrônica dos brincos, definindo a individualização dos tratos. Os principais modelos de alimentação envolvem equipamentos denominados *electronic sow feeders* (ESF) e de autocaptura. Essas tecnologias desempenham um papel fundamental na promoção do bem-estar animal e na otimização da nutrição das fêmeas gestantes.

De forma resumida, a fêmea de reposição desempenha um papel crucial na renovação do plantel suinícola, sendo responsável por aproximadamente 50% desse processo. Portanto, sua preparação exige atenção especial, e a nutrição desempenha um papel importantíssimo nesse contexto. É essencial que sejam seguidas as recomendações nutricionais, geralmente fornecidas por manuais de empresas de melhoramento genético, levando em consideração as particularidades genéticas de cada linhagem. O objetivo principal é garantir o desenvolvimento saudável das fêmeas, evitando o acúmulo excessivo de gordura corporal e mantendo uma boa estrutura que promova a produtividade a longo prazo.

A alimentação durante a gestação também é dividida em diferentes fases, com necessidades nutricionais específicas. A alimentação durante a prenhez deve ser ajustada conforme a fase gestacional. À medida que a gestação avança, as necessidades nutricionais aumentam, com destaque para o terço final, em que ocorre um grande crescimento fetal. O *bump feeding*, apesar de ser recomendado, tem sido objeto de discussão em relação aos seus efeitos, especialmente no que diz respeito ao consumo de ração durante a lactação. A condição corporal da matriz é monitorada de perto, pois afeta diretamente o consumo de ração durante a lactação. Em ambientes de alojamento em baias coletivas, sistemas de alimentação eletrônica desempenham um papel importante, permitindo o controle preciso da alimentação de cada fêmea e contribuindo para o bem-estar animal e a nutrição adequada durante a gestação.

LACTAÇÃO

Durante o período de lactação, as exigências nutricionais da matriz aumentam significativamente em virtude da produção intensiva de leite, que é um produto abundante e de elevado percentual de matéria seca, proteína, carboidratos e gordura, em comparação nutricional com o leite de vaca. Por essa razão, o consumo de ração da matriz em lactação deve ser elevado, extrapolando por vezes a proposta passiva, que caracteriza uma oferta de alimento na condição *ad libitum*, evoluindo para um processo de alimentação estimulada.

Relativamente às demandas energéticas, a energia metabolizável total requerida durante a lactação (EMlact) provém do somatório das exigências de manutenção e de produção leiteira. Noblet et al. (1998)[53] representaram a exigência total de energia de uma porca durante a lactação pelas seguintes equações:

EMlact (MJ/dia) = 0,460 × peso metabólico da matriz ($PC^{0,75}$) + Eleite/0,72 EMlact (MJ/dia) = 0,460 × peso metabólico da matriz ($PC^{0,75}$) + (28,6 × ganho de peso diário da leitegada (kg) – 0,52 × tamanho da leitegada)/0,72.

Para essa categoria, o aporte nutricional proteico também segue o conceito de proteína ideal, embora essa conduta deva considerar que os ajustes de aminoácidos variam de acordo com o grau de mobilização do tecido muscular que a matriz requer. Nesse sentido, em situações em que as matrizes mostram baixo consumo de alimento e significativa mobilização de tecidos corporais, a treonina passa a ser um aminoácido crítico, contrário à condição em que um alto consumo de alimento e pouca mobilização de tecidos se apresenta, o que torna a valina o aminoácido mais importante, muito embora a lisina continue sendo o principal aminoácido limitante em ambos os casos. Em estudos anteriores, acreditava-se que o balanço dietético ideal de aminoácidos relativo à lisina deveria ser semelhante ao balanço de aminoácidos do leite da porca.[54]

Em regiões de altas temperaturas ambientes, o estresse calórico pode ter um impacto negativo, vindo a comprometer a adequada ingestão de ração e, portanto, de energia, um processo no qual as matrizes reduzem seu apetite como forma de diminuir a produção de calor endógeno pelo efeito termogênico dos alimentos. Essa condição leva as matrizes a manifestarem alterações comportamentais, como diminuição da intensidade do consumo de alimento durante as refeições diárias (minutos/dia) e redução do tempo de ingestão do alimento (minutos/dia),[55] além de mudanças fisiológicas, como o aumento da frequência respiratória, representando uma tentativa de facilitação da manutenção da homeotermia.[56]

Na fase de lactação, o baixo consumo de ração resulta na mobilização das reservas corporais, causando danos orgânicos que levam a falhas reprodutivas e à redução do tempo de vida produtiva das fêmeas no rebanho.[57] Uma forma de evitar problemas reprodutivos pós-lactação, pela perda excessiva de peso durante a lactação, é a otimização do consumo de nutrientes.

A matriz suína em lactação é capaz de produzir mais de 12 kg de leite/dia, razão pela qual as demandas metabólicas têm aumentado, principalmente em fêmeas primíparas, haja vista que, concomitantemente, seguem crescentes os incrementos dos índices reprodutivos.[58]

Para garantir uma adequada produção de leite, matrizes com grandes leitegadas precisam aumentar a ingestão de ração, minimizando a mobilização de suas reservas corporais,[59] contudo, é difícil favorecer um aumento do consumo de ração pela matriz a fim de compensar essas necessidades,[58] que podem impor um desafio metabólico,[60] novamente levando, quando da insuficiência energética, ao uso das reservas corporais para priorizar a produção de leite.

Maior ingestão de ração durante a lactação ou uma atenuação no catabolismo durante essa fase melhoram a performance reprodutiva no ciclo subsequente.[61] Nesse cenário, fica patente que os esforços dirigidos à matriz lactante, visando a garantir uma performance reprodutiva com mais desmamados e com elevados pesos ao desmame, além de maior imunoproteção, também estão associados com seu ciclo reprodutivo global. Portanto, ao ser desmamada, com a abertura de uma nova gestação, seu estado corporal e sua saúde serão responsáveis pelo êxito de outros parâmetros reprodutivos importantes, sinalizando que uma mesma atenção deve ser dispensada a todas as fases ou etapas reprodutivas. Em tese, as fases de gestação e de lactação se interdependem.

Existe uma grande preocupação quanto ao apetite da fêmea em lactação, uma vez que as demandas para a produção de leite são substancialmente maiores, em que elas poderão consumir até três vezes mais nutrientes que na gestação.[62] Seu balanço energético no período da lactação é calculado pela diferença entre a ingestão de nutrientes e suas exigências nutricionais para mantença e produção de leite.[63]

As necessidades de mantença dependerão essencialmente do peso corporal e, em menor escala, da temperatura ambiente. Já as necessidades para a produção leiteira são influenciadas principalmente pelo tamanho da leitegada e pela curva de produção leiteira cujo pico máximo é atingido entre 21 e 28 dias de lactação. Essa necessidade tende a ser gradativa, aumentando conforme vão se passando os dias na lactação.[63] Entretanto, há condutas de manejo alimentar/nutricional que oscilam entre uma oferta crescente de ração até o 7º-10º dia de lactação, atingindo um platô correspondente ao plano máximo de consumo que se deseja a partir dessa idade lactacional até o desmame, e entre uma oferta aberta, sem restrição já a partir do parto, evoluindo assim até o desmame. No caso de fêmeas de primeiro parto, soma-se a essa equação a exigência para o crescimento, pois são essas as fêmeas que ainda não atingiram o peso corporal adulto. O balanço energético negativo surgirá quando a demanda nutricional for maior que o consumo alimentar, obrigando as fêmeas a mobilizarem suas reservas corporais (catabolismo) para que a produção de leite não seja comprometida.[64]

Nesse cenário, as exigências nutricionais das matrizes em lactação, nas principais tabelas de nutrição, contemplam a idade gestacional, o peso da matriz e a produção de leite e/ou o desenvolvimento da leitegada como importantes variáveis norteadoras desse aporte, caracterizando que a alimentação, considerando a matriz individualmente, é primordial em um programa nutricional otimizado. Operacionalmente, atender a essa orientação de forma manual é bastante complexa, especialmente em granjas que têm grandes plantéis. Nesse sentido, o uso de equipamentos eletrônicos de alimentação permite essa programação, identificando as demandas específicas de cada matriz.

O catabolismo que a fêmea sofre no período da lactação resultará em alterações na circulação de metabólitos e hormônios.[65] A glicose circulante no sangue é menor em porcas lactantes quando comparadas com fêmeas desmamadas, em virtude da grande utilização pela glândula mamária, sendo atribuído que uma grande fração da glicose disponível é mobilizada para as glândulas mamárias.

Como recursos regulares para suprir o baixo consumo de ração pela fêmea lactante, o adensamento das dietas com lisina, energia e demais nutrientes é uma conduta recomendada e adotada; no entanto, por vezes não tem um efeito correspondente. Adicionalmente, o fracionamento dos tratos ao longo do dia, às vezes, fazendo uso do período noturno, em que a temperatura ambiente pode ser menos crítica para as matrizes, promove o consumo diário. Essa conduta permite que a ração ofertada seja continuamente mais fresca, melhorando o interesse e o consumo da matriz.

Outro recurso para melhorar o consumo de ração na lactação é voltado para promover um aumento da capacidade do trato gastrintestinal por meio da alimentação das fêmeas com níveis mais altos de fibra durante a gestação. Nesse procedimento, alguns resultados favoráveis têm sido obtidos, entretanto níveis muito altos de fibra dietética podem reduzir o ganho de peso das matrizes e o peso dos leitões ao nascimento. Quanto à utilização de aditivos para melhorar o consumo de ração pelas fêmeas lactantes, a suplementação com L-carnitina resultou em até 11% de aumento da ingestão, com reflexos positivos na produção de leite e no ganho de peso da leitegada. Finalmente, para matrizes em lactação, as necessidades de água são extremamente elevadas, correspondendo à categoria que mais consome esse nutriente. Avaliando o consumo de água de linhagens suínas melhoradas, verificou-se um aumento de 11,7 litros no primeiro dia de lactação para até 36,5 litros no vigésimo dia. A ingestão de água aumenta à medida que o consumo de ração se eleva e, por sua vez, essa relação transita favorecendo as duas partes, portanto, ameniza os danos do catabolismo. Assim, a oferta de bebedouros que tenham uma alta vazão, em torno de 2,0 litros/minuto, e que permitam fácil acesso e elevada ingestão de água, são fundamentais para promover o consumo de ração.

Na curta fase compreendida entre o desmame e a cobertura não é indicado reduzir o nível de ração ofertada para as matrizes. Isso ocorre pois, quanto mais leite é produzido sem efetivamente ser consumido, mais rápido a biossíntese na glândula mamária cessa.[66] Os programas atuais de alimentação/nutrição da matriz desmamada são bastante variáveis, sendo ofertadas quantidades fixas, em torno de 3 a 4 kg de ração/fêmea/dia, até a troca para a ração de gestação.

CONSIDERAÇÕES FINAIS

A nutrição desempenha um papel fundamental em todas as fases da produção suína, desde o pós-desmame até a lactação das matrizes. A transição do leite para uma dieta sólida é um período decisivo para os leitões, exigindo formulação cuidadosa da ração para garantir um desenvolvimento saudável. O uso de proteína ideal e processamento de ração adequado são estratégias essenciais.

Nas fases de crescimento e terminação, o equilíbrio entre proteína e energia é fundamental para a deposição de carne magra, influenciando a qualidade da carcaça e da carne suína. O uso de enzimas para melhorar a digestibilidade dos nutrientes também desempenha um papel importante.

Quanto às fêmeas de reposição, o preparo e a alimentação durante a gestação são cruciais para o sucesso do plantel suinícola. Estratégias como o *flushing* podem melhorar o desempenho reprodutivo. A condição corporal da matriz é monitorada de perto, e os sistemas de alimentação eletrônica podem ser valiosos.

Por fim, a lactação representa um desafio nutricional em razão das altas demandas para a produção de leite. A otimização do consumo de ração é essencial para evitar problemas pós-lactação e garantir um ciclo reprodutivo bem-sucedido. A oferta de água em bebedouros eficientes também é fundamental.

Em todas as fases, a nutrição é um elemento fundamental na produção suína, contribuindo para o desempenho dos animais e a qualidade dos produtos. Portanto, a atenção aos detalhes e a adoção de práticas nutricionais precisas são essenciais para o sucesso na suinocultura.

REFERÊNCIAS

1. Wei X, Tsai T, Howe S, Zhao J. Weaning induced gut dysfunction and nutritional interventions in nursery pigs: a partial review. Animals. 2021;11(5).
2. Wensley MR, Tokach MD, Woodworth JC, Goodband RD, Gebhardt JT, Derouchey JM, et al. Maintaining continuity of nutrient intake after weaning. I. Review of pre-weaning strategies. Transl Anim Sci. 2021;5(1):1-12.
3. Wensley MR, Tokach MD, Woodworth JC, Goodband RD, Gebhardt JT, Derouchey JM, et al. Maintaining continuity of nutrient intake after weaning. II. Review of post-weaning strategies. Transl Anim Sci. 2021;5(1):1-16.
4. Gao J, Yin J, Xu K, Li T, Yin Y. What is the impact of diet on nutritional diarrhea associated with gut microbiota in weaning piglets: a system review. BioMed Res Int. 2019;2019.
5. Xiong X, Tan B, Song M, Ji P, Kim K, Yin Y et al. Nutritional intervention for the intestinal development and health of weaned pigs. Front Vet Sci. 2019;6:1-14.
6. Pinheiro RW. Boas práticas em creche e terminação. In: Ribas JCR, Dias CP, Ludtke CB, Buss LP. Suinocultura: uma saúde e um bem-estar. Brasília: Ministério da Agricultura, Pecuária e Abastecimento; 2020. p.337-50.

7. Pluske JR, Turpin DL, Kim JC. Gastrointestinal tract (gut) health in the young pig. Anim Nutr. 2018;4(2):187-96.
8. Jensen MS, Jensen SK, Jakobsen K. Development of digestive enzymes in pigs with emphasis on lipolytic activity in the stomach and pancreas. J Anim Sci. 1997;75(2):437-45.
9. Tian ZM, Ma XY, Yang XF, Fan QL, Xiong YX, Qiu YQ, et al. Influence of low protein diets on gene expression of digestive enzymes and hormone secretion in the gastrointestinal tract of young weaned piglets. J Zhejiang Univ Sci B. 2016;17(10):742-51.
10. Zhao J, Zhang Z, Zhang S, Page G, Jaworski NW. The role of lactose in weanling pig nutrition: a literature and meta-analysis review. J Anim Sci Biotechnol. 2021;12(1):1-17.
11. Van Milgen J, Dourmad JY. Concept and application of ideal protein for pigs. J Anim Sci Biotechnol. 2015;6(1):15.
12. Delles RM, Xiong YL, True AD, Ao T, Dawson KA. Dietary antioxidant supplementation enhances lipid and protein oxidative stability of chicken broiler meat through promotion of antioxidant enzyme activity. Poult Sci. 2014;93(6):1561-70.
13. Li Y, Fu X, Ma X, Geng S, Jiang X, Huang Q, et al. Intestinal microbiome-metabolome responses to essential oils in piglets. Front Microbiol. 2018;9:1-13.
14. Tang X, Xiong K, Fang R, Li M. Weaning stress and intestinal health of piglets: a review. Front Immunol. 2022;13:1042778.
15. Xiao D, Wang Y, Liu G, He J, Qiu W, Hu X, et al. Effects of chitosan on intestinal inflammation in weaned pigs challenged by enterotoxigenic Escherichia coli. PloS One. 2014;9(8):1-7.
16. Huting AMS, Middelkoop A, Guan X, Molist F. Using nutritional strategies to shape the gastro-intestinal tracts of suckling and weaned piglets. Animals. 2021;11(2):1-37.
17. Hancock JD, Behnke KC. Use of ingredient and diet processing technologies (grinding, mixing, pelleting, and extruding) to produce quality feeds for pigs. In: Lewis AJ, Southern LL, editors. Swine nutrition. 2. ed. Boca Raton: CRC Press; 2000.
18. O'Meara FM, Gardiner GE, O'Doherty JV, Lawlor PG. The effect of feed form and delivery method on feed microbiology and growth performance in grow-finisher pigs. J Anim Sci. 2020;98(3).
19. Aranda-Aguirre E, Robles-Jimenez LE, Osorio-Avalos J, Vargas-Bello-Pérez E, Gonzalez-Ronquillo M. A systematic-review on the role of exogenous enzymes on the productive performance at weaning, growing and finishing in pigs. Vet Anim Sci. 2021;14:100195.
20. Lonergan SM, Topel DG, Marple DN. The science of animal growth and meat technology. 2. ed. San Diego, CA: Academic Press; 2018. 300p.
21. Dunkin AC, Black JL, James KJ. Nitrogen balance in relation to energy intake in entire male pigs weighing 75 kg. Br J Nutr. 1986;55(1):201-7.
22. Campbell RG. Nutritional constraints to lean tissue accretion in farm animals. Nutr Res Rev. 1988;1(1):233-53,.
23. Ettle T, Roth-Maier DA, Roth FX. Effect of apparent ileal digestible lysine to energy ratio on performance of finishing pigs at different dietary metabolizable energy levels. J Anim Physiol Anim Nutr. 2003;87(7-8):269-79.
24. National Research Council. Nutrient requirements of swine: eleventh revised edition. Washington, DC: The National Academies Press; 2012.
25. Rostagno HS, Albino LFT, Donzele JL, Gomes PC, de Oliveira RF, Lopes DC, et al. Tabelas brasileiras para suínos e aves. 4. ed. Viçosa: Departamento de Zootecnia da Universidade Federal de Viçosa; 2017. 478p.
26. Gonçalves LMP, Kiefer C, Souza KMR, Marçal DA, Abreu RC, Silva AMPS, et al. Níveis de energia líquida para suínos machos castrados em terminação. Cienc Rural. 2015;45(3):464-9.
27. Halas V, Dijkstra J, Babinszky L, Verstegen MWA, Gerrits WJJ. Modelling of nutrient partitioning in growing pigs to predict their anatomical body composition. 1. Model description. Br J Nutr. 2004;92(4):707-23.

28. Halas V, Dijkstra J, Babinszky L, Verstegen MWA, Gerrits WJJ. Modelling of nutrient partitioning in growing pigs to predict their anatomical body composition. 2. Model evaluation. Br J Nutr. 2004;92(4):725-34.
29. Halas V, Babinszky L, Dijkstra J, Verstegen MWA, Gerrits WJJ. Efficiency of fat deposition from non-starch polysaccharides, starch and unsaturated fat in pigs. Br J Nutr. 2010;103(1):123-33.
30. Hong JS, Lee GI, Jin XH, Kim YY. Effect of dietary energy levels and phase feeding by protein levels on growth performance, blood profiles and carcass characteristics in growing-finishing pigs. J Anim Sci Technol. 2016;58(1):37.
31. Duran-Montgé P, Realini CE, Barroeta AC, Lizardo RG, Esteve-Garcia E. De novo fatty acid synthesis and balance of fatty acids of pigs fed different fat sources. Livest Sci. 2010;132(1): 157-64.
32. Doran O, Moule SK, Teye GA, Whittington FM, Hallett KG, Wood JD. A reduced protein diet induces stearoyl-CoA desaturase protein expression in pig muscle but not in subcutaneous adipose tissue: relationship with intramuscular lipid formation. Br J Nutr. 2006;95(3):609-17.
33. Li Y, Li J, Zhang L, Yu C, Lin M, Gao F, et al. Effects of dietary energy sources on post mortem glycolysis, meat quality and muscle fibre type transformation of finishing pigs. PloS One. 2015;10(6):e0131958.
34. Cunningham JG. Tratado de fisiologia veterinária. Rio de Janeiro: Guanabara Koogan; 1999.
35. Main RG, Dritz SS, Tokach MD, Goodband RD, Nelssen JL. Determining an optimum lysine: calorie ratio for barrows and gilts in a commercial finishing facility. J Anim Sci. 2008;86(9): 2190-207.
36. Henry Y, Sève B, Colléaux Y, Ganier P, Saligaut C, Jégo P. Interactive effects of dietary levels of tryptophan and protein on voluntary feed intake and growth performance in pigs, in relation to plasma free amino acids and hypothalamic serotonin. J Anim Sci. 1992;70(6):1873-87.
37. Madrid J, Martínez S, López C, Hernández F. Effect of phytase on nutrient digestibility, mineral utilization and performance in growing pigs. Livest Sci. 2013;154(1-3):144-51.
38. Morazán H, Alvarez-Rodriguez J, Seradj AR, Balcells J, Babot D. Trade-offs among growth performance, nutrient digestion and carcass traits when feeding low protein and/or high neutral-detergent fiber diets to growing-finishing pigs. Anim Feed Sci Technol. 2015;207:168-80.
39. Smith JW, O'Quinn PR, Goodband RD, Tokach MD, Nelssen JL. Effects of low-protein, amino acid-fortified diets formulated on a net energy basis on growth performance and carcass characteristics of finishing pigs. J Appl Anim Res. 1999;15(1):1-16.
40. Van Milgen J, Noblet J, Dubois S. Energetic efficiency of starch, protein and lipid utilization in growing pigs. J Nutr. 2001;131(4):1309-18.
41. da Silva CA, Callegari MA, Dias CP, de Souza KL, de Carvalho RH, Alebrante L, et al. Increasing doses of bacterial phytase (Citrobacter braakii) improves performance and carcass characteristics of pigs in growing and finishing phases. Animals. 2022;12(19).
42. Fontes DO, Machado GS, Fernandes IS. Flushing nutricional em leitoas: fundamentos técnicos e aplicação prática. In: Associação Brasileira de Criadores de Suínos (ABCS). Produção de suínos: teoria e prática. Brasília: ABCS; 2014. p.272-8.
43. Knol EF, Leenhouwers JI, van der Lende T. Genetic aspects of piglet survival. Livest Product Sci. 2002;78(1):47-55.
44. Bortolozzo FP, Mellagi APG, Amaral WS, Wentz I. Fatores que influenciam no tamanho da leitegada. In: Bortolozzo FP. A fêmea suína gestante. Porto Alegre: Gráfica da UFRGS; 2007. p.117-48.
45. Martins SMMK, Leal DF, Campos GA, Poor AP, Fernandes JB. O. Influência da nutrição na reprodução das matrizes suínas. In: III Congresso Estudantil de Medicina Veterinária da UECE, 2015, Fortaleza. p.93-108.
46. Panzardi A, Marques BMFPP, Heim G, Pandolfo Bortolozzo F, Wentz I. Fatores que influenciam o peso do leitão ao nascimento. Acta Sci Vet. 2009;37(Supl 1):s49-s60.

47. Oelke CA, Dahlke F, Beltrani OC, Pozza PC, Pazuch D, Meurer RFP. Níveis de lisina digestível em dietas para fêmeas suínas primíparas em lactação. Acta Sci. 2008;30(3).
48. Silva BAN. Nutrição de fêmeas suínas de alta performance reprodutiva nos trópicos. Suínos & Cia; 2010(37):10-35.
49. Gonçalves MAD, Dritz SS, Tokach MD, Derouchey JM, Woodworth JC, Goodband RD. Fact sheets – comparing phytase sources for pigs and effects of superdosing phytase on growth performance of nursery and finishing pigs. J Swine Health Product. 2016;24(2):97-101.
50. Mallmann AL, Betiolo FB, Camilloti E, Mellagi APG, Ulguim RR, Wentz I, et al. Two different feeding levels during late gestation in gilts and sows under commercial conditions: impact on piglet birth weight and female reproductive performance. J Anim Sci. 2018;96(10):4209-19.
51. Thomas LL, Herd LK, Goodband RD, Dritz SS, Tokach MD, Woodworth JC, et al. Effects of increasing standardized ileal digestible lysine during gestation on growth and reproductive performance of gilts and sows under commercial conditions. Animal. 2021;15(7):100221.
52. Silva CA. Nutrição e alimentação da fêmea suína lactante e desmamada. In: Associação Brasileira de Criadores de Suínos (ABCS). Produção de suínos: teoria e prática. Brasília: ABCS; 2014. p.523-35.
53. Noblet J, Etienne M, Dourmad JY. Energetic efficiency of milk production. In: Verstegen MWA, Moughan PJ, Schrama JW. The lactating sow. Wageningen: Wageningen Pers; 1998. p.113-20.
54. Fontes DO, Abreu MLT, Silva Neta CS. Exigências nutricionais da fêmea suína lactante. In: Associação Brasileira de Criadores de Suínos (ABCS). Produção de suínos: teoria e prática. Brasília: ABCS; 2014. p.507-16.
55. Quiniou N, Renaudeau D, Dubois S, Noblet J. Influence of high ambient temperatures on food intake and feeding behaviour of multiparous lactating sows. Anim Sci. 2000;70(3):471-9.
56. Martins DO, Costa AN. Desempenho e comportamento de fêmeas suínas lactantes criadas em climas tropicais. Arch Zootech. 2008;57:77-88.
57. Bloemhof S, van der Waaij EH, Merks JWM, Knol EF. Sow line differences in heat stress tolerance expressed in reproductive performance traits. J Anim Sci. 2008;86(12):3330-7.
58. Sobestiansky J, Zanella E, Silveira PRS, Scheid I. Falhas reprodutivas. In: Sobestiansky J, Barcellos D. Doenças dos suínos. Goiânia: Cânone Editorial; 2012. p.647-92.
59. Galiot L, Lachance I, Laforest JP, Guay F. Modelling piglet growth and mortality on commercial hog farms using variables describing individual animals, litters, sows and management factors. Anim Reproduct Sci. 2018;188:57-65.
60. Pedersen TF, Chang CY, Trottier NL, Bruun,TS, Theil PK. Effect of dietary protein intake on energy utilization and feed efficiency of lactating sows1. J Anim Sci. 2019;97(2):779-93.
61. Gourley KM, Nichols GE, Sonderman JA, Spencer ZT, Woodworth JC, Tokach MD, et al. Determining the impact of increasing standardized ileal digestible lysine for primiparous and multiparous sows during lactation. Transl Anim Sci. 2017;1(4):426-36.
62. Close WH, Cole DJA. Nutrition of sows and boars. Thrumpton: Nottingham University Press; 2000.
63. Quesnel H, Prunier A. Endocrine bases of lactational anoestrus in the sow. Reprod Nutr Dev. 1995;35(4):395-414.
64. Butler WR. Inhibition of ovulation in the postpartum cow and the lactating sow. Livest Prod Sci. 2005;98(1):5-12.
65. Quesnel H. Nutritional and lactational effects on follicular development in the pig. Soc Reprod Fertil Suppl. 2009;66:121-34.
66. Bertechini GA. Nutrição de monogástricos. Lavras: UFLA; 2012. v. 1. 373p.

3

Aditivos na alimentação de suínos

Caio Abércio da Silva
Rafael Humberto de Carvalho

INTRODUÇÃO

Na suinocultura, o uso de aditivos zootécnicos, conforme estabelecido pela Instrução Normativa n. 13, de 2004,[1] caracteriza uma prática para aprimorar a saúde e o desempenho produtivo dos suínos. A adesão dessa estratégia, respaldada legalmente, impulsiona não só a produtividade e o bem-estar animal, mas também práticas de manejo sustentáveis, resultando em benefícios para o produtor e para o consumidor ao garantir produtos de alta qualidade e segurança alimentar.

Na alimentação animal, os aditivos são categorizados para atender às demandas específicas que o segmento requer. Os aditivos tecnológicos, incluindo adsorventes de micotoxinas e antioxidantes, são importantes para a preservação da qualidade dos alimentos, preservando a segurança e a integridade nutricional das rações. Os aditivos sensoriais, por sua vez, conferem a melhora do consumo alimentar por meio da intensificação de aromas e sabores da ração, sendo muito importantes para os leitões. Os aditivos nutricionais, incluindo vitaminas, minerais e aminoácidos sintéticos, são essenciais para promover o pleno desenvolvimento e a manutenção da saúde dos suínos, fornecendo uma gama de nutrientes indispensáveis. Já os aditivos zootécnicos, como as enzimas digestivas e os agentes que modulam a flora intestinal, como acidificantes, extratos vegetais, probióticos e prebióticos, são estratégicos para otimizar a eficiência alimentar e a saúde animal.

Os aditivos são comumente administrados via ração ou água de consumo, sendo regularmente utilizados para atender os aspectos nutricionais ou não nutricionais, estimular o consumo de alimento e reduzir a emissão de poluentes, além de promover a saúde e a imunidade sistêmica dos animais por meio da modulação da microbiota intestinal e do controle de bactérias patogênicas, resultando na melhora da performance produtiva.

Aditivos denominados não nutricionais contemplam os antibióticos promotores de crescimento (APC), o óxido de zinco, quando em doses elevadas, e vários aditivos tratados atualmente como alternativos a essas duas classes, destacando os ácidos orgânicos, probióticos, prebióticos, posbióticos, extratos vegetais e óleos essenciais, entre outros.[2-4]

A participação dos aditivos não nutricionais alternativos tem crescido em decorrência das condutas do banimento dos APC, dados os riscos de desenvolvimento de resistência bacteriana que podem determinar,[5] uma postura iniciada na União Europeia (Regulation 1831/2003/EC)[6,7] que segue em expansão para outras nações.

O objetivo deste capítulo é proporcionar a caracterização dos aditivos nutricionais e não nutricionais mais comumente utilizados na suinocultura, seu modo de ação e o reconhecimento de seu potencial diante de uma série de desafios, visando à promoção da saúde, do bem-estar animal e do desempenho zootécnico, preservando paralelamente a segurança do consumidor de carne suína. Considerando as ações de banimento globais dos APC, dadas as premissas descritas, essa classe de aditivos não será tratada neste capítulo. A seguir, serão abordados os seguintes aditivos: óxido de zinco, ácidos orgânicos, prebiótico, probiótico, posbiótico, fitoterápicos, ractopamina, cromo, betaína e carnitina.

ÓXIDO DE ZINCO

O zinco é um mineral essencial que determina muitos benefícios no organismo, atuando como ativador ou cofator de muitas enzimas, no equilíbrio ácido-base, prevenindo doenças infecciosas e reduzindo os quadros de diarreia em leitões.[8]

A exigência de zinco na nutrição de suínos é de 80 a 100 ppm,[9] mas sob altos níveis dietéticos (750 a 3.000 ppm), tendo o óxido de zinco comumente como fonte, o mineral mostra-se efetivo no controle dos quadros de diarreias, promovendo o desempenho dos animais, reduzindo a mortalidade e a utilização de medicações.[10] Adicionalmente, sua utilização apresenta baixo custo, sendo economicamente viável pelos benefícios que determina. Por essas razões, seu uso está principalmente concentrado nas primeiras semanas do pós-desmame.

Avaliando uma dose de 2.500 ppm de óxido de zinco na dieta de leitões em fase de creche, Wei et al.[8] observaram efeitos moduladores na microbiota intestinal e redução da inflamação na mucosa intestinal. De acordo com Molist et al.,[11] a inclusão de óxido de zinco na dieta de leitões recém-desmamados é capaz de determinar ganho de peso superior, com redução dos quadros de diarreia, quando comparados com animais submetidos a dietas livres dessa molécula.

Todavia, as altas doses de zinco representam um potencial impacto ambiental, sendo estimado que entre 60 e 80% da quantidade ingerida é excretada,[12,13] uma vez que sua ação é determinada localmente, no lúmen intestinal.[14,15]

Essa condição determinou que a União Europeia viesse restringir sua utilização sob as altas concentrações, uma decisão que tem resultado em posturas semelhantes de banimento desse aditivo em outros países, motivando estudos com aditivos alternativos ao óxido de zinco.

ÁCIDOS ORGÂNICOS

Os ácidos orgânicos, por conterem uma ou mais carboxilas (COOH) em sua molécula, também são denominados ácidos carboxílicos. Podem ser caracterizados como de cadeia curta e de cadeia média, sendo encontrados na forma livre (utilizados principalmente como fonte de energia no intestino) ou como sais de cálcio, potássio e sódio.

A vantagem dos sais sobre os ácidos livres é que geralmente são inodoros, pouco voláteis, estão na forma sólida e, portanto, são de fácil manipulação, em especial quando envolvidos na produção de alimentos e de rações, um atributo que para alguns casos pode ser essencial para a espécie suína, muito sensível à percepção de odor/sabor. Outra vantagem dos sais de ácidos é seu limitado ou ausente efeito corrosivo, favorecendo sua manipulação, ao mesmo tempo que é menos danoso aos equipamentos das fábricas de ração.

Os ácidos orgânicos são considerados ácidos fracos, representados principalmente por moléculas de cadeia curta (de 1 a 6/7 carbonos em sua fórmula) ou média (6 a 12 carbonos), que produzem, ao se dissociarem, uma baixa quantidade de prótons por molécula.[16,17]

A principal atividade dos ácidos é a ação antibacteriana, que se dá por dois mecanismos. Um primeiro, denominado indireto, é determinado pela redução do pH nas dietas e no sistema digestório, criando um ambiente negativo para o crescimento de microrganismos patogênicos.[17,18]

O mecanismo denominado direto é decorrente de sua ação quando o ácido ainda não se apresenta dissociado. Os ácidos orgânicos têm a capacidade de penetrar na membrana celular das bactérias patogênicas, incluindo *Escherichia coli*, *Salmonella* spp, *Clostridium* spp, *Listeria* spp, difundindo-se passivamente através dessa parede e dissociando-se posteriormente, caso a constante de dissociação (pKa) seja inferior ao pH no interior da célula. Nesse processo, os ácidos orgânicos liberam prótons de H^+, resultando na acidificação do meio, na alteração do metabolismo bacteriano e no esgotamento do microrganismo na tentativa de eliminar o excesso de prótons através da bomba ATPase. Desse modo, ocorre a supressão das enzimas bacterianas como descarboxilases e catalases e, por consequência, o controle das bactérias que não suportam as condições do meio acidificado.[19]

Cada ácido possui diferentes espectros de atividade antibacteriana. Sua utilização pode ser na forma isolada (um único ácido) ou em conjunto, denominada *blend*.[20] A associação de diferentes ácidos, em tese, aumenta a amplitude da ação antibacteriana, que novamente pode ser por forma direta ou indireta.

Agindo de forma indireta, no estômago os ácidos reduzem o pH do órgão em conjunto com o ácido clorídrico, ocasionando liberação de íons H^+ após a hidrólise gástrica, resultando em aumento da atividade das enzimas proteolíticas e no tempo de retenção gástrica e, por consequência, melhora da digestão proteica e inibição do crescimento bacteriano.[17,21]

Essas ações conduzem à modulação da microbiota do trato gastrintestinal, favorecendo as bactérias benéficas em detrimento das patogênicas, provendo melhores condições de saúde (menos quadros diarreicos) e da estrutura morfológica intestinal, por meio da estimulação direta da proliferação das células epiteliais, melhorando a relação da altura das vilosidades e da profundidade das criptas.[16] Adicionalmente, os ácidos agem como substrato energético ou modulador para o desenvolvimento da mucosa, sendo precursores da síntese de aminoácidos não essenciais, DNA e lipídios, elementos necessários para o crescimento das células epiteliais, incrementando a absorção intestinal.[22]

Sob uma ótica convergente com a qualidade intestinal, os ácidos orgânicos, quando microencapsulados (portanto, revestidos) e oferecidos para leitões desmamados, têm a habilidade de promover a produção de ácidos graxos cadeia curta (AGCC) no intestino grosso, que têm rápida absorção no cólon dos suínos, correspondendo a uma fonte importante de energia para os enterócitos e tecidos adjacentes,[23] além de atuarem na redução de processos inflamatórios e na diminuição do crescimento de bactérias patogênicas.[24,25]

Na condição de *blend* associado ao encapsulamento (ou protegido, como comercialmente é tratado), os ácidos são efetivos no controle da diarreia de leitões desmamados, promovendo a redução do pH gástrico e novamente o aumento da produção de AGCC no ceco. A ausência da proteção dos ácidos está associada ao favorecimento de sua rápida absorção e metabolismo no trato gastrintestinal, limitando sua ação propriamente dita nas porções mais baixas do órgão.[26]

Outras ações dos ácidos orgânicos envolvem seu papel como conservantes de alimentos e intensificadores de sabor.[27,28] Em geral, os ingredientes utilizados na elaboração das rações, como grãos e alguns produtos de origem animal, têm alguma contaminação microbiana (bactérias, fungos e protozoários), oriunda da planta ainda na lavoura e/ou decorrente de condições desfavoráveis durante seu armazenamento.

Outra caracteristica positiva dessa classe de aditivos é sua atividade na melhoria da absorção de minerais, pois os ânions desses ácidos podem formar complexos com cálcio, fósforo, magnésio e zinco, incrementando sua digestão, reduzindo sua excreção, assim como do nitrogênio.[17,29]

Em geral, os ácidos correspondem à classe de aditivos mais utilizada na suinocultura, especialmente na fase de creche, concentrando-se nas primeiras semanas pós-desmame, muito embora também seja praticada sua inclusão nas dietas de suínos em fases de crescimento e terminação e em rações de matrizes em fase de gestação e lactação.

PROBIÓTICO E POSBIÓTICO

Um probiótico é caracterizado como um "microrganismo vivo que quando administrado sob uma condição quantitativa adequada estabelece um efeito benéfico para o hóspede". Como habilidades, espera-se que essa classe de aditivo cumpra pelo menos uma das seguintes funções: estimular o desenvolvimento da flora bacteriana saudável; impedir a colonização de patógenos entéricos; aumentar a capacidade digestiva e diminuir o valor do pH; incrementar a imunidade da mucosa; e promover a maturação e a integridade do tecido intestinal.[30]

Os probióticos são classificados sob vários critérios. Assim, quanto à origem, podem ser bacterianos ou não bacterianos (portanto, leveduras e fungos). Os probióticos comercialmente utilizados são majoritariamente compostos por bactérias, como os *Lactobacillus*,[31] *Bifidobacterium*,[32] *Bacillus*[33] e *Enterococcus*.[34] Já os probióticos não bacterianos incluem, entre outras, espécies como *Aspergillus oryzae*,[35,36] *Candida pintolopesii*,[35] *Saccharomyces bourlardii*[37] e *Saccharomyces cerevisiae*.[38]

Outra condição de classificação dos probióticos baseia-se na especificidade que têm em formarem ou não esporos. Os *Lactobacillus* e os *Bifidobacterium* se inserem no primeiro grupo, contrário às espécies *Bacillus subtilis*[39] e *Bacillus amyloliquefaciens*.[40]

Comercialmente, os probióticos também são classificados como multiespécies (ou multicepas) ou de espécie única. Também podem ser alóctones (não presentes naturalmente no trato gastrintestinal dos animais) ou nativos (p. ex., *Lactobacillus* e *Bifidobacterium*). Particularmente no caso dessa última classificação, um pré-requisito importante para o exercício da função probiótica é a capacidade de as cepas alóctones sobreviverem no trato digestório.[41]

Os mecanismos de ação dos probióticos incluem: modulação da microbiota intestinal e da resposta imune do hospedeiro; melhora da digestibilidade dos nutrientes; redução do pH intestinal; produção de bacteriocinas; atividade antioxidante, minimizando o estresse oxidativo; e redução da ocorrência de diarreia, promovendo melhor desempenho zootécnico.[42-44]

Os probióticos também podem acelerar a quebra de carboidratos resistentes à digestão, razão pela qual o uso de fibra alimentar como substância prebiótica se mostra interessante, uma vez que promove maior disponibilidade de substrato para a microbiota colônica e, por consequência, determina o incremento de sua população.[45]

Os principais probióticos usados na alimentação animal são empregados principalmente nas rações de leitões em fase de creche, mas também em suínos em fase de crescimento e terminação e nas rações de matrizes, especialmente para gestantes em fase final de prenhez e para lactantes.

Os posbióticos, podendo guardar uma vinculação aos probióticos, correspondem a uma série de metabólitos provenientes de microrganismos vivos, portanto, excretados por eles ou liberados após sua lise, ou ainda serem oriundos de sobrenadantes de células livres, que podem ter propriedades nutricionais ou outros componentes isentos dessa função, mas que são benéficos para a saúde local (trato gastrintestinal) e/ou sistêmica e para o desempenho zootécnico.

Dos vários produtos que compõem essa classe de aditivos, estão incluídos os ácidos graxos de cadeia curta, enzimas, peptídeos, ácidos teicoicos, muropeptídeos derivados de peptidoglicano, endo e exopolissacarídeos, proteínas de superfície celular, vitaminas, plasmalogênios e ácidos orgânicos.[2] Comercialmente, existem alguns produtos disponíveis, com recomendações mais dirigidas para leitões desmamados, mas também para suínos em fases de crescimento e terminação.

PREBIÓTICOS

O termo "prebiótico" refere-se aos ingredientes não digeríveis de alimentos que não sofrem a ação das enzimas digestivas do animal, e que detêm a capacidade de estimular seletivamente o crescimento e/ou a atividade das bactérias benéficas no intestino, especialmente no colón.[46] Também se pode considerar que essa classe de aditivo corresponde a substratos seletivamente usados por microrganismos hospedeiros, conferindo benefícios para a saúde.[47]

A ação prebiótica basicamente provém da estimulação do crescimento bacteriano específico que resulta em um incremento da produção de AGCC, representados pelos ácidos acético, propiônico e butírico, que baixam o pH luminal e são facilmente absorvidos pela parede intestinal. Outros efeitos benéficos incluem a hidrólise de lipídios e a produção de peptídeos e aminoácidos, além de vitaminas.

Os mecanismos de ação dos prebióticos envolvem: bloqueio da porção receptora bacteriana para adesão; modulação da imunidade produzida por compostos antibacterianos; aumento da estimulação da produção de muco (maior liberação de mucina e do biofilme da mucosa), diminuindo a conexão entre bactérias e a barreira epitelial; aumento da resistência celular e da secreção de imunoglobulina A (IgA);[48,49] além da indução da alteração morfológica na estrutura do intestino, aumentando a altura das vilosidades.[50,51]

Outro mecanismo atribuído aos prebióticos é a estimulação da imunidade humoral por meio da interação do açúcar com receptores específicos localizados em macrófagos e células dendríticas, que induzem a liberação de citocinas e a proliferação de linfócitos,[52] além de modularem o sistema imune pela ligação ao receptor da proteína G no tecido linfático associado ao intestino (GALT).

Os grupos mais importantes de prebióticos são os mananoligossacarídeos, β-glucanos, fruto-oligossacarídeos e quitosano-oligossacarídeos, mas também estão contemplados os galacto-oligossacarídeos, e os transgalacto-oligossacarídeos. Assim como os probióticos, seu emprego está principalmente dirigido para leitões desmamados e para porcas em lactação. A associação dos prebióticos com os probióticos, denominada simbiótico, é uma conduta por vezes praticada e que comumente potencializa os efeitos desses aditivos.

FITOTERÁPICOS (EXTRATOS VEGETAIS, ÓLEOS ESSENCIAIS E OLEORRESINAS)

Os fitoterápicos também podem ser chamados de fitogênicos, sendo uma classe de aditivos bastante empregada na dieta dos animais de produção com o objetivo de mimetizar os efeitos dos antibióticos promotores de crescimento, ou seja, melhorar o desempenho dos animais. Dada a diversidade de fitogênicos, sua classificação pode compreender os extratos de plantas, os óleos essenciais (líquidos oleosos aromáticos obtidos a partir de flores, sementes, folhas, galhos, cascas, frutas e raízes) e as oleorresinas (extratos semissólidos compostos por resina e óleo essencial ou graxo).

Os resultados obtidos com essa classe de aditivos na suinocultura ou para outras espécies de animais de produção é variável em intensidade e especificidade, uma vez que os princípios ativos são distintos entre os diferentes vegetais que detêm essas bases, assim como a concentração deles, que varia de acordo com a parte da planta utilizada, a época de colheita praticada e a posição geográfica onde o vegetal foi cultivado.[53]

As principais ações dessa classe de aditivos são as atividades antibacterianas e antioxidantes, que consequentemente influenciam o desempenho dos animais. Todavia, também estão contempladas a estimulação do consumo alimentar (pela melhor palatabilidade que alguns princípios conferem à dieta), além de efeitos promotores das funções intestinais.[53]

Os efeitos antioxidantes dos óleos essenciais se devem essencialmente aos compostos fenólicos, como o timol e o carvacrol, considerados muito ativos, auxiliando na prevenção de doenças ocasionadas por danos celulares causados pelos radicais livres.[54]

Esses componentes fenólicos também apresentam elevada atividade antimicrobiana e, por sua hidrofobicidade, atuam na permeabilidade da membrana,[55] atingindo principalmente as bactérias Gram-positivas,[56] sendo o carvacrol o composto mais potente.[54]

Os óleos essenciais demonstram atividade antibacteriana contra os principais patógenos bacterianos respiratórios dos suínos, como *Streptococcus suis* e *Actinobacillus pleuropneumoniae*,[57] e especificamente o carvacrol mostrou eficiência na redução da virulência da *Salmonella typhimurium*, diminuindo sua motilidade e sua capacidade de invasão das células epiteliais intestinais de suínos.[58]

Os principais compostos ativos dos óleos essenciais são classificados em dois grupos químicos: terpenoides (limoneno, timol, carvacrol, linalol), derivados de um hidrocarboneto insaturado (isopreno); e os fenilpropanoides (cinamaldeído, eugenol, anetol), derivados principalmente da fenilalanina, correspondendo a compostos com uma cadeia de três carbonos ligada a um benzeno.[59]

Em estudo com suínos, extratos vegetais à base de óleo essencial de cravo, tomilho e orégano foram efetivos em aumentar a digestibilidade aparente da matéria seca.[60] Óleos essenciais, como timol e cinamaldeído, melhoraram o desempenho e diminuíram a diarreia de leitões desmamados pela melhora do sistema imune, da saúde intestinal e da digestibilidade de nutrientes.[61]

Em suínos em fase de crescimento e terminação, extratos de frutas cítricas foram capazes de aumentar a retenção de energia e o aproveitamento da energia digestível.[62] Adicionalmente, suínos suplementados com oleorresinas contendo carvacrol, cinamaldeído e pimentão apresentaram melhores características físico-químicas do músculo, assim como das propriedades sensoriais da carne fresca e cozida.[63]

Particularmente em relação ao extrato da planta *Melaleuca alternifolia*, um pronunciado efeito anti-inflamatório é determinado por seu principal componente, a sanguinarina,[64] que atua na inibição da liberação de histamina e na redução da produção de mediadores da inflamação, melhorando a qualidade intestinal e o desempenho zootécnico.[65]

Também considerados extratos vegetais, os taninos são definidos como um complexo heterogêneo de polifenóis de origem vegetal com alto peso molecular (500 a 3.000 Daltons),[66] sendo classificados, de acordo com a estrutura de sua molécula, em hidrolisáveis ou condensados.[66]

Os taninos hidrolisáveis são poliésteres de ácido gálico e de vários açúcares individuais. Em geral, não são muito abundantes na natureza e sofrem hidrólise por bases, ácidos e esterases.[67] Sua hidrólise pode ocorrer de forma espontânea ou por meio de ações enzimáticas, resultando em glicose e ácido gálico.[68]

Os taninos condensados são polímeros de flavonoides não suscetíveis à quebra por hidrólise, sendo, consequentemente, não absorvidos no trato gastrintestinal. Os Flavan-3-óis (também conhecidos como taninos condensados ou proantocianidinas) estão entre os mais abundantes e bioativos polifenóis, ocorrendo em formas monoméricas, oligoméricas e poliméricas.[69]

Os taninos possuem propriedades antioxidantes, anti-inflamatórias e antimicrobianas e podem auxiliar na modulação da microbiota intestinal, diminuindo a incidência de diarreia, principalmente na fase pós-desmame, momento em que o animal se mostra mais vulnerável a esse quadro.[70] Sua ação anti-inflamatória está associada principalmente às atividades antioxidantes, assim como a resposta imune dos animais.

Os efeitos antimicrobianos dos compostos fenólicos são decorrentes dos danos estruturais ou funcionais que conferem à membrana celular bacteriana.[71] Adicionalmente, esses compostos podem afetar as propriedades físico-químicas da superfície celular bacteriana, principalmente a hidrofobicidade, além de alterar os receptores de elétrons e componentes polares e não polares das bactérias.[72] Outra virtude antimicrobiana dos compostos fenólicos é a competição que exercem com moléculas sinalizadoras, como a acil-homoserina lactona (AHL), que se ligam a receptores da membrana da bactéria envolvidas com o *quorum sensing*.[73-75] Essa condição tem grande importância atualmente, haja vista que esse processo não determina seleção bacteriana.[76]

Também representando um fitoterápico, a capsaicina, um alcaloide único no reino *Plantae*, restrito ao gênero *Capsicum*, pimentões verdes e vermelhos,[77] tem atributos aromatizantes pungentes significativos, que estimulam a secreção de enzimas pancreáticas, promovem a redução da viscosidade intestinal, incrementam a disponibilidade de nutrientes e melhoram os processos digestivos. Esse extrato também exerce atividade antioxidante não relacionada apenas com o teor de compostos fenólicos presentes,[78] mas também com a quantidade de capsaicinoides encontrados.

Outro atributo da capsaicina é sua ação anti-inflamatória, cujo mecanismo mostrou uma atividade inibitória significativa na produção de prostaglandina E2 (PGE-2) induzida por lipopolissacarídeos por macrófagos peritoneais.[79]

As virtudes da capsaicina mostram-se positivas para suínos em fases de crescimento e terminação, mas principalmente para matrizes em fase de lactação, que demandam consumir altas quantidades de ração para suportar a elevada produção leiteira, o que pode gerar um calor metabólico aumentado, inibindo esse consumo. A capsaicina trata exatamente desse aspecto, e paralelamente também exerce um efeito palatabilizante.[80,81]

RACTOPAMINA

A ractopamina, classificada como um agonista β-adrenérgico do tipo fenetanolamina, destaca-se na suinocultura como um aditivo estratégico destinado a atender à demanda por carne suína mais magra e de maior qualidade nutricional.[82] Seu mecanismo de ação se baseia na estimulação seletiva de receptores β-adrenérgicos, promovendo uma redistribuição de nutrientes que favorece a deposição muscular em detrimento do tecido adiposo. Essa ação não apenas melhora a eficiência alimentar e as características de magreza da carcaça, mas também minimiza o impacto ambiental associado à produção suína, ao reduzir o uso de recursos nutricionais empregados.[83,84]

Aprovada para uso em países como Estados Unidos, Canadá e Brasil, a ractopamina é administrada em doses variando de 5 a 20 mg/kg, ajustadas para maximizar os benefícios produtivos enquanto se minimizam potenciais riscos ao bem-estar animal. Essa variação de dosagem reflete um compromisso entre a obtenção de ganhos zootécnicos e a garantia de práticas de manejo que respeitem a integridade e o bem-estar dos suínos. Estudos abrangentes mostram que a inclusão de ractopamina nas dietas aumenta a taxa de ganho diário de peso (GDP) e melhora a conversão alimentar de maneira dose-dependente.[83,85]

Por exemplo, a administração de 5 mg/kg de ractopamina resultou em um aumento de aproximadamente 12% no GDP em comparação com animais não tratados, com algumas variações entre 6,4 e 25,9%, observadas em diferentes estudos, apontadas por Apple et al.[85] Aumentos no GDP foram consistentes mesmo com inclusões maiores de ractopamina, como 10 e 20 mg/kg, em que o GDP melhorou cerca de 11,8% em relação aos controles sem ractopamina. Importante destacar que, além do aumento na eficiência alimentar, a ractopamina também produz carcaças com maior proporção de massa magra, com significativa redução na deposição de gordura.[85-87]

Em termos de composição de carcaça, estudos indicam que a ractopamina não afeta adversamente as características de qualidade da carne fresca, como cor, firmeza e capacidade de retenção de água. No entanto, em altas doses, há uma diminuição no marmoreio da carne, o que pode impactar sua qualidade sensorial. Esses resultados destacam o potencial da ractopamina para otimizar a produção suinícola, equilibrando eficiência produtiva com características desejáveis da carcaça, sob um manejo e monitoramento cuidadoso das dosagens e efeitos associados.[86,88]

Contudo, o uso da ractopamina não está isento de controvérsias. Preocupações relacionadas ao bem-estar animal, como o aumento na ocorrência de suínos não ambulatórios e mudanças no comportamento e na fisiologia dos animais tratados, têm sido relatadas. Além disso, a presença de resíduos de ractopamina em produtos cárneos e os possíveis impactos na saúde humana são temas de debates regulatórios e científicos. Divergências regulatórias internacionais quanto ao seu uso refletem o equilíbrio delicado entre os benefícios zootécnicos e as preocupações éticas e de saúde pública associadas ao aditivo. Portanto, a incorporação da ractopamina nas práticas de suinocultura demanda uma abordagem criteriosa, que considere as dosagens ótimas e os períodos de tratamento adequados para cada contexto produtivo. A necessidade de diretrizes claras e adaptativas, que possam responder às variações genéticas e condições específicas de manejo, é evidente. Essas diretrizes devem enfatizar não apenas os ganhos produtivos, mas também a importância do bem-estar animal e da segurança alimentar.[82,83]

CROMO

O cromo inorgânico é considerado tóxico e não é recomendado para inclusão direta na dieta dos suínos. Em contraste, o cromo orgânico, que inclui compostos como cromo nicotinato, cromo levedura, cromo picolinato e cromo proteico, é recomendado por sua associação com o fator de tolerância à glicose, que é vantajoso para a melhora do metabolismo da glicose e do perfil lipídico dos animais.[89,90]

A suplementação dietética com cromo em suínos em fase de terminação é reconhecida por sua capacidade de potencializar a ação da insulina, o que se traduz em melhor aproveitamento da glicose pelas células e, consequentemente, em maior síntese proteica e deposição de tecido magro.[91] Esse mineral atua facilitando a ligação da insulina aos seus receptores nas membranas celulares, o que permite que células sensíveis à insulina absorvam mais glicose, transformando-a em energia utilizável. Essa energia adicional é então direcionada para aumentar a síntese proteica, resultando em aumento da massa magra e redução do conteúdo de gordura na carcaça, sem alterar o consumo de proteína pelos animais.[90,92]

Diferentes formas de cromo orgânico demonstram eficácias variadas nos estágios de crescimento dos suínos.[89] Por exemplo, o cromo nicotinato é mais eficaz para leitões desmamados, com uma dosagem ótima de 0,125 a 0,150 mg/kg, enquanto o cromo picolinato é mais adequado para suínos em crescimento e terminação, com uma faixa de dosagem recomendada de 0,250 a 0,300 mg/kg. Essas formas de cromo orgânico têm se mostrado benéficas para melhorar o desempenho de crescimento e as qualidades de carcaça, aumentando o ganho diário médio de peso e a área do músculo lombo, e reduzindo a relação alimentação/ganho.[90] Na Tabela 1 são mostrados alguns resultados do uso do cromo nas suas diferentes formas e seus efeitos em suínos de distintas categorias de peso.

TABELA 1 Estudos que avaliaram os efeitos de diferentes fontes e níveis de cromo nas dietas de suínos em crescimento e terminação sobre o desempenho e características de carcaça

Fonte	Nível (mg/kg)	Peso dos animais (kg)	Principais resultados	Referência
Cr – metionina	0,2	60-107	Reduz OL, melhora GPD e CA	Peres et al., 2014[89]
Cr – nanopartículas	0; 0,1; 0,2; e 0,4	66-93	Melhora a CA e diminui % de gordura na caraça e ET	Wang et al., 2014[93]
Cr – picolinato	0,4	52-91	Melhora o peso final da carcaça e PM, reduz ET	Hung et al., 2015[91]
Cr – nanopartículas	0,2	31-120	Melhora GPD e CDR, reduz ET	Li et al., 2017[94]
Cr – metionina	0,2	32-110	Melhora CA e quantidade de carne magra na carcaça	Xu et al., 2017[95]

CA: conversão alimentar; CDR: consumo diário de ração; ET: espessura de toucinho; GPD: ganho de peso diário; OL: oxidação lipídica; PF: profundidade do músculo *longissimus dorsi*.

As pesquisas sugerem que a suplementação de cromo proveniente de fontes orgânicas pode melhorar o desempenho zootécnico e as características da carcaça dos suínos em fase de terminação. Especificamente, o cromo ajuda na redução da taxa de oxidação lipídica, o que preserva a qualidade da carne por períodos mais prolongados.[89] Nesse tema, destaca-se que o uso da nanotecnologia possibilitou a utilização de fontes inorgânicas de cromo na mesma dosagem, mostrando resultados promissores na melhoria do desempenho e das características da carcaça. Assim, o cromo se apresenta não apenas como um agente potencializador da eficiência alimentar, mas também como um modificador importante das características de carcaça e qualidade da carne em suínos.[90,92]

BETAÍNA

A betaína, um trimetil derivado da glicina, conhecida por suas propriedades como doadora de grupos metila, desempenha um papel relevante na suinocultura moderna, especialmente no que diz respeito à fisiologia e ao metabolismo energético dos suínos.[96] Funcionando como um osmoprotetor, a betaína regula o equilíbrio osmótico das células, essencial para manter a integridade celular e a estabilidade metabólica, especialmente sob condições de estresse, como alta salinidade ou temperaturas extremas. Essa capacidade de manter o equilíbrio osmótico resulta em uma redução no gasto energético e permite que os suínos mantenham uma melhor eficiência na utilização de nutrientes e uma condição fisiológica ótima para o crescimento e desenvolvimento muscular.[97,98]

No ciclo metabólico, a betaína atua principalmente como um doador de grupos metil, o que facilita a disponibilidade de metionina, essencial para a deposição proteica. Esse processo não só promove uma maior síntese de proteínas, mas também apoia a eficiência energética geral, visto que a metionina atua na formação de S-adenosilmetionina (SAM), um composto importante para a metilação de DNA, RNA e proteínas.[90,99] Além disso, a betaína é implicada na melhoria da digestibilidade e na utilização da energia alimentar, convertendo mais eficientemente os alimentos em massa corporal magra, em vez de gordura. Esses efeitos são atribuídos ao papel da betaína em reduzir a atividade de enzimas lipogênicas e aumentar as taxas de lipólise, balanceando assim o metabolismo de gorduras.[97] Portanto, a betaína não só atua como um modificador metabólico, mas também como uma estratégia nutricional para melhorar a qualidade da carne e a rentabilidade da produção suinícola. Estudos indicam que a suplementação de betaína pode reduzir a espessura de gordura dorsal em suínos, ao mesmo tempo que melhora a porcentagem de carne magra na carcaça, fazendo dela um aditivo estratégico para a produção de carne de alta qualidade.

Em termos de dosagens, as pesquisas recomendam a inclusão de betaína nas dietas de suínos em diferentes concentrações, dependendo da fase de crescimento dos animais. Doses comuns variam de 0,125 a 0,5% da dieta total, demonstrando impactos positivos em ganho diário de peso, eficiência alimentar e qualidade da carcaça. Por exemplo, a suplementação com 0,5% de betaína reduziu a concentração de gordura na carcaça em até 10%, comparado ao grupo controle, destacando sua eficácia em promover uma composição corporal mais magra e saudável nos suínos.[97,100]

Os resultados da suplementação de betaína em suínos em fase de terminação são variáveis na literatura, dependendo principalmente da concentração usada e da duração da suplementação. Doses acima de 1.250 mg de betaína por kg de ração demonstraram melhorias no desempenho dos suínos, enquanto concentrações superiores a 2.000 mg por kg de ração foram eficazes em aprimorar as características da carcaça. Notadamente, os benefícios da betaína no desempenho e nas características de carcaça são mais evidentes quando a suplementação se estende por um período mínimo de 40 dias. Apesar do potencial da betaína como uma alternativa nutricional para suínos em terminação, a variabilidade nos resultados destacados pelos estudos sugere a necessidade de mais investigações para esclarecer os mecanismos de ação, assim como para definir os níveis ótimos de inclusão e o tempo adequado de suplementação.

CARNITINA

A carnitina ou L-carnitina é amplamente reconhecida por sua função no metabolismo energético, especialmente em animais monogástricos, como os suínos. Ela atua como uma molécula de transporte, sendo elementar para a importação de ácidos graxos de cadeia longa para a matriz mitocondrial, onde ocorre a oxidação dos ácidos graxos para geração de energia. Esse papel é relevante, especialmente em suínos em terminação, pois contribui para a eficiência da utilização de lipídios como fonte de energia, reduzindo a deposição de gordura e melhorando a quantidade de carne magra na carcaça.[101]

A carnitina também tem um efeito notável no metabolismo de carboidratos, pois facilita a produção de energia a partir da glicose, ao regular a atividade do complexo desidrogenase do piruvato, uma enzima-chave que conecta a glicólise ao ciclo do ácido tricarboxílico. Essas funções tornam a carnitina um aditivo alimentar potencial para melhorar o desempenho de suínos, embora os resultados dos estudos sejam variáveis, influenciados por fatores como o *status* de carnitina do animal e sua regulação corporal.[101]

O *status* de carnitina em suínos é determinado principalmente por processos fisiológicos, como biossíntese endógena, absorção intestinal e excreção renal. A biossíntese de L-carnitina, que depende dos aminoácidos lisina e metionina, ocorre em tecidos específicos e é ajustada pelas necessidades metabólicas do tecido. Essencialmente, a carnitina facilita a oxidação de ácidos graxos para produção de energia, vital para suportar atividades físicas intensas e o crescimento muscular. O entendimento desses processos regulatórios e a otimização das dosagens de L-carnitina em dietas podem influenciar sua eficácia como aditivo alimentar, promovendo um melhor desempenho e eficiência alimentar em suínos.[101-103]

Em termos de dosagem e uso na suinocultura, estudos demonstram que a inclusão de carnitina na dieta pode variar significativamente, mas doses entre 25 e 125 ppm foram exploradas com diferentes graus de sucesso. Por exemplo, aumentos na dose de carnitina até aproximadamente 50 ppm demonstraram reduzir a deposição de gordura dorsal e aumentar a porcentagem de carne magra nas carcaças. Esses efeitos são mais consistentes quando a carnitina é fornecida durante um período prolongado (40 dias), ressaltando seu potencial como um aditivo nutricional para melhorar as características quantitativas e qualitativas da carne de suínos em terminação.[104] Assim, a carnitina não só apoia a eficiência energética, mas também pode contribuir para o aumento da proporção de massa magra na carcaça, alinhando as práticas de manejo nutricional com os objetivos de produção de carne de alta qualidade.[3,101]

CONSIDERAÇÕES FINAIS

O uso de aditivos na alimentação de suínos é essencial para a otimização do desempenho produtivo e reprodutivo e para promoção da saúde. Os aditivos abordados, desde nutricionais e não nutricionais, demonstram potencial para melhorar a eficiência alimentar e a qualidade das carcaças, além de promover a saúde dos suínos em diferentes fases de crescimento.

Este capítulo não só destacou o papel desses aditivos em responder às necessidades nutricionais e não nutricionais dos suínos, mas também enfatizou a importância de práticas de manejo sustentáveis. Com o banimento global de antibióticos promotores de crescimento, aditivos como ácidos orgânicos, probióticos, prebióticos e fitoterápicos emergem como alternativas eficazes, reforçando a segurança alimentar e a responsabilidade ambiental na indústria suinícola. Assim, o desenvolvimento contínuo e as pesquisas nesse tema são essenciais para maximizar os benefícios dos aditivos, alinhando a produção suína com as exigências contemporâneas de qualidade e bem-estar animal.

REFERÊNCIAS

1. Brasil. Ministério da Agricultura e Pecuária (Mapa). Instrução Normativa n. 13, de 30 de novembro de 2004.
2. Aguilar-Toalá JE, Garcia-Varela R, Garcia HS, Mata-Haro V, González-Córdova AF, Vallejo-Cordoba B, et al. Postbiotics: an evolving term within the functional foods field. Trends Food Sci Technol. 2018;75:105-14.
3. Silva CA, Bridi AM, Passos A, Martins CCS, Lozano-Pov CA. Manipulation of pork production and quality via nutrition. Asian J Anim Vet Adv. 2022;17(3):73-90.
4. Ternus EM, Piroca L, Matté F, Dias CP, Callegari MA, Oliveira ER, et al. Acidifiers and prebiotics in the diets of nursery-stage piglets as alternatives to antibiotic growth promoters. Semina: Ciênc Agrár Londrina. 2022;43(5):2221-36.
5. Looft T, Johnson TA, Allen HK, Bayles DO, Alt DP, Stedtfeld RD, et al. In-feed antibiotic effects on the swine intestinal microbiome. Proc Natl Acad Sci U S A. 2012;109(5):1691-6.
6. European Parliament. Regulation (EC) No. 1831/2003 of the European Parliament and of the Council on additives for use in animal nutrition. 2003.
7. European Parliament. Regulation (EU) 2019/6 of the European Parliament and of the Council on veterinary medicinal products. 2019.
8. Wei X, Tsai T, Knapp J, Bottoms K, Deng F, Story R, et al. ZnO modulates swine gut microbiota and improves growth performance of nursery pigs when combined with peptide cocktail. Microorganisms. 2020;8(2).
9. National Research Council (NRC). Nutrient requirements of swine: eleventh revised edition. Washington, DC: The National Academies Press; 2012.
10. Pinheiro R. Primeira semana pós-desmame: desafios e relevância. In: Associação Brasileira de Criadores de Suínos (ABCS). Produção de suínos: teoria e prática. Brasília: ABCS; 2014. p.628-32.
11. Molist F, Hermes RG, De Segura AG, Martín-Orúe SM, Gasa J, Manzanilla EG, et al. Effect and interaction between wheat bran and zinc oxide on productive performance and intestinal health in post-weaning piglets. Br J Nutr. 2011;105(11):1592-600.

12. Carlson MS, Boren CA, Wu C, Huntington CE, Bollinger DW, Veum TL. Evaluation of various inclusion rates of organic zinc either as polysaccharide or proteinate complex on the growth performance, plasma, and excretion of nursery pigs. J Anim Sci. 2004;82(5):1359-66.
13. Case CL, Carlson MS. Effect of feeding organic and inorganic sources of additional zinc on growth performance and zinc balance in nursery pigs. J Anim Sci. 2002;80)(7):1917-24.
14. Poulsen HD, Larsen T. Zinc excretion and retention in growing pigs fed increasing levels of zinc oxide. Livestock Prod Sci. 1995;43(3):235-42.
15. Rincker MJ, Hill GM, Link JE, Meyer AM, Rowntree JE. Effects of dietary zinc and iron supplementation on mineral excretion, body composition, and mineral status of nursery pigs. J Anim Sci. 2005;83(12):2762-74.
16. Dibner JJ, Buttin P. Use of organic acids as a model to study the impact of gut microflora on nutrition and metabolism. J Appl Poult Res. 2002;11(4):453-63.
17. Partanen KH, Mroz Z. Organic acids for performance enhancement in pig diets. Nutr Res Rev. 1999;12(1):117-45.
18. Davidson PM, Taylor TM, Schmidt SE. Chemical preservatives and natural antimicrobial compounds. In: Doyle MP, Buchanan RL, editors. Food microbiology. Washington, DC: ASM Press; 2014. p.765-801.
19. Tugnoli B, Giovagnoni G, Piva A, Grilli E. From acidifiers to intestinal health enhancers: How organic acids can improve growth efficiency of pigs. Animals. 2020;10(1):1-18.
20. Piva A, Pizzamiglio V, Morlacchini M, Tedeschi M, Piva G. Lipid microencapsulation allows slow release of organic acids and natural identical flavors along the swine intestine. J Anim Sci. 2007;85(2):486-93.
21. Mroz Z. Organic acids as potential alternatives to antibiotic growth promoters for pigs. Advances in Pork Production. 2005;16:169-82.
22. Pluske JR, Hampson DJ, Williams IH. Factors influencing the structure and function of the small intestine in the weaned pig: a review. Livestock Prod Sci. 1997;51(1-3):215-36.
23. Argenzio R, Southworth M. Sites of organic acid production and absorption in gastrointestinal tract of the pig. Am J Physiol. 1975;228(2):454-60.
24. Blaut M, Clavel T. Metabolic diversity of the intestinal microbiota: implications for health and disease. J Nutr. 2007;137(3):751S-755S.
25. Richards JD, Gong J, De Lange CFM. The gastrointestinal microbiota and its role in monogastric nutrition and health with an emphasis on pigs: current understanding, possible modulations, and new technologies for ecological studies. Can J Anim Sci. 2005;85(4):421-35.
26. Meunier JP, Cardot JM, Gauthier P, Beyssac E, Alric M. Use of rotary fluidized-bed technology for development of sustained-release plant extracts pellets: potential application for feed additive delivery1. J Anim Sci. 2006;84(7):1850-9.
27. Luise D, Motta V, Salvarani C, Chiappelli M, Fusco L, Bertocchi M, et al. Long-term administration of formic acid to weaners: influence on intestinal microbiota, immunity parameters and growth performance. Anim Feed Sci Technol. 2017;232:160-8.
28. Thaela MJ, Jensen M, Pierzynowski S, Jakob S, Jensen B. Effect of lactic acid supplementation on pancreatic secretion in pigs after weaning. J Anim Feed Sci. 1998;7(Suppl. 1):181-3.
29. Suiryanrayna MVAN, Ramana JV. A review of the effects of dietary organic acids fed to swine. J Anim Sci Biotechnol. 2015;6(1):45.
30. De Lange CFM, Pluske J, Gong J, Nyachoti CM. Strategic use of feed ingredients and feed additives to stimulate gut health and development in young pigs. Livestock Sci. 2010;134(1-3):124-34.
31. Mookiah S, Sieo CC, Ramasamy K, Abdullah N, Ho YW. Effects of dietary prebiotics, probiotic and synbiotics on performance, caecal bacterial populations and caecal fermentation concentrations of broiler chickens. J Sci Food Agric. 2014;94(2):341-8.

32. Pedroso A, Hurley-Bacon A, Zedek A, Kwan T, Jordan A, Avellaneda G, et al. Can probiotics improve the environmental microbiome and resistome of commercial poultry production? Int J Environ Res Public Health. 2013;10(10):4534-59.
33. Abdelqader A, Irshaid R, Al-Fataftah AR. Effects of dietary probiotic inclusion on performance, eggshell quality, cecal microflora composition, and tibia traits of laying hens in the late phase of production. Trop Anim Health Prod. 2013;45(4):1017-24.
34. Mountzouris KC, Tsitrsikos P, Palamidi I, Arvaniti A, Mohnl M, Schatzmayr G, et al. Effects of probiotic inclusion levels in broiler nutrition on growth performance, nutrient digestibility, plasma immunoglobulins, and cecal microflora composition. Poult Sci. 2010;89(1):58-67.
35. Daşkiran M, Önol AG, Cengiz Ö, Ünsal H, Türkyilmaz S, Tatli O, et al. Influence of dietary probiotic inclusion on growth performance, blood parameters, and intestinal microflora of male broiler chickens exposed to posthatch holding time. J Appl Poult Res. 2012;21(3):612-22.
36. Shim YH, Ingale SL, Kim JS, Kim KH, Seo DK, Lee SC, et al. A multi-microbe probiotic formulation processed at low and high drying temperatures: effects on growth performance, nutrient retention and caecal microbiology of broilers. Br Poult Sci. 2012;53(4):482-90.
37. Rahman MS, Mustari A, Salauddin M, Rahman MM. Effects of probiotics and enzymes on growth performance and haematobiochemical parameters in broilers. J Bangladesh Agril Univ. 2013;11(1):111-8.
38. Bai SP, Wu AM, Ding XM, Lei Y, Bai J, Zhang KY, Chio JS. Effects of probiotic-supplemented diets on growth performance and intestinal immune characteristics of broiler chickens. Poultry Science. 2013;92(3):663-70.
39. Alexopoulos C, Georgoulakis IE, Tzivara A, Kyriakis CS, Govaris A, Kyriakis SC. Field evaluation of the effect of a probiotic-containing *Bacillus licheniformis* and *Bacillus subtilis* spores on the health status, performance, and carcass quality of grower and finisher pigs. J Vet Med A Physiol Pathol Clin Med. 2004;51(6):306-12.
40. Sonia TA, Ji H, Hong-Seok M, Chul-Ju Y. Evaluation of Lactobacillus and Bacillus-based probiotics as alternatives to antibiotics in enteric microbial challenged weaned piglets. Afr J Microbiol Res. 2014;8(1):96-104.
41. Zanini K, Marzotto M, Castellazzi A, Borsari A, Dellaglio F, Torriani S. The effects of fermented milks with simple and complex probiotic mixtures on the intestinal microbiota and immune response of healthy adults and children. Int Dairy J. 2007;17(11):1332-43.
42. Gaggìa F, Mattarelli P, Biavati B. Probiotics and prebiotics in animal feeding for safe food production. Int J Food Microbiol. 2010;141:S15–S28.
43. Ng SC, Hart AL, Kamm MA, Stagg AJ, Knight SC. Mechanisms of action of probiotics: recent advances. Inflamm Bowel Dis. 2009;15(2):300-10.
44. Yirga H. The use of probiotics in animal nutrition. J Prob Health. 2015;03(02).
45. Payling L, Kim IH, Walsh MC, Kiarie E. Effects of a multi-strain spp. direct-fed microbial and a protease enzyme on growth performance, nutrient digestibility, blood characteristics, fecal microbiota, and noxious gas emissions of grower pigs fed corn-soybean-meal-based diets—a meta-analysis. J Anim Sci. 2017;95(9):4018.
46. Gibson GR, Roberfroid MB. Dietary modulation of the human colonic microbiota: introducing the concept of prebiotics. J Nutr. 1995;125(6):1401-12.
47. Gibson GR, Hutkins R, Sanders ME, Prescott SL, Reimer RA, Salminen SJ, et al. Expert consensus document: The International Scientific Association for Probiotics and Prebiotics (ISAPP) consensus statement on the definition and scope of prebiotics. Nat Rev Gastroenterol Hepatol. 2017;14(8):491-502.
48. Bischoff SC, Barbara G, Buurman W, Ockhuizen T, Schulzke JD, Serino M, et al. Intestinal permeability – a new target for disease prevention and therapy. BMC Gastroenterology. 2014;14(1):189.

49. Celi P, Verlhac V, Pérez Calvo E, Schmeisser J, Kluenter AM. Biomarkers of gastrointestinal functionality in animal nutrition and health. Anim Feed Sci Technol. 2019;250:9-31.
50. Wan J, Zhang J, Chen D, Yu B, Huang Z, Mao X, et al. Alginate oligosaccharide enhances intestinal integrity of weaned pigs through altering intestinal inflammatory responses and antioxidant status. RSC Advances. 2018;8(24):13482-92.
51. Yasmin A, Butt MS, Afzaal M, van Baak M, Nadeem MT, Shahid MZ. Prebiotics, gut microbiota and metabolic risks: unveiling the relationship. J Funct Foods. 2015;17:189-201.
52. Saad N, Delattre C, Urdaci M, Schmitter JM, Bressollier P. An overview of the last advances in probiotic and prebiotic field. LWT-Food Sci Technol. 2013;50(1):1-16.
53. Windisch W, Schedle K, Plitzner C, Kroismayr A. Use of phytogenic products as feed additives for swine and poultry. J Anim Sci. 2008;86(suppl_14):E140-E148.
54. Dhifi W, Bellili S, Jazi S, Bahloul N, Mnif W. Essential oils' chemical characterization and investigation of some biological activities: a critical review. Medicines. 2016;3(4):25.
55. Veldhuizen EJA, Tjeerdsma-Van Bokhoven JLM, Zweijtzer C, Burt SA, Haagsman HP. Structural requirements for the antimicrobial activity of carvacrol. J Agric Food Chem. 2006;54(5):1874-79.
56. Burt S. Essential oils: their antibacterial properties and potential applications in foods – a review. Int J Food Microbiol. 2004;94(3):223-53.
57. Lebel G, Vaillancourt K, Bercier P, Grenier D. Antibacterial activity against porcine respiratory bacterial pathogens and in vitro biocompatibility of essential oils. Arch Microbiol. 2019;201(6):833-40.
58. Inamuco J, Veenendaal AKJ, Burt SA, Post JA, Tjeerdsma-Van Bokhoven JLM, Haagsman HP, et al. Sub-lethal levels of carvacrol reduce Salmonella typhimurium motility and invasion of porcine epithelial cells. Vet Microbiol. 2012;157(1-2):200-7.
59. Simitzis PE. Enrichment of animal diets with essential oils – a great perspective on improving animal performance and quality characteristics of the derived products. Medicines. 2017;4(2):35.
60. Oetting LL, Utiyama CE, Giani PA, Ruiz US, Miyada VS. Efeitos de extratos vegetais e antimicrobianos sobre a digestibilidade aparente, o desempenho, a morfometria dos órgãos e a histologia intestinal de leitões recém-desmamados. Rev Bras Zootecn. 2006;35(4):1389-97.
61. Li P, Piao X, Ru Y, Han X, Xue L, Zhang H. Effects of adding essential oil to the diet of weaned pigs on performance, nutrient utilization, immune response and intestinal health. Asian-Australas J Anim Sci. 2012;25(11):1617-26.
62. Lanferdini E, Andretta I, Lehnen CR, Melchior R, Silva MFR, Garcia GG. Digestibilidade de dietas e metabolismo de suínos alimentados com dietas contendo extratos cítricos. Archivos de Zootecnia. 2013;62(238):307-10.
63. Kołodziej-Skalska A, Rybarczyk A, Matysiak B, Jacyno E, Pietruszka A, Kawęcka M. Effect of dietary plant extracts mixture on pork meat quality. Acta Agric Scand A Anim Sci. 2011;61(2):80-5.
64. Caldefie-Chézet F, Fusillier C, Jarde T, Laroye H, Damez M, et al. Potential anti-inflammatory effects of Melaleuca alternifolia essential oil on human peripheral blood leukocytes. Phytother Res. 2006;20(5):364-70.
65. Li Y, Xu F, Tong X, Chen R, Shen C, Liang T, et al. Effects of Macleaya cordata extract on small intestinal morphology and gastrointestinal microbiota diversity of weaned pigs. Livestock Sci. 2020;237:104040.
66. Carega MFCS, Dantas A. Methane and ruminal tannins use as condensed mitigation strategy. Nucleus Animalium. 2017;9(1):51-64.
67. Lewis NG, Yamamoto E. Tannins — their place in plant metabolism. In: Hemingway RW, Karchesy JJ, Branham SJ. Chemistry and significance of condensed tannins. Boston: Springer US; 1989. p.23-46.
68. Singleton VL. Naturally occurring food toxicants: phenolic substances of plant origin common in foods. Adv Food Res. 1981;27:149-242.

69. Monagas M, Urpi-Sarda M, Sánchez-Patán F, Llorach R, Garrido I, Gómez-Cordovés C, et al. Insights into the metabolism and microbial biotransformation of dietary flavan-3-ols and the bioactivity of their metabolites. Food Funct. 2010;1(3):233.
70. Caprarulo V, Hejna M, Giromini C, Liu Y, Dell'anno M, Sotira S, et al. Evaluation of dietary administration of chestnut and quebracho tannins on growth, serum metabolites and fecal parameters of weaned piglets. Animals. 2020;10(11):1945.
71. Silva V, Igrejas G, Falco V, Santos TP, Torres C, Oliveira AMP, et al. Chemical composition, antioxidant and antimicrobial activity of phenolic compounds extracted from wine industry by-products. Food Control. 2018;92:516-22.
72. Borges A, Ferreira C, Saavedra MJ, Simões M. Antibacterial activity and mode of action of ferulic and gallic acids against pathogenic bacteria. Microbial Drug Resistance. 2013;19(4):256-65.
73. Aswathanarayan JB, Vittal RR. Inhibition of biofilm formation and quorum sensing mediated phenotypes by berberine in *Pseudomonas aeruginosa* and *Salmonella typhimurium*. RSC Advances. 2018;8(63):36133-41.
74. Nazzaro F, Fratianni F Coppola, R. Quorum sensing and phytochemicals. Int J Mol Sci. 2013; 14(6):12607-19.
75. Quecán BXV, Rivera MLC, Pinto UM. Bioactive phytochemicals targeting microbial activities mediated by quorum sensing. In: Kalia VC, editor. Biotechnological applications of quorum sensing inhibitors. Singapore: Springer; 2018. p.397-416.
76. Santos CA, Almeida FA, Quecán BXV, Pereira PAP, Gandra KMB, Cunha LR, et al. Bioactive properties of Syzygium cumini (L.) skeels pulp and seed phenolic extracts. Front Microbiol. 2020;11.
77. Prasad BCN, Kumar V, Gururaj HB, Parimalan R, Giridhar P, Ravishankar GA. Characterization of capsaicin synthase and identification of its gene (*csy1*) for pungency factor capsaicin in pepper (*Capsicum* sp.). Proc Natl Acad Sci U S A. 2006;103(36):13315-20.
78. Zhuang Y, Chen L, Sun L, Cao J. Bioactive characteristics and antioxidant activities of nine peppers. J Funct Foods. 2012;4(1):331-8.
79. Kim CS, Kawada T, Kim BS, Han IS, Choe SY, Kurata T, et al. Capsaicin exhibits anti-inflammatory property by inhibiting IkB-a degradation in LPS-stimulated peritoneal macrophages. Cell Signal. 2003;15(3):299-306.
80. Carneval RF, Muro BB, Pierozan CR, Monteiro MS, Leal DF, Poor AP, et al. Peripheral glycemia and farrowing traits in pigs: an observational study. Livestock Sci. 2023;270:105203.
81. Dario JGN, De Oliveira ER, De Souza RP, Theodorovicz S, Bernini GC, Ruiz G, et al. Capsaicin and 1,25-dihydroxyvitamin D3 glycoside: effects on the reproductive performance of hyper-prolific sows. Animals. 2023;13(17):2794.
82. Abbas K, Raza A, Vasquez RD, Roldan MJM, Malhotra N, Huang JC, et al. Ractopamine at the center of decades-long scientific and legal disputes: a lesson on benefits, safety issues, and conflicts biomolecules. Biomolecules. 2022;12(10):1342.
83. Ritter MJ, Johnson AK, Benjamin ME, Carr SN, Ellis M, Faucitano L, et al. Review: effects of ractopamine hydrochloride (Paylean) on welfare indicators for market weight pigs. Transl Anim Sci. 2017;1(4):533-8.
84. Almeida VV de, Nuñez AJC, Miyada VS. Ractopamine as a metabolic modifier feed additive for finishing pigs: a review. Braz Arch Biol Technol. 2012;55(3):445-56.
85. Apple JK, Rincker PJ, McKeith FK, Carr SN, Armstrong TA, Matzat PD. Meta-analysis of the ractopamine response in finishing swine. Professional Animal Scientist. 2007;23(3):179-96.
86. Guo Q, Wicks JC, Yen CN, Scheffler TL, Richert BT, Schinckel AP, et al. Ractopamine changes in pork quality are not mediated by changes in muscle glycogen or lactate accumulation postmortem. Meat Sci. 2021;174.

87. Panisson JC, Maiorka A, Oliveira SG, Saraiva A, Duarte MS, Silva KF, et al. Effect of ractopamine and conjugated linoleic acid on performance of late finishing pigs. Animal. 2020;14(2):277-84.
88. Ferreira MSS, Garbossa CAP, Oberlender G, Pereira LJ, Zangeronimo MG, Sousa RV, et al. Effect of ractopamine on lipid metabolism in vivo-a systematic review. Braz Arch Biol Technol. 2013;56(1):35-43.
89. Peres LM, Bridi AM, Silva CA, Andreo N, Barata CCP, Dário JGN. Effect of supplementing finishing pigs with different sources of chromium on performance and meat quality. Rev Bras Zootecn. 2014;43(7):369-75.
90. Valente Júnior DT, Dos Reis Barbosa LM, Soares MH, De Amorim Rodrigues G, Da Silva Gomes M, Da Silva CB, et al. Dietary supplementation of chromium for finishing pigs. Cienc Rural. 2021;51(6).
91. Hung AT, Leury BJ, Sabin MA, Lien TF, Dunshea FR. Dietary chromium picolinate of varying particle size improves carcass characteristics and insulin sensitivity in finishing pigs fed low- and high-fat diets. Anim Prod Sci. 2015;55(4):454.
92. He T, Wei C, Lin X, Wang B, Yin G. Meta-analysis of the effects of organic chromium supplementation on the growth performance and carcass quality of weaned and growing-finishing pigs. Animals. 2023;13(12).
93. Wang MQ, Wang C, Du YJ, Li H, Tao WJ, Ye SS, et al. Effects of chromium-loaded chitosan nanoparticles on growth, carcass characteristics, pork quality, and lipid metabolism in finishing pigs. Livestock Sci. 2014;161:123-9.
94. Li TY, Fu CM, Lien TF. Effects of nanoparticle chromium on chromium absorbability, growth performance, blood parameters and carcass traits of pigs. Anim Product Sci. 2017;57(6):1193.
95. Xu X, Liu L, Long SF, Piao XS, Ward TL, Ji F. Effects of chromium methionine supplementation with different sources of zinc on growth performance, carcass traits, meat quality, serum metabolites, endocrine parameters, and the antioxidant status in growing-finishing pigs. Biol Trace Elem Res. 2017;179(1):70-8.
96. Valente Júnior DT, Soares MH, Barbosa LMR, Rodrigues GA, Reis MBG, Gomes MS, et al. Suplementação de betaína na dieta de suínos em terminação: revisão. Pubvet. 2019;13(3):1-12.
97. Fu R, Wang Q, Kong C, Liu K, Si H, Sui S. Mechanism of action and the uses betaine in pig production. J Anim Physiol Anim Nutr (Berl). 2022;106(3):528-36.
98. Lipiński K, Szramko E, Jeroch H, Matusevičius P. Effects of betaine on energy utilization in growing pigs – a review. Ann Anim Sci. 2012;12(3):201-300.
99. Fu R, Chen D, Tian G, Zheng P, He J, Yu J, et al. Betaine affects abdominal flare fat metabolism via regulating m6A RNA methylation in finishing pigs fed a low-energy diet. J Funct Foods. 2023;107.
100. Lachica M, Saro C, Mateos I, Gómez-García M, Ranilla MJ, Fernández-Fígares I. Betaine increases net portal absorption of volatile fatty acids in Iberian pigs. Animal. 2021;15(5).
101. Ringseis R, Keller J, Eder K. Basic mechanisms of the regulation of L-carnitine status in monogastrics and efficacy of L-carnitine as a feed additive in pigs and poultry. J Anim Physiol Anim Nutr. 2018;102(6):1686-719.
102. James BW. Effect of dietary L-carnitine on finishing pig growth performance, meat quality, and stress parameters during handling [dissertation]. [s.l.]: Department of Animal Sciences and Industry; 1999.
103. Rao ZX, Tokach MD, Woodworth JC, Derouchey JM, Goodband RD, Gebhardt JT. Effects of various feed additives on finishing pig growth performance and carcass characteristics: a review. Animals (Basel);13(2):200.
104. Owen KQ, Nelssen JL, Goodband RD, Tokach MD, Friesen KG. Effect of dietary L-carnitine on growth performance and body composition in nursery and growing-finishing pigs. J Anim Sci. 2001;79(6):1509-15.

4

Melhoramento genético de suínos – raças e principais cruzamentos

Rachel Santos Bueno Carvalho

INTRODUÇÃO

O Brasil ocupa a quarta posição mundial como produtor e exportador de carne suína. Na última década, houve uma redução de 14,5% no número de fêmeas alojadas (2.417.572 a 2.067.749 porcas) e um aumento na produção de carne de 43% (3,49 para 4,98 milhões de toneladas de carne),[1] apontando a evolução da produtividade brasileira.

Para manter a competitividade da indústria suína brasileira, é necessária a melhora contínua do desempenho das matrizes, para as características de reprodução e crescimento, e dos animais de abate, para características de eficiência produtiva e qualidade da carne.[2]

Os relatórios das empresas de melhoramento de suínos apresentam ganhos genéticos constantes para seus índices de seleção, deixando evidente a grande contribuição do melhoramento genético para a maior produtividade e eficiência na suinocultura brasileira.[3]

Um programa de melhoramento genético tem como objetivo buscar animais com maior potencial genético em determinadas características, compatíveis com o interesse do mercado, e prever futuras exigências do produto por parte do mercado consumidor.[4]

O mercado mundial de material genético para suínos é domínio de poucas empresas europeias e norte-americanas. No Brasil, o melhoramento de suínos tem sido alcançado via importação de material genético (sêmen congelado e animal) e via programas próprios de seleção e cruzamentos das empresas e de produtores independentes.[2]

O desenvolvimento genético dos animais pode ser entendido como o acasalamento dos melhores indivíduos geneticamente selecionados para características desejáveis do sistema de produção, com o objetivo de produzir descendentes de alto rendimento.

A seleção e os sistemas de acasalamento são as duas ferramentas fundamentais para o melhoramento genético. A seleção consiste no processo de decisão de quais indivíduos, com as características desejadas, tornar-se-ão pais da próxima, e quantos filhos lhes serão permitidos deixar. Já pelos sistemas de acasalamento, é possível determinar como serão combinadas as características dos animais selecionados e planejar cruzamentos para explorar a heterose e a complementaridade entre raças.

Para que possa ocorrer uma boa seleção, é importante o conhecimento dos fatores que influenciam a composição genética de uma população, que é dada pela especificação dos genótipos, e do número de indivíduos que os compartilham. Com isso, boas predições dependem da qualidade dos dados, das estimativas de parâmetros genéticos e do uso de modelos adequados.[5]

O processo de desenvolvimento de novas linhagens passa pela avaliação da estrutura das populações disponíveis, por meio da estimação da variabilidade genética existente para as características economicamente importantes e das correlações entre elas.[6]

As empresas processadoras de suínos estão atentas às novas exigências de determinados mercados consumidores, com o bem-estar animal e os impactos ambientais da produção. Os programas de melhoramento devem prever o futuro e começar a seleção para características que visam a atender às novas demandas. Esse é o objetivo mais difícil, visto serem muitas as variáveis envolvidas na resposta à seleção.

Em resumo, no desenvolvimento de um programa de melhoramento genético, o que se busca é a alteração da estrutura genética da população, pelo aumento da frequência dos genes e/ou genótipos desejáveis. O melhoramento dos animais geneticamente adaptados aos sistemas de produção é um processo contínuo, que, embora não seja rápido, apresenta ganhos constantes, cumulativos e que não se perdem.

HISTÓRICO DO MELHORAMENTO GENÉTICO DE SUÍNOS NO BRASIL

No Brasil, as primeiras atividades de melhoramento genético de suínos tiveram início no século passado. No entanto, foi nas décadas de 1950 e 1960 que se iniciaram as importações de animais da Europa e dos Estados Unidos, período em que houve a substituição de suínos tipo banha por tipo carne.[5]

A Associação Brasileira de Criadores de Suínos (ABCS), na década de 1960, iniciou o controle genealógico e, em 1970, introduziu o teste de progênie (TP), nos estados de Santa Catarina, Rio Grande do Sul e São Paulo, sendo um marco para o melhoramento de suínos no país. Até então, o melhoramento era realizado na introdução de material genético pela importação de animais. Já o teste de progênie mantinha os animais nas mesmas condições de ambiente e avaliava o potencial genético dos pais, especialmente os machos, mediante o teste de desempenho e de carcaça dos filhos.[7]

Além disso, nesse período, houve um incremento das integrações (associação entre produtor e indústria), grandes responsáveis pela disseminação do material genético melhorado, a substituição das fêmeas puras por fêmeas híbridas (F1) para a produção de animais para o abate, e a implantação da primeira central de inseminação artificial (CIA), proporcionando maior difusão do sêmen dos machos geneticamente superiores nas características economicamente importantes.[8]

Em 1976, foram construídas as estações de testes de reprodutores suínos (ETRS) pela ABCS, nas quais animais oriundos de várias granjas de raça pura eram avaliados quanto às características ganho de peso diário, conversão alimentar e espessura de toucinho, e os machos de melhor desempenho eram destinados para inseminação artificial e reposição dos plantéis.

As ETRS tinham pequena capacidade de teste, o que resultava em pequena intensidade de seleção e consequente baixo ganho genético, e havia a questão sanitária, visto que reuniam em uma mesma ETRS animais provenientes de diversas granjas, com *status* sanitários diferentes, o que colocava em dúvida a qualidade sanitária dos animais ao final do teste.[9]

A partir da década de 1980, passou-se a dar mais ênfase ao teste de granja (TG), que consistia na avaliação das características ganho de peso diário e espessura de toucinho nas condições ambientais em que machos e fêmeas eram criados e iriam se reproduzir, minimizando a interação genótipo-ambiente, o que afetou positivamente a resposta à seleção.[8]

Segundo Fávero e Figueiredo,[10] toda a infraestrutura e os procedimentos em relação aos testes eram mantidos e controlados pela ABCS, tendo como objetivo principal criar condições para que os produtores de animais de raças puras absorvessem os princípios básicos do melhoramento genético, permitindo assim organizar a produção e distribuição dos animais selecionados.

Mas, apesar dos esforços da associação, foi somente com a chegada de empresas de melhoramento genético de suínos no país que a cadeia produtiva foi mais bem organizada e a comercialização de reprodutores e matrizes passou a ser realizada por grandes empresas de genética.[11] Essas empresas realizam a seleção intensiva nas características economicamente importantes com o objetivo de promover o melhoramento genético das raças puras e linhagens sintéticas.

As grandes empresas, como Sadia (atual BRF) e Seara (atual Grupo JBS), cooperativas e companhias de melhoramento, passaram a dominar o mercado de comercialização de reprodutores suínos,[3] e os criadores independentes praticamente encerraram as atividades ou passaram a ser multiplicadores ou produtores comerciais de suínos.

Com essa mudança e os avanços genéticos alcançados nas características de conversão alimentar e no tempo para atingir o peso almejado, os programas de melhoramento passaram a adotar diferentes estratégias de coleta de dados e ampliar o número de características avaliadas. As características de carcaça e da leitegada, principalmente o tamanho da leitegada, ganharam destaque na década de 1990.

Mais recentemente, as empresas de melhoramento passaram a avaliar características de qualidade da carne e de resistência a doenças. Na Tabela 1 são apresentados outros dados sobre a evolução da suinocultura no Brasil que intensificaram o progresso genético.

TABELA 1 Demonstrativo da evolução da suinocultura brasileira

Ano	Evento
1960	Confinamento de suínos Importação de suínos tipo carne *Pig Book Brasileiro* (PBB, livro de registro genealógico)
1970	Integração Concentrados e rações balanceadas
1980	Inseminação artificial
1990	Segurança alimentar Redução de gordura na carcaça
2000	Biotecnologia para melhoramento genético Bem-estar animal Rastreabilidade
2010	Geração de dados genômicos em alta densidade Introdução de informações genômicas nas avaliações genéticas Estudos *Genome-Wide Association Study* (GWAS) e *Quantitative Trait Loci* (QTL)
2020	Introdução da análise de imagem e visão computacional para coleta automatizada de dados Busca por novos fenótipos relacionados à sustentabilidade na produção

Fonte: adaptado de Moraes e Capanema, 2012.[12]

Com a evolução das técnicas analíticas, houve grande impulso nos programas de melhoramento genético. Mediante o uso de técnicas moleculares, tornou-se mais efetiva a avaliação de características de difícil mensuração, como rendimento de carne magra, qualidade da carne e resistência a doenças; ou as limitadas pelo sexo, como taxa de ovulação; ou as obtidas somente de animais adultos, como tamanho de leitegada; ou, ainda, as que têm alto custo de mensuração, como consumo de alimentos.[13]

Segundo Visscher et al.,[14] o benefício da seleção assistida por marcadores estaria relacionado não só ao aumento da acurácia na predição dos valores genéticos, mas também ao aumento da intensidade de seleção, em características limitadas pelo sexo, e com a redução do intervalo de gerações, em características de carcaça.

No início do melhoramento de suínos no Brasil, os animais possuíam mais de 30 mm de espessura de toucinho e levavam mais de 200 dias para atingir o peso de abate. Atualmente, as linhagens apresentam menos de 10 mm de espessura de toucinho e levam menos de 130 dias para atingir o peso de abate.

Os ganhos genéticos são resultantes da organização dos programas de melhoramento, somados aos avanços na coleta de dados, na avaliação genética e na adoção da seleção genômica.

ESTRUTURAS DOS PROGRAMAS DE MELHORAMENTO GENÉTICO DE SUÍNOS

Convencionou-se dar o nome de pirâmide à estrutura dos diferentes estratos de produção de um programa de melhoramento genético.[15]

No caso dos suínos, a pirâmide (Figura 1) é formada no seu topo pelo rebanho núcleo, onde estão localizadas as granjas que possuem os rebanhos puros ou sintéticos mantidos em alto *status* sanitário. Esse estrato possui os animais de maior valor genético dentro da população e no qual são aplicados os protocolos de avaliação genética, bem como os controles de acasalamento dos animais, com o objetivo de manter a variabilidade e identificar os melhores indivíduos da população. Nesse estrato, há alta intensidade de seleção, com vistas a maximizar o progresso genético.

O rebanho multiplicador recebe os animais puros ou sintéticos das granjas núcleos e promove a seleção (granjas de bisavós e avós) e o cruzamento (granjas de matrizes), produzindo os animais cruzados ou híbridos que serão utilizados no estrato comercial.

O rebanho comercial utiliza os animais provenientes do rebanho multiplicador e/ou núcleo, dependendo do sistema de cruzamento utilizado, e promove o cruzamento desses animais, produzindo os animais de abate.

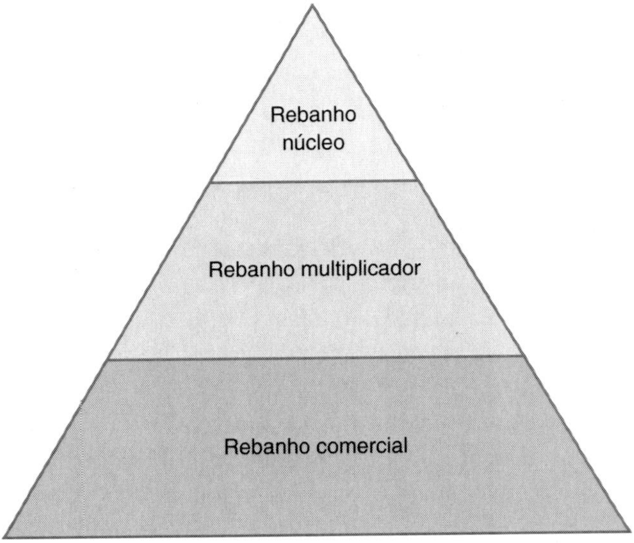

FIGURA 1 Pirâmide de produção na atividade suinícola.

FLUXO DE GENES NO MELHORAMENTO DE SUÍNOS

O fluxo de animais na pirâmide, por questões sanitárias, é do topo, dos rebanhos núcleos, para a base, rebanhos multiplicadores e comerciais. Conforme Lopes,[7] os modelos mais utilizados de disseminação de material genético de suínos são apresentados no diagrama da Figura 2.

A Figura 2A representa a transferência de machos do rebanho núcleo diretamente para o comercial. Não existe rebanho multiplicador, e a reposição do comercial é feita com fêmeas do próprio plantel.

A Figura 2B representa a transferência de apenas machos e fêmeas do rebanho núcleo para o multiplicador, e de apenas machos do multiplicador para o comercial. Nesse caso, a reposição de fêmeas do rebanho comercial é realizada por meio de fêmeas produzidas no próprio plantel.

A Figura 2C representa a transferência de machos e fêmeas do rebanho núcleo para o multiplicador, e dele para o comercial. Esse tipo de modelo permite a máxima exploração da heterose, na utilização de quatro raças ou linhagens em cruzamentos, aproveitando a heterose individual, materna e paterna.

A Figura 2D representa a transferência de machos e fêmeas do rebanho núcleo para o multiplicador, de machos do núcleo diretamente para o comercial e de fêmeas do multiplicador para o comercial. Esse é o modelo que permite a

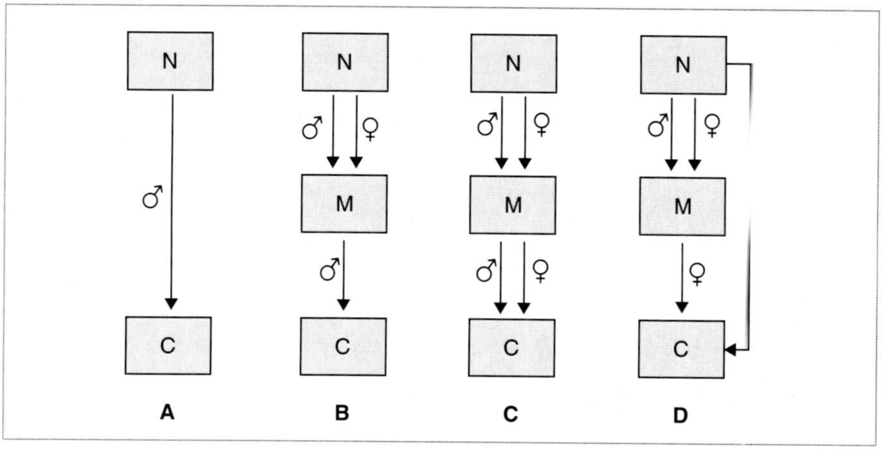

FIGURA 2 Modelos de estruturas piramidais de acordo com o fluxo de animais.
N: rebanho núcleo; M: rebanho multiplicador; C: rebanho comercial.

menor defasagem entre rebanhos núcleo e comercial, e é geralmente usado no sistema de cruzamento triplo.

O fluxo de animais depende do sistema de cruzamento utilizado, o qual tem impacto na agilidade de transferência de genes selecionados nos estratos superiores, no *lag* genético, a diferença genética entre os indivíduos nascidos em um nível do sistema e os nascidos do sistema como um todo em um nível superior em determinado momento.[15]

Dentre os fatores que interferem na defasagem genética (*genetic lag*) estão a taxa anual de ganho genético no estrato núcleo, a superioridade genética dos animais transferidos e a porcentagem de reposição dos machos e fêmeas em todos os estratos (Tabela 2).

Nessa visão, os ganhos genéticos obtidos pela seleção nos estratos superiores são distribuídos para toda a população, demorando pelo menos quatro anos para chegarem à base da pirâmide.[2]

TABELA 2 Taxas de reposição anuais recomendadas para rebanhos núcleo, multiplicador e comercial

Rebanho	Taxa de reposição anual	
	Machos (%)	Fêmeas (%)
Núcleo	100-200	70-100
Multiplicador	50-100	40-50
Comercial	40-100	30-40

Fonte: Lopes et al., 2004.[4]

PROGRAMAS GENÉTICOS ATUAIS

Dentre as empresas de melhoramento genético instaladas no Brasil, destacam-se: Agroceres PIC; DB Genética; Topigs Norsvin; BRF; Choice Genetics; Topgen Genética Suína; DNA South America; Hendrix Genetics; e granjas independentes (Copercentral Aurora, Biribas Genética de Suínos, Embrapa-CNPSA, Granja Peru, Granja São Roque-Sulina, Granja Iguaçu-Young, Granja Santa Clara-Cosuel/Dália, Frigorífico Riosulense-Pamplona e outras).[16] Esse número de empresas garante competitividade e o consequente abastecimento de material genético de qualidade aos produtores comerciais de suínos do país.

Os programas de melhoramento de suínos possuem populações de linha macho e linha fêmea, em razão da contribuição genética especializada de cada sexo aos rebanhos comerciais. Essa separação em linhas, juntamente com a especialização dos rebanhos de acordo com a estrutura da pirâmide, foi fundamental para o rápido progresso genético na suinocultura, uma vez que permitiu maior eficiência na geração de produtos (matrizes, varrões e genética líquida) para os rebanhos comerciais.[3]

Na linha macho, o objetivo é o melhoramento das características de crescimento e da carcaça, enquanto na linha fêmea é o desempenho reprodutivo, com menor importância para o crescimento e para a carcaça. Deve-se ressaltar que, se o objetivo é o melhoramento do crescimento e da carcaça, animais de ambos os sexos, na linha macho, devem ser selecionados para essas características. Igualmente, animais de ambos os sexos devem ser selecionados para características reprodutivas na linha fêmea.[4]

Na prática, o melhoramento genético dos rebanhos comerciais é alcançado pela aquisição de matrizes de reposição (tanto machos como fêmeas) das empresas com programas próprios de genética (importada ou de selecionadores de raças puras e avozeiros), associados à ABCS.

As metas de produtividade das granjas comerciais, segundo Figueiredo et al.,[2] são: terminados/porca/ano > 30; peso de abate = 120 kg; idade ao abate = 150 dias; espessura do toucinho < 15 mm; carne na carcaça > 60%; conversão alimentar na fase de crescimento – terminação < 2,5.

RAÇAS SUÍNAS E PRINCIPAIS CRUZAMENTOS

No Brasil, os primeiros suínos foram introduzidos por Martim Afonso de Souza, no ano de 1532, e eram representantes de raças portuguesas (Alentejana e Bísara), espanholas (Galega e Perijordina), italiana (Napolitana) e asiática (Macau),[17] que influenciaram a formação das atuais raças nacionais de suínos brasileiras.

Com a criação da ABCS, em 1958, teve início o controle genealógico dos suínos e a importação de raças exóticas, com o objetivo de melhorar a produtividade da criação e aumentar a produção de carne, já que a banha, o principal produto das raças nativas, começava a perder espaço para os óleos vegetais.[10]

As raças naturalizadas de suínos mais representativas e conhecidas no Brasil são: Piau, Nilo, Pirapetinga, Moura, Monteiro, Caruncho e Casco-de-Mula.[18] Como essas raças encontram-se ameaçadas de extinção, seus efetivos populacionais são muito reduzidos.

Pelo fato de serem pouco estudados na caracterização fenotípica das raças brasileiras, aspectos como cor da pelagem, presença ou não de cerdas, tipo de perfil e de orelhas são os mais utilizados,[19] havendo a necessidade de uma caracterização em nível molecular para a diversidade genética ser efetivamente mensurada.[20]

As raças suínas brasileiras possuem um grande potencial exploratório, principalmente em características como rusticidade, adaptabilidade e resistência a doenças, sendo uma opção para estudos genômicos. Atualmente, o Centro Nacional de Recursos Genéticos e Biotecnologia (Cenargen – Embrapa) possui um banco de germoplasma de várias raças locais, mas salienta a importância da conservação *in situ* desses genótipos.

Dentre as raças brasileiras, a raça Moura é difundida na região Sul, com os primeiros registros de animais da raça ocorrido em 1990, mas que não tiveram continuidade, cessando em 1995. Com a preocupação atual com a preservação de material genético e manutenção da biodiversidade, a raça tem sido estudada por pesquisadores da Universidade Federal do Paraná e da Embrapa Suínos e Aves, mantedoras de plantéis, e voltou a ser controlada pela ABCS desde 2007.

Como as demais raças nacionais, a Moura apresenta índices de produtividade inferiores aos obtidos pelos genótipos modernos, mas são animais de maior rusticidade e existem evidências de superioridade em relação aos parâmetros de qualidade da carne.[21]

Em trabalho desenvolvido pela Embrapa Suínos e Aves,[22] foi avaliado o desempenho de leitões de porcas Moura, de porcas cruzadas com diferentes proporções da raça Moura em sua constituição e de um genótipo comercial. Verificou-se que existe a possibilidade de se utilizar genótipos alternativos nos sistemas de produção de suínos sem prejuízo de desempenho, o que abre caminho para sistemas de melhor qualidade de carne e bem-estar animal.

Atualmente, as principais raças de suínos utilizadas comercial e industrialmente no Brasil são Large White, Landrace, Duroc e Pietrain, com 57.079, 55.987, 4.739 e 2.234 animais registrados no *Pig Book Brasileiro* (PBB) em 2021.[16]

Large White

A raça Large White é a com maior número de registros no PBB em 2021. Caracteriza-se por apresentar pelagem branca, perfil frontonasal subconcavilíneo a concavilíneo e orelhas eretas, tipo asiático. Os animais são sexualmente precoces, têm alta prolificidade (Tabela 3), ótima habilidade materna, excelente taxa reprodutiva, crescimento rápido, eficiência alimentar, ausência do alelo Hal^n e produzem carcaça com alto rendimento e qualidade de carne.

A raça teve sua origem na Inglaterra, no condado de Yorkshire, e por isso também é conhecida em alguns países como Yorkshire. As primeiras importações para o Brasil foram feitas da Suécia, no início dos anos 1970. Nas últimas décadas novas importações foram realizadas de diferentes países, e a raça tem grande variabilidade genética no Brasil. Em 2021, foram importados suínos Large White de empresas com origem nos Estados Unidos, Dinamarca e Canadá.

Animais Large White apresentam 6 a 8 ou mais pares de tetos. Por sua alta prolificidade, machos e fêmeas são cruzados com reprodutores Landrace para a produção de fêmeas F1. Por sua vez, linhagens paternas de Large White, com excelente arcabouço de carcaça, têm sido usadas para o desenvolvimento de machos mestiços "terminadores" e de linhas sintéticas de machos, visando a complementar ou corrigir a menor estrutura corporal de raças que apresentam excelente conformação de carcaça, como a Pietrain.[23]

TABELA 3 Prolificidade de suínos Duroc, Landrace, Large White e Pietrain em leitegadas registradas no *Pig Book Brasileiro* em 2012, 2014, 2016, 2018, 2020 e 2021 e média geral do total de 2012 a 2021

Raça	2012	2014	2016	2018	2020	2021	Média[1]
Duroc	9,88 (913)[2]	9,70 (868)	10,32 (436)	0,91 (1.430)	9,33 (3.895)	9,23 (3.537)	8,76 (15.191)[3]
Landrace	12,58 (19.740)	12,55 (23.291)	14 (4.456)	13,51 (21.154)	13,70 (38.400)	13,60 (36.164)	13,25 (215.403)
Large White	12,27 (15.029)	12,21 (20.800)	11,75 (2.675)	12,79 (20.036)	13,55 (34.171)	13,34 (45.116)	12,66 (202.757)
Pietrain	10,96 (1.169)	10,48 (1.400)	9,95 (343)	0,38 (596)	9,76 (1.706)	9,54 (1.946)	9,13 (11.959)
Puro sintético	10,86 (5.508)	12,46 (9.585)	12,57 (108)	3,66 (5.738)	10,36 (8.887)	10,01 (8.566)	10,26 (59.403)

[1]Média do total das leitegadas registradas de 2012 a 2021.
[2]Entre parênteses encontra-se o número de leitegadas.
[3]Total de leitegadas de 2012 a 2021.

Fonte: ABCS, 2021.[16]

Landrace

Landrace é a raça com o maior número de suínos registrados no Brasil até 2021, correspondendo a 19,22% do rebanho nacional. Caracteriza-se por apresentar pelagem branca, perfil cefálico retilíneo, orelhas de tipo céltico, grande profundidade e comprimento corporal. Os animais apresentam de 6 a 8 ou mais pares de tetos, são sexualmente precoces, prolíficos, ótima habilidade materna, alta taxa de ganho de peso e eficiência alimentar, boa conformação (comprimento do corpo), alto rendimento de carcaça e baixa deposição de gordura.

A raça foi desenvolvida nas regiões do norte da Europa, tendo seu melhoramento iniciado na Dinamarca. O Brasil importou os primeiros reprodutores Landrace da Suécia no início dos anos 1960, e posteriormente de outros países, e a raça tem grande variabilidade genética no país. Em 2021, foram importados animais dos Estados Unidos, Dinamarca, Noruega e Canadá, principalmente para a utilização em linhas fêmeas.

A presença, no Landrace brasileiro, do Landrace Belga, raça constituída de linhagens com grande conformação de pernil, alto rendimento de carne e alta frequência do alelo Hal^n, responsável genético pela síndrome do estresse em suínos (PSS, do inglês *porcine stress syndrome*) e pela ocorrência de carne pálida, mole e exsudativa (PSE), foi, possivelmente, a causa da presença do alelo Hal^n em Landrace de alguns criatórios brasileiros, com frequência superior a 30%.[23] Na década de 1990, a seleção assistida por marcadores permitiu erradicar o alelo daqueles plantéis.

Nos programas de melhoramento genético, no estrato multiplicador, para a produção de fêmeas comerciais F1, sempre que possível, são utilizados reprodutores Landrace com fêmeas Large White, pelo fato de fêmeas Landrace produzirem igual ou maior número de leitões por leitegada e leitões um pouco mais pesados que as fêmeas Large White.

Duroc

A raça Duroc é originária dos Estados Unidos, sendo desenvolvida no século XIX. Foi a primeira raça introduzida no Brasil, iniciando suas importações na década de 1950. Nos registros do PBB de 2021 constam animais trazidos dos Estados Unidos, Dinamarca, Noruega e Canadá.

Suínos da raça Duroc têm como características pelagem vermelha, orelhas do tipo ibérica, perfil cefálico subcôncavo, bom comprimento e profundidade corporal. Apresentam boa taxa de crescimento, 6 a 7 pares de tetos, boa conversão alimentar, rendimento e qualidade de carcaça. No entanto, as fêmeas apresentam média prolificidade e limitações quanto a produção de leite e habilidade materna.

A rusticidade e o excelente vigor da raça são características importantes que promoveram seu uso em cruzamentos com Landrace e Large White, como linha paterna, com o objetivo de explorar a heterose na taxa de crescimento dos animais produzidos para o abate e o efeito de complementariedade na qualidade da carne.

Animais da raça Duroc apresentam teores de marmoreio (gordura intramuscular) superiores aos valores observados nas raças Landrace, Large White e Pietrain[24] e ausência praticamente total do alelo halotano, que confere à raça a capacidade genética de produzir carne de qualidade.

Pietrain

A raça Pietrain teve origem na Bélgica, com o cruzamento entre suínos Berkshire e Tamworth. É conhecida como a raça dos quatro pernis, por possuir uma excelente massa muscular no quarto dianteiro. São animais que apresentam pelagem malhada, em tons de cinza, marrom e vermelho, orelhas do tipo asiático, perfil cefálico subconcavilíneo, 6 a 7 pares de tetos, baixa espessura de toucinho, alto rendimento de carcaça e elevada produção de carne.

Entre as raças de suínos, a Pietrain é a que apresenta menor deposição de gordura e a maior deposição de carne na carcaça. Essa característica despertou interesse na raça para a utilização em cruzamento com o objetivo de aumentar a quantidade de carne na carcaça dos animais produzidos para o abate.

No Brasil, os primeiros animais foram importados da Bélgica na década de 1970. A grande musculosidade da raça deve-se à presença da alta frequência do gene Hal^n, superior a 90%, que também é o responsável genético pela PSS.

Quando os animais se encontram em situações de estresse e de desconforto térmico, os portadores de carga dupla do alelo (Hal^{nn}) apresentam hipertermia maligna e podem vir a óbito, fato que causou o completo desaparecimento dos primeiros animais trazidos para o Brasil.[23] Importações de animais e de sêmen feitas ao longo dos anos solidificaram a presença e a importância da raça no Brasil, e contribuíram significativamente para o aumento do rendimento de carne e da quantidade de carne na carcaça.

Por seu menor tamanho corporal, menor taxa de crescimento diário e grande suscetibilidade ao estresse, suínos Pietrain não têm sido criados na forma de raça pura para o abate. Animais dessa raça têm sido usados principalmente para o desenvolvimento de linhas genéticas paternas e sintéticas de macho e para a obtenção de reprodutores mestiços e híbridos comerciais, a partir de cruzamentos com Duroc, com linhas paternas de Large White ou com animais da raça Hampshire. Em 2021, foram importados machos da Dinamarca, França e Canadá.

Linhas sintéticas

Algumas companhias de melhoramento desenvolvem linhagens sintéticas e/ou raças, obtidas a partir das já existentes. No desenvolvimento das linhas sintéticas, os objetivos são: formação de um novo grupo genético com percentuais fixos de cada uma das raças de origem; e/ou a formação de um novo grupo de animais com capacidade genética específica para uma ou mais características de importância econômica.[23]

Na formação da raça/linhagem sintética, devem-se utilizar animais selecionados geneticamente para as características de importância econômica nos cruzamentos de origem, buscando utilizar o maior número possível de animais fundadores da raça, não aparentados, a fim de maximizar a variabilidade genética. Uma vez formada, a linhagem sintética deve ser conduzida como qualquer raça, sendo melhorada por meio de seleção e acasalamentos entre machos e fêmeas pertencentes à nova linha.

No relatório de registro genealógico de 2021, da ABCS,[16] são descritas as raças puras sintéticas (Tabela 4). O número de registros desses animais vem crescendo, superando o número de registros de Duroc e Pietrain (Tabela 5).

As linhas sintéticas disponíveis no mercado de reprodutores possuem em sua composição genes das raças Duroc, Hampshire e Pietrain, visando à produção de suínos de abate com alto rendimento de carne e qualidade.

A importância do aumento no número de leitões produzidos por leitegada e por porca ao ano fez com que fossem desenvolvidas linhas hiperprolíficas nas raças puras Landrace e Large White, e linhas sintéticas do cruzamento dessas e outras raças chinesas de alta prolificidade, como a Meishan.[23]

TABELA 4 Linhagens sintéticas de suínos registradas na Associação Brasileira de Criadores de Suínos em 2021

Linhagem sintética	Composição racial
Embrapa MS115	62,50% de Pietrain, 18,75% de Duroc e 18,75% de Large White
Linha L65	44,92% de Large White, 29,69% de Pietrain, 23,44% de Duroc e 1,95% de Landrace
Linha M6 Landrace	50,00% de Landrace, 12,50% de Meishan, 12,50% de Xia Jing, 8,33% de Hampshire, 8,33% de Pietrain e 8,34% de Large White
Linha P76	40,6250% de Hampshire, 23,4375% de Large White, 18,7500% de Duroc e 17,1875% de Pietrain
Linha Talent	75% de Duroc e 25% de Landrace
Linha M3 Large White	75% de Large White e 25% de Landrace
Embrapa MO25C	50% de Landrace, 25% de Moura e 25% de Large White

Fonte: ABCS, 2021.[16]

TABELA 5 Número de nascimentos por raça registrados no *Pig Book Brasileiro* em 2012, 2014, 2016, 2018, 2020 e 2021

Raça	2012	2014	2016	2018	2020	2021
Duroc	9.023	8.419	4.501	12.606	36.324	32.643
Landrace	248.263	292.325	62.390	281.712	526.138	491.946
Large White	184.469	254.021	31.437	265.972	463.272	601.727
Pietrain	12.811	14.667	3.414	5.900	16.648	18.569
Puro sintético	59.805	119.420	1.358	60.057	92.087	85.718

Fonte: ABCS, 2021.[16]

É importante destacar que são produzidas linhas com diferentes objetivos em determinadas raças. As raças Landrace e Large White são utilizadas como linhas fêmeas que produzem as fêmeas comerciais F1 destinadas às granjas comerciais, mas também como linhas machos nos programas de cruzamento.[4]

Em suínos, os principais tipos de cruzamentos utilizados são apresentados por Lopes et al.[9] e descritos a seguir.

Cruzamento simples

Fêmeas de uma raça ou linhagem (B) são acasaladas com machos de uma raça ou linhagem (A). É utilizado nos rebanhos multiplicadores para a produção de machos e fêmeas F1 ou híbridos. Utiliza a complementariedade de duas raças.

A × B

↓

1/2A1/2B

(F1)

Cruzamento alternado

Cruzamento entre duas ou três raças ou linhagens, alternando a raça ou linhagem do pai a cada geração. As fêmeas são acasaladas em cada geração, de forma alternada, com machos de uma das raças puras ou linhagens sintéticas. É um sistema que funciona bem para o criador independente, porque ele faz a reposição de fêmeas com leitoas do próprio plantel. O criador precisa adquirir machos das duas ou três raças de rebanhos de reprodutores puros. Quando envolve três raças, o controle reprodutivo é mais complicado.

2 raças	3 raças
A × B	A × B
↓	↓
A × AB	C × AB
↓	↓
B × A(AB)	A × C(AB)
↓	↓
A × B(A(AB))	B × A(C(AB))
↓	↓
B × A(B(A(AB)))...	C × B(A(C(AB)))

Cruzamento triplo

Acasalamento de fêmeas F1 ou híbridas com machos de uma terceira raça pura ou linhagem sintética. Nesse sistema, aproveitam-se as heteroses materna e individual. Sistema comumente utilizado nas integrações de suínos, em que o produtor adquire fêmeas F1 do rebanho multiplicador e os machos puros do rebanho núcleo.

A × B
↓
C × AB
↓
ABC

Cruzamento duplo entre quatro raças

Acasalamento de fêmeas F1 ou híbridas com machos F1 ou híbridos. Nesse sistema, aproveitam-se as heteroses paterna, materna e individual. Sistema também utilizado pelas integrações de suínos, em que animais cruzados são produzidos nos rebanhos multiplicadores e repassados para os rebanhos comerciais.

A × B ↘ ↙ C × D
AB × CD
↓
ABCD

CRITÉRIOS DE SELEÇÃO NO MELHORAMENTO GENÉTICO DE SUÍNOS

Crescimento

Para a produção de suínos, desde sempre o desempenho animal do ponto de vista do crescimento e ganho de peso, é a principal característica a ser considerada e, com o avanço da produção e melhoramento genético, o fator tempo para atingir o peso de abate desejado se tornou um padrão de medida. Assim, o conceito de dias para atingir o peso ideal para o mercado e o próprio ganho de peso diário são medidas utilizadas nos programas de melhoramento como critérios de seleção.

Segundo Roppa,[25] em 1980 os suínos eram abatidos, em média, com 94 kg de peso vivo aos 180 dias, e em 2012 passaram a ser abatidos com 110 a 120 kg de peso vivo aos 140 a 150 dias. A conversão alimentar nesse período reduziu de 3,6 kg para 2,4 kg de ração para 1 kg de ganho de peso. Se for considerado o ganho de peso diário durante o período citado, é possível observar uma evolução no ganho de peso médio diário de 0,5 para 0,8 kg, ou um incremento de 60%.

Nos estudos genéticos, a estimativa da herdabilidade é o quanto da fração da variabilidade fenotípica é de origem genética. De modo prático, busca-se predizer o quanto da variabilidade de determinada característica pode ser herdável para a progênie/próxima geração. Os trabalhos recentes com ganho de peso diário em suínos, citados na literatura, apresentam herdabilidade variando de 0,20 a 0,50.[26-29] Para a característica dias para alcançar 100 kg, um indicador de taxa de crescimento, as herdabilidades são de moderada magnitude, variando de 0,30 a 0,50.[30] Outro exemplo é o reportado por Lopez et al.,[31] que observaram herdabilidades para a característica de dias para alcançar 90 kg entre 0,46 e 0,56.

Com o uso atual de dados genômicos, seja de painéis comerciais, seja de sequenciamento, é possível buscar mais detalhes da origem dos efeitos de características de produção, como as que determinam o ganho de peso.

O estudo amplo do genoma, também conhecido como GWAS, é uma metodologia para a mineração de genes funcionais, SNP, QTL e outras informações genéticas relevantes sobre características controladas por muitos genes e interações genéticas.[32] Para a produção de suínos, Cai et al.[33] descreveram como um estudo de GWAS pode ser empregado para buscar informações de características complexas. Nesse estudo, apresentaram regiões e genes relacionados ao ganho de peso em suínos, e que inclusive têm sobreposição com regiões relacionadas ao crescimento em humanos.

A tendência é que estudos dessa natureza ocorram com mais intensidade, sendo demanda para outras características importantes na produção de suínos, desvendando demais características complexas.

Reprodução

As características reprodutivas estão entre as mais importantes na produção de suínos, pois com elas é possível medir eficiência reprodutiva, que tem grande impacto econômico nos resultados de produção. Diferentemente das características de desempenho, as características reprodutivas, em geral, apresentam herdabilidades menores, de baixa magnitude.

A prolificidade ou tamanho de leitegada e seu peso ao nascimento são as principais características, as mais utilizadas pelos criadores como parâmetros reprodutivos e pelos programas de melhoramento para melhoria e seleção. No entanto, com a elevada prolificidade das linhagens fêmeas, o número de tetos também se tornou um importante critério de avaliação nos programas de melhoramento.

Segundo Antunes,[34] o tamanho da leitegada tem correlação genética desfavorável com taxa de sobrevivência pré-natal, e seu aumento implica maior variabilidade de peso ao nascer, o que resulta em maior mortalidade. Uma alternativa pode ser a seleção para vitalidade dos leitões como forma de contornar os efeitos do aumento do tamanho da leitegada. Em estudos recentes, Yang et al.[35] reportaram herdabilidades observadas para tamanho de leitegada da ordem de 0,07 a 0,15.

Geralmente, as características quantitativas são multifatoriais e influenciadas por vários genes polimórficos e condições ambientais, de modo que um ou mais QTL podem influenciar uma característica ou fenótipo.[36] Os QTL são regiões genéticas, também conhecidas do termo em latim como *loci*, cujos alelos contidos nelas afetam a variação de características fenotípicas.

Trabalhos mais avançados de QTL, com dados de sequenciamento genômico, têm buscado regiões associadas com características reprodutivas e verificado os genes contidos nessas regiões, seguido de suas funções que podem explicar a maior parte da variação das características.

Zhao et al.[37] observaram genes relacionados a características reprodutivas associados ao tamanho de leitegada. Essa abordagem com maior quantidade de dados genômicos em busca de regiões é considerada muito eficiente não apenas em suínos, mas em todas as espécies, e está sendo amplamente utilizada.

O peso da leitegada (leitão individual) tem correlações genéticas negativas com o tamanho da leitegada.[7] Com o aumento da prolificidade há tendência à diminuição do peso dos leitões ao nascimento, pela própria competição intrauterina.[34] Os leitões menores têm taxa inferior de crescimento do pós-natal até o abate e podem demorar de 1 a 2 semanas para atingir o peso ideal de abate.

Estudos têm reportado a herdabilidade para peso ao nascimento variando entre 0,08 e 0,17.[35,38-39] Dessa forma, o ideal é que a evolução da prolificidade em suínos ocorra com o equilíbrio do peso da leitegada e vitalidade.

Com o aumento da prolificidade e o bom desempenho da leitegada, o número de tetos tem demandado atenção para melhoria nos programas de melhoramento, aumentando a pressão de seleção para a característica. A importância do número de tetos é pela necessidade de obter maior taxa de sobrevivência, bom ganho de peso e uniformidade da leitegada. Os trabalhos reportam a herdabilidade entre 0,31 e 0,42,[40,41] e que existe correlação genética positiva (0,34) para o número de tetos não funcionais com o elevado número de leitões natimortos.

Os estudos genômicos avançados em busca de elucidar os mecanismos que regulam a característica estão sendo realizados para fornecer subsídios ao processo de seleção. Duijvesteijn et al.[40] observaram cinco QTL importantes associados ao número de tetos em suínos. Nas mesmas regiões associadas foram verificados genes que regulam os mecanismos que determinam o número de vértebras, sugerindo que os mecanismos genéticos são comuns para essas duas características de suínos.

Ainda sobre os aspectos reprodutivos, nas linhas paternas não se pode deixar de salientar que, além do desenvolvimento ponderal e características de carcaça, o trabalho importante de seleção é focado principalmente em características como qualidade e volume de sêmen, visando ao maior rendimento de doses para inseminação.[8]

Carcaça e qualidade de carne

A indústria suína é significativamente impactada por características complexas, que envolvem crescimento e deposição de gordura.[42] As principais características trabalhadas no âmbito da qualidade da carcaça são espessura de toucinho, rendimento de carcaça, rendimentos de cortes nobres e área de olho de lombo. E, para qualidade de carne, pH, capacidade de retenção de água e gordura intramuscular.

Segundo Lopes,[7] a partir da década de 1990 os consumidores passaram a exigir carne mais magra, o que levou os programas de melhoramento a intensificarem a redução de gordura nas carcaças e o aumento de carne magra. Outra mudança importante foi o peso médio das carcaças, que também aumentou de forma considerável, passando de 64 para 84 kg em três décadas, segundo dados da ABCS até 2012.[25]

Segundo Fávero e Figueiredo,[10] o sucesso da seleção para carne magra está baseado na alta herdabilidade da espessura do toucinho (0,40 a 0,70) e na alta correlação genética negativa existente entre a espessura do toucinho e o conteúdo em carne magra na carcaça (−0,40 a −0,30). Essa relação negativa foi muito útil, pois, ao selecionar para a redução da espessura do toucinho, a resposta para aumento de carne magra foi bem-sucedida, e com o custo menor do que seria selecionar diretamente para a característica, pelo trabalho necessário para a coleta de medidas e custos. Outra questão significativa foi a eliminação do alelo recessivo (Hal^n) do gene halotano dos rebanhos de seleção, para eliminar a predisposição genética dos reprodutores e seus descendentes ao estresse, relacionado com a morte súbita e a problemas de carne PSE.

Há um estudo que reporta herdabilidade para rendimento de carcaça e cortes nobres, características muito importantes para a indústria, na ordem de 0,38 e 0,48, respectivamente.[43] Segundo Irgang,[23] o Brasil saiu de um rendimento de carne na carcaça de 45% em 1980 para próximo de 58% em 2011, uma evolução de alto impacto para a produção de suínos.

A área de olho de lombo, corte considerado nobre pelos consumidores, também é alvo constante para seleção. Reportado por Fávero e Figueiredo,[10] na década de 1960, o suíno preconizado na época para carne deveria ter no mínimo 22 cm^2 de área de olho de lombo. A evolução foi tamanha que, em 2011,[23] foram observadas médias para área de olho de lombo de 48 cm^2 para a raça Landrace, 46,9 cm^2 para Large White, 48,5 cm^2 para Duroc, 57,6 cm^2 para Pietrain e 41,3 cm^2 para Meishan. O recente estudo de Ewaoluwagbemiga et al.[26] reporta herdabilidade de 0,34 para área de olho de lombo em suínos.

Diferentemente da carcaça, para as características de qualidade de carne, mesmo sendo muito apreciada pelos consumidores, a evolução foi menor em termos de melhoria dos indicadores. Isso ocorre pelas maiores dificuldades na obtenção de medidas e pelos custos para obtê-las. Características como pH, conteúdo de gordura intramuscular e força de cisalhamento (*shear force*) estão entre as principais.

O pH é muito utilizado pela indústria para a identificação de carne PSE e/ou DFD (escura, dura e seca), que causam perdas econômicas e depreciação do produto final. Parâmetros indicam que pH inicial (45 minutos após o abate) menor que 5,8 é útil para detectar PSE, já que alguns cortes suínos tornam-se PSE logo nas primeiras horas, e pH 24 horas após o abate acima de 6,0, como na carne DFD, indica alto risco de contaminação microbiológica, já que essa carne não possui o pH ácido para inibir a proliferação de microrganismos.[44]

A gordura intramuscular determina características sensoriais de palatabilidade como suculência e sabor, muito interessante para o consumo *in natura*. Lopes[6] reporta que o desafio do melhoramento é aumentar a gordura intramuscular, sem aumentar o depósito em outros pontos da carcaça, como subcutânea, abdominal e intermuscular. As herdabilidades recentes observadas na literatura para o conteúdo de gordura intramuscular estão entre 0,15[45] e 0,76.[26]

Características como perdas por gotejamento e por cocção são importantes para o processamento da carne de suínos. Ewaoluwagbemiga et al.[26] verificaram herdabilidades para perdas por gotejamento e por cocção na ordem de 0,40 e

0,36, respectivamente. Miar et al.[46] obtiveram estimativas de herdabilidades de 0,21 para perdas por gotejamento e de 0,20 para perdas por cocção.

A força de cisalhamento não chega a ser uma questão de primeira necessidade a ser melhorada nos suínos, como ocorre em bovinos, pela grande variabilidade da característica dentro e entre raças. Mas estudos têm sido feitos para conhecimento e uso na seleção de animais que produzem carne de maior maciez.

Xie et al.[47] verificaram herdabilidades entre 0,27 e 0,33; Ewaoluwagbemiga et al.[26] observaram herdabilidade de 0,38 e Miar et al.[46] reportaram 0,39 para características que determinam a maciez da carne.

Muitos estudos genômicos são encontrados na literatura para os grupos de características de carcaça e qualidade da carne. Mas, diferentemente dos demais grupos de características, de produção, reprodutivas, de saúde e bem-estar animal, expressivamente o maior número de estudos de GWAS e resultados de QTL são com carcaça e qualidade da carne.

É possível verificar o número de 36.201 QTL para a classe de características de carcaça e carne, do total de 54.816 depositados na ferramenta *online* Pig QTLdb disponível para consulta (https://www.animalgenome.org/cgi-bin/QTLdb/SS/summary?summ=clas&statu=). Para a classe de características de carcaça e carne, esse número representa mais do que todos os QTL depositados para as demais classes somadas de características para suínos, o que evidencia o amplo esforço dos estudos genômicos de GWAS e QTL para desvendar a origem genética da variabilidade das características de qualidade da carne e carcaça.

Consumo e eficiência alimentar

A eficiência alimentar é um dos principais componentes de custos na produção de suínos. A lucratividade da atividade é muito dependente da eficiência alimentar, pois os custos alimentares alcançam mais de 60% do custo total de produção.[48] Portanto, a melhoria de características relacionadas à eficiência alimentar, além do impacto econômico positivo, tem forte relação com a sustentabilidade e o meio ambiente, pela possibilidade de melhoria para consumir menos alimentos e produzir menos dejetos por quilogramas de carne produzida.

O ganho de peso diário sempre foi utilizado para avaliar a eficiência de produção. No entanto, com o advento de novas tecnologias, como os cochos automatizados, capazes de medir o peso corporal e o consumo individual, atualmente é possível medir a eficiência alimentar de forma precisa, calculando a conversão alimentar, o consumo residual de ração e o ganho de peso corporal residual.[49]

As herdabilidades para conversão alimentar são citadas na literatura entre 0,28 e 0,55.[26,49,50] Para consumo residual, as herdabilidades observadas na literatura estão entre 0,28 e 0,55.[49,51,52]

Segundo Antunes,[34] pesquisadores têm mostrado que a melhor estratégia é, em vez de selecionar diretamente para conversão alimentar, selecionar para consumo residual de alimento, pois essa característica não tem correlação genética desfavorável com outras características importantes, melhora a eficiência de utilização dos alimentos e tem herdabilidade de magnitude moderada.

Para características relacionadas à eficiência alimentar, também é possível observar uma gama de estudos de GWAS e QTL, com resultados promissores na elucidação dos principais mecanismos que as controlam.[53-55]

O avanço da compreensão dos mecanismos genéticos do comportamento alimentar e das características de eficiência alimentar proporcionam oportunidades para a utilização dos resultados na seleção assistida por marcadores e seleção genômica em suínos.

Novos fenótipos

Pode-se dizer que houve grande avanço na área de geração e exploração de dados genômicos em suínos, e que ainda existe muito espaço a ser explorado. Mas alguns autores citam a necessidade de novas tecnologias de pecuária de precisão, para a geração de novos fenótipos e automação em grande escala de fenótipos já comumente utilizados.[56]

Técnicas com uso de imagem e visão computacional são cruciais para a fenotipagem automatizada de suínos e devem ganhar importância nos objetivos de seleção. As inovações dessa natureza na área da genética são determinantes para trabalhar questões de sustentabilidade, comportamento animal e para enfrentar a concorrência com demais produções agropecuárias,[57] pois existe a necessidade de obter fenótipos de suínos de alto rendimento que ainda são difíceis e de custo elevado.

Estudos de visão computacional já fornecem dados extraídos de imagem para avaliações genéticas e apresentam excelentes perspectivas para a obtenção de parâmetros genéticos e emprego nos programas de seleção.

Gorssen et al.[56] coletaram medidas corporais de suínos, extraídas de imagem, e estimaram elevadas herdabilidades (0,61 a 0,74) e com significativas correlações genéticas com a média de ganho de peso diário. Para as características de comportamento e atividades dos animais, foram encontradas estimativas menores de herdabilidade (0,22 a 0,35) e baixas correlações com características de produção e anormalidades físicas.

O uso de novas tecnologias (principalmente com imagem) na produção deve ser a tendência nos próximos anos pelos pesquisadores da área de suínos e demais animais de produção.

Outro ponto muito importante abordado pela sociedade é a questão da sustentabilidade na produção de suínos. A grande quantidade de dejetos produzidos, consumo de energia e uso de água são temas muito discutidos nos dias de hoje. Dessa forma, além de estudos realizados a respeito da eficiência alimentar, atualmente é possível encontrar na literatura pesquisas com novos fenótipos na área de produção de dejetos.

Ewaoluwagbemiga et al.[26] reportam que suínos alimentados com dietas ricas em proteína crua resultam na excreção de elevadas taxas de nitrogênio, prejudicial ao meio ambiente. Assim, os mesmos autores propuseram como fenótipo a eficiência no uso da proteína em suínos e observaram herdabilidade de 0,54, elucidando que a característica pode ser considerada pelos programas de melhoramento para reduzir o impacto ambiental. Os resultados dessa pesquisa também verificaram que não houve comprometimento com correlações negativas para características de qualidade de carne, e que há ainda possibilidade de selecionar indiretamente animais com maior eficiência para o uso do fósforo.

Selecionar para eficiência nutricional pode ser mais interessante que selecionar para conversão alimentar para reduzir a poluição com nitratos, pois a conversão alimentar apresenta correlações negativas com algumas características de qualidade da carne.

Segundo Pérez-Enciso e Steibel,[58] o progresso do uso de fenótipos depende do rápido desenvolvimento de novas tecnologias, sensores e aprendizado de máquinas. De forma geral, as inovações e ferramentas de precisão tornarão contínua a coleta de dados de centenas de características ao mesmo tempo de um grande número de animais.

REFERÊNCIAS

1. Associação Brasileira de Proteína Animal (ABPA). Relatório anual 2023 [citado em 07 dez. 2023]. Disponível em: https://abpa-br.org/wp-content/uploads/2023/04/Relatorio-Anual-2023.pdf
2. Figueiredo EAP, Peixoto JO, Ledur MC. Estratégias para o melhoramento genético dos suínos no Brasil. Concórdia: Embrapa Suínos e Aves; 2016. 6p. 1 folder.
3. Veroneze R, Lopes PS, Guimarães SEF, Marques DBD, Silva DA, Oliveira LF. Genética de suínos no Brasil: o presente é genômico e o futuro é digital e verde. Suíno Brasil 4º Trimestre 2022.
4. Lopes PS. Melhoramento genético de suínos. Viçosa: Universidade Federal de Viçosa; 2004. 15p. (Notas de aula).
5. Euclides Filho K. Melhoramento genético animal no Brasil: fundamentos, história e importância. Campo Grande: Embrapa Gado de Corte; 1999. 63p.
6. Martins EN. Perspectivas do melhoramento genético de codornas no Brasil – Departamento de Zootecnia. In: Simpósio Nacional de Melhoramento Animal, 4., 2002. Paraná: Centro de Ciências Agrárias – Universidade Estadual de Maringá; 2002.7.
7. Lopes PS. Melhoramento Genético de Suínos. In: Simpósio Brasileiro de Melhoramento Animal, 8., 2010, Maringá. Melhoramento animal no Brasil: uma visão crítica: palestras. Maringá: SBMA; 2010. 31p.

8. Leal GBM. Análise multifatorial e preditores para características de importância econômica de matrizes suínas em granja multiplicadora. Tese (doutorado). Goiânia: Escola de Veterinária e Zootecnia (EVZ), Programa de Pós-Graduação em Zootecnia, Universidade Federal de Goiás; 2021. 82p.
9. Lopes PS, Freitas RTF, Ferreira AS. Melhoramento de suínos. Viçosa: Universidade Federal de Viçosa; 2001. 39p. (Caderno Didático, 37).
10. Fávero JA, Figueiredo EAP. Evolução do melhoramento genético de suínos no Brasil. Rev Ceres. 2009;4:420-7.
11. Figueiredo EAP. Melhoramento genético de suínos – o exemplo americano. In: Gentilini FP, Anciuti MA, organizadores. Tópicos atuais na produção de suínos e aves. Pelotas: IFSul/Pelotas; 2013. p.160-90.
12. Moraes VG, Capanema L. A genética de frangos e suínos: a importância estratégica de seu desenvolvimento para o Brasil. BNDES Setorial. 2012;35:119-54.
13. Lopes PS, Guimarães SEF, Carneiro PLS. Integração da genética quantitativa e da genética molecular nos programas de melhoramento genético de suínos. In: Simpósio Nacional de Melhoramento Animal, 7, São Carlos. Anais... São Carlos: SBMA; 2008. p.1-20.
14. Visscher P, Pong-Wong R, Whittemore C, Haley C. Impact of biotechnology on (cross)breeding programmes in pigs. Livest Prod Sci. 2000;65(1-2):57-70.
15. Costa ARC. Estruturas piramidais de melhoramento genético. In: Associação Brasileira de Criadores de Suínos (ABCS). Produção de suínos: teoria e prática. Brasília: ABCS; 2014. p.60-2.
16. Associação Brasileira de Criadores de Suínos (ABCS). Relatório de Serviço de Registro Genealógico dos Suínos 2021 [citado em 07 dez. 2023]. Disponível em: https://abcs.org.br/wp-content/uploads/2022/12/Relat%C3%B3rio-SRGS2021-final.pdf.
17. Castro STT, Albuquerque MSM, Germano JL. Census of Brazilian naturalized swine breeds. Arch de Zootec. 2002;52:235-9.
18. Sollero BP. Diversidade genética das raças naturalizadas de suínos no Brasil por meio de marcadores microssatélites. Dissertação (mestrado). Brasília: Faculdade de Agronomia e Medicina Veterinária, Universidade de Brasília; 2006. 87 p.
19. Somavilla AL, Tezza LBL, Warpechowski MB. Discordâncias na descrição de características das raças suínas brasileiras. In: ENAF – Encontro de Atividades Formativas da UFPR, Curitiba, 2009.
20. Silva EC. Genética da conservação de suínos localmente adaptados no Brasil: uso de ferramentas genômicas e geográficas. Tese (doutorado em Ciências Animais). Brasília: Faculdade de Agronomia e Medicina Veterinária, Universidade de Brasília; 2014. 157f.
21. Fávero JA, Figueiredo EP, Fedalto LM, Woloszyn N. A raça de suínos Moura como alternativa para a produção agroecológica de carne. Rev Bras Agroecol. 2007;2(1).
22. Figueiredo EAP, Costa OAD, Coldebella A, Bertol TM, Lima GJMM, et al. Desempenho de suínos de genótipos para sistemas convencionais e alternativos de produção: Pig performance of genotypes for conventional and alternative production systems. Braz J Anim Environ Res. 2023;6(2):1001-17.
23. Irgang R. Melhoramento genético aplicado à produção de suínos. In: Associação Brasileira de Criadores de Suínos (ABCS). Produção de suínos: teoria e prática. Brasília: ABCS; 2014. p.51-9.
24. Peloso JV, Lopes PS, Gomide LA, Guimarães SEF, Carneiro PLS. Carcass and ham quality characteristics of heavy pigs from different genetic groups intended for the production of dry-cured hams. Meat Sci. 2010;86(2):371-6.
25. Roppa L. Evolução do mercado mundial de suínos nos últimos 30 anos. In: Associação Brasileira de Criadores de Suínos (ABCS). Produção de suínos: teoria e prática. Brasília: ABCS; 2014. p. 23-9.
26. Ewaoluwagbemiga EO, Bee G, Kasper C. Genetic analysis of protein efficiency and its association with performance and meat quality traits under a protein-restricted diet. Genet Sel Evol. 2023;55(35):1-16.
27. Gorssen W, Winters C, Meyermans R, Chapard L, Hooyberghs K, Janssens S. A promising resilience parameter for breeding: the use of weight and feed trajectories in growing pigs. J Anim Sci Biotechnol. 2023;14(101):1-20.

28. Ogawa S, Kimata M, Tomiyama M, Satoh M. Heritability and genetic correlation estimates of semen production traits with litter traits and pork production traits in purebred Duroc pigs. J Anim Sci. 2022;100(3):1-10.
29. Poulsen BG, Ask B, Nielsen HM, Ostersen T, Christensen OF. Prediction of genetic merit for growth rate in pigs using animal models with indirect genetic effects and genomic information. Genet Sel Evol. 2020;52(58):1-10.
30. Johnson ZB, Nugent RA. Heritability of body length and measures of body density and their relationship to backfat thickness and loin muscle area in swine. J Anim Sci. 2003;81(8):1943-9.
31. Lopez B, Song C, Seo K. Genetic parameters and trends for production traits and their relationship with litter traits in Landrace and Yorkshire pigs. Anim Sci J. 2018;86(10):1381-98.
32. Visscher PM, Wray NR, Zhang Q, Sklar P, McCarthy MI, Brown MA, et al. 10 years of GWAS discovery: biology, function, and translation. Am J Hum Genet. 2017;101(1):5-22.
33. Cai Z, Christensen OF, Lund MS, Ostersen T, Sahana G. Large-scale association study on daily weight gain in pigs reveals overlap of genetic factors for growth in humans. BMC Genomics. 2022; 23(133):1-13.
34. Antunes RC. O futuro do melhoramento genético em suínos. In: Associação Brasileira de Criadores de Suínos (ABCS). Produção de suínos: teoria e prática. Brasília: ABCS; 2014. p.84-92.
35. Yang Y, Gan M, Yang X, Zhu P, Luo Y, Liu B, et al. Estimation of genetic parameters of pig reproductive traits. Front Vet Sci. 2023;10.
36. Abiola O. Angel JM, Avner P, Bachmanov AA, Belknap JK, Bennett B, et al. The nature and identification of quantitative trait loci: a community's view. Nat Rev Genet. 2003;4(11):911-6.
37. Zhao YX, Gao GX, Zhou Y, Guo CX, Li B, El-Ashram S, Li ZL. Genome-wide association studies uncover genes associated with litter traits in the pig. Animal. 2022;16(12).
38. Damgaard LH, Rydhmer L, Løvendahl P, Grandinson K. Genetic parameters for within-litter variation in piglet birth weight and change in within-litter variation during suckling. J Anim Sci. 2003; 81(3):604-10.
39. Torres Filho RA, Torres RA, Lopes PS, Pereira CS, Euclydes RF, Araújo CV, et al. Estimativas de parâmetros genéticos para características reprodutivas de suínos. Arq Bras Med Vet Zootec. 2005;57(5):684-9.
40. Duijvesteijn N, Veltmaat JM, Knol EF, Harlizius B. High-resolution association mapping of number of teats in pigs reveals regions controlling vertebral development. BMC Genomics. 2014; 15(1):542.
41. Lundeheim N, Chalkias H, Rydhmer L. Genetic analysis of teat number and litter traits in pigs. Acta Agric Scand – A: Anim. 2013;63(3):121-5.
42. Zhou P, Yin C, Wang, Y, Yin Z, Liu Y. Genomic association analysis of growth and backfat traits in Large White pigs. Genes. 2023;14(6):1-13.
43. Fernandez Giné GA, Freitas RTF, Oliveira AIG, Pereira IG, Gonçalves TM. Estimativa de parâmetros genéticos para características de carcaça em um rebanho de suínos Large White. Rev Bras Zootec. 2004;33(2):337-43.
44. Ludtke C, Bueno AD, Ciocca JR. Interações entre manejo pré-abate e qualidade de carne em suínos. In: Associação Brasileira de Criadores de Suínos (ABCS). Produção de suínos: teoria e prática. Brasília: ABCS; 2014. p. 747-57.
45. Davoli R, Catillo G, Serra A, Zappaterra M, Zambonelli P, Zilio DM, et al. Genetic parameters of backfat fatty acids and carcass traits in Large White pigs. Animal. 2019;13(5):924-32.
46. Miar Y, Plastow GS, Moore SS, Manafiazar G, Charagu P, Kemp RA, et al. Genetic and phenotypic parameters for carcass and meat quality traits in commercial crossbred pigs. J Anim Sci. 2014;92(7):2869-84.
47. Xie L, Qin J, Yao T, Tang X, Cui D, Chen L, et al. Genetic dissection of 26 meat cut, meat quality and carcass traits in four pig populations. Genet Sel Evol. 2023;55(43):1-12.

48. Hoste R. International comparison of pig production costs 2018: results of InterPIG. Wageningen: Wageningen Economic Research; 2020. 30p.
49. Núñez P, Gol S, Reixach J, Casto-Rebollo C, Ibáñez-Escriche N. Incorporation of feeding behaviour traits to increase the genetic gain of feed efficiency in Pietrain pigs. J Anim Breed Genet. 2023;140(5):485-95.
50. Dugué C, Prunier A, Mercat MJ, Monziols M, Blanchet B, Larzul C. Genetic determinism of boar taint and relationship with growth traits, meat quality and lesions. Animal. 2020;14(7):1333-41.
51. Kavlak AT, Uimari P. Estimation of heritability of feeding behaviour traits and their correlation with production traits in Finnish Yorkshire pigs. J Anim Breed Genet. 2019;136(6):434-94.
52. Lu D, Jiao S, Tiezzi F, Knauer M, Huang Y, Gray KA, et al. The relationship between different measures of feed efficiency and feeding behavior traits in Duroc pigs. J Anim Sci. 2017;95(8):3370-80.
53. Bai C, Pan Y, Wang D, Cai F, Yan S, Zhao Z, et al. Genome-wide association analysis of residual feed intake in Junmu No. 1 White pigs. Anim Genet. 2017;48(6):686-90.
54. Ding R, Quan J, Yang M, Wang X, Zheng E, Yang H, et al. Genome-wide association analysis reveals genetic loci and candidate genes for feeding behavior and eating efficiency in Duroc boars. PLoS One. 2017;12(8).
55. Ibragimov E, Pedersen Aø, Xiao L, Cirera S, Fredholm M, Karlskov-Mortensen P. Analysis of merged transcriptomic and genomic datasets to identify genes and pathways underlying residual feed intake in growing pigs. Sci Rep. 2022;19(12).
56. Gorssen W, Winters C, Meyermans R, D'Hooge R, Janssens S, Buys N. Estimating genetics of body dimensions and activity levels in pigs using automated pose estimation. Sci Rep. 2022;12.
57. Knap PW. The scientific development that we need in the animal breeding industry. J Anim Breed Genet. 2020;137(4):344.
58. Pérez-Enciso M, Steibel JP. Phenomes: the current frontier in animal breeding. Genet Sel Evol. 2021;53(22):1-10.

5

Biosseguridade na suinocultura

Vera Letticie de Azevedo Ruiz

INTRODUÇÃO

Nas últimas décadas, o Brasil passou a produzir suínos de forma intensiva, em sistemas tecnificados, com grande número de animais.

A mera presença de alguns animais em um ambiente onde circula um agente patogênico já é motivo para ocorrer a propagação de doenças. Com a intensificação da produção e o aumento da densidade populacional, vários fatores que apoiam a transmissão de patógenos são beneficiados, pois o aumento do rebanho, de modo geral, leva a um aumento da pressão de infecção, por oferecer condições favoráveis para a disseminação de agentes transmissíveis. É importante lembrar também que houve um grande aumento do trânsito de animais, seja para realocação em diferentes sítios, seja para reposição ou ainda para o abate, facilitando a transmissão de patógenos a longas distâncias.

Até a década de 1960, a maioria das produções de suínos era pequena e de base familiar, mas começaram a evoluir para a escala industrial que conhecemos hoje, por meio das integrações, cooperativas ou mesmo em sistemas independentes. Foi na década de 1980 que conceitos como "granjas com o mínimo de doenças" e "granjas livres de patógenos específicos" surgiram, gerando as bases para as noções atuais de biosseguridade.[1-4]

Os prejuízos relacionados à ocorrência de doenças em populações suínas estão relacionados a:

- Redução do aproveitamento do potencial genético dos animais: menor número de animais nascidos vivos, menor desenvolvimento e ganho de peso, aumento de mortalidade.

- Aumento dos gastos com medicações e vacinas.
- Desperdício de ração por redução no consumo.
- Custos relacionados à mão de obra: maior tempo dedicado a cuidar de animais doentes do que para manter os outros saudáveis.
- Morte natural e sacrifício de animais nas diversas fases da produção.
- Comprometimento de carcaças no abatedouro.

Além dos prejuízos diretos pela ocorrência de doenças transmissíveis, é preciso lembrar que algumas doenças podem acometer outras espécies domésticas e selvagens, e, ainda, algumas podem ser zoonóticas, colocando também a população humana em risco.

Outro aspecto importante a ser considerado é o impacto no trânsito internacional de animais vivos e seus produtos. A ocorrência de algumas enfermidades pode impedir a importação ou exportação de animais, materiais biológicos e produtos, afetando a cadeia suinícola como um todo.

Dessa forma, é possível notar que um plano de biosseguridade pode ter objetivos que focam apenas na granja ou no sistema produtivo, ou pode ser mais amplo, lançando sua cobertura a todo o território nacional, como é o caso do Programa Nacional de Sanidade Suídea (PNSS) do Ministério da Agricultura e Pecuária (MAPA), que define as ações de controle sanitário para impedir a entrada de doenças e controlar ou erradicar as existentes no país. Organizações internacionais, como a Organização Mundial de Saúde Animal (WOAH, do inglês World Organisation for Animal Health),[8] procuram melhorar a saúde dos animais em nível global, apoiando as ações de Saúde Única (abordagem One Health, da Organização Mundial da Saúde).

A biosseguridade deve ser um ponto de atenção para minimizar as perdas produtivas, contribuindo também para o melhor bem-estar animal e o uso racional de medicações, principalmente antimicrobianos, assim como para diminuir os impactos ambientais decorrentes do aumento dos resíduos e descarte de carcaças, para permitir o trânsito de animais, produtos e subprodutos com segurança e, finalmente, produzir alimentos de origem animal em quantidade e qualidade esperadas.

A biosseguridade nada mais é que a medicina veterinária preventiva aplicada.[9,10] Disciplinas como epidemiologia, doenças infecciosas, doenças parasitárias e imunologia, entre outras, contribuem com conceitos que, quando aplicados de forma planejada, podem solucionar problemas crônicos de perdas na produtividade relacionados a questões sanitárias, em várias fases do sistema produtivo.

Diferente da biossegurança, que tem foco na proteção da saúde humana e se baseia em regras rígidas, a biosseguridade tem foco na saúde dos animais, com o objetivo de prevenir e controlar a exposição aos agentes patogênicos, para reduzir a manifestação clínica e propagação de doenças, e assim limitar os desafios gerados na produção de animais, levando a maiores níveis de saúde e bem-estar para garantir alimentos de origem animal de qualidade.

A biosseguridade deve ser ajustada a cada caso e cada propriedade, levando em consideração tipo de produção, práticas de manejos, características específicas de cada local e equipe, entre outros vários aspectos.

Existem duas abordagens importantes a serem observadas: a biosseguridade externa e a biosseguridade interna.

A biosseguridade externa objetiva manter os patógenos transmissíveis fora do rebanho, procurando controlar ou reduzir os riscos relacionados à entrada dos agentes naquela população.

Já a biosseguridade interna almeja evitar ou reduzir a disseminação dos agentes de doença dentro do rebanho, principalmente dos animais mais velhos para os mais novos.

Em ambas as abordagens, os principais fatores para o sucesso serão a motivação e a persistência das pessoas envolvidas nas atividades, para mudar comportamentos e buscar melhorias para reduzir os riscos.

O profissional responsável pelo programa de biosseguridade precisa aliar conceitos de produção e manejo com patologia de doenças infecciosas e parasitárias, saúde pública e epidemiologia.

As monitorias sanitárias podem auxiliar no acompanhamento do estado de saúde dos animais, e os níveis de contaminação de insumos e ambiente ao longo do tempo podem indicar riscos aumentados para a ocorrência de surtos de doenças e aumento das perdas produtivas. O histórico dos agentes encontrados e suas características (sorotipo, resistência a antimicrobianos, entre outros aspectos) pode ajudar no planejamento de ações a médio e longo prazos. Algumas doenças são de notificação obrigatória de acordo com as normas do MAPA,[5] especificadas no PNSS, como a suspeita da ocorrência de peste suína clássica, doença de Aujeszky e brucelose em granjas de reprodutores suínos.

EPIDEMIOLOGIA

A seguir, serão apresentados alguns conceitos da epidemiologia que podem nos auxiliar a compreender a estruturação de programas de biosseguridade.[7]

A tríade epidemiológica retrata as interações mínimas que devem existir para que ocorra a infecção de um animal. É preciso que o ambiente permita a propagação do agente causal, de forma que ele encontre um hospedeiro para infectar (Figura 1).

A cadeia epidemiológica (Figura 2) mostra como um agente transmissível sai do animal infectado e chega ao próximo alvo.

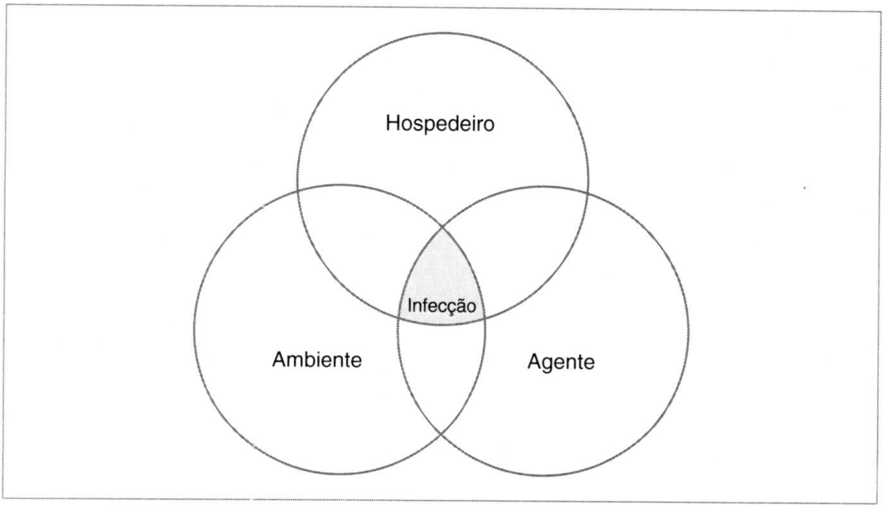

FIGURA 1 Tríade epidemiológica.

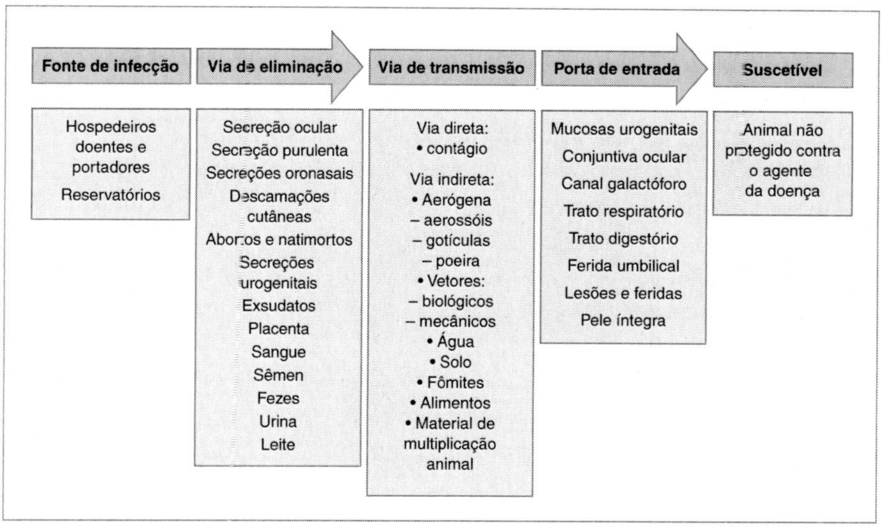

FIGURA 2 Cadeia epidemiológica.

A fonte de infecção pode ser qualquer hospedeiro vertebrado que esteja infectado com o patógeno, apresentando sinais clínicos (animais doentes) ou não (portadores assintomáticos), ou mesmo sendo de espécie diferente (reservatório) da que estamos considerando.

A via de eliminação é a forma pela qual o agente sai da fonte de infecção, utilizando-se de secreções e excreções naturais ou induzidas pela infecção.

Geralmente, a via de eliminação está diretamente associada ao local de multiplicação do agente, como: secreções oronasais para infecções respiratórias, fezes para doenças entéricas, secreções urogenitais para problemas reprodutivos e assim por diante.

Existem diferentes vias de transmissão, todas relacionadas ao ambiente onde o hospedeiro e o patógeno se encontram. Para o contágio direto, é necessário que a superfície da fonte de infecção que possui o agente entre em contato direto com a superfície da porta de entrada do animal suscetível, ou seja, não há participação do meio exterior, apenas do microambiente do organismo dos hospedeiros, como: monta natural, mordedura, lambedura, aleitamento, via transplacentária, entre outras. Já o contágio indireto precisa usar algo do ambiente externo para facilitar o transporte dos agentes causais, como ar, solo, água, alimentos, materiais de trabalho (fômites), veiculadores animados (pessoas e animais vertebrados) e vetores (animais invertebrados).

A porta de entrada é o local de penetração do agente no hospedeiro suscetível ou reservatório. Em geral, está relacionada aos mecanismos da via de transmissão, como: via aerógena com trato respiratório, água e alimentos com trato digestivo e assim por diante.

O animal suscetível é aquele que é exposto e está desprotegido, isto é, não tem resposta imune disponível para combater a infecção (seja imunidade por infecção anterior, seja por vacinação ou colostragem).

As ações de profilaxia vão direcionar as atividades com foco nos itens da cadeia epidemiológica, com o objetivo de quebrá-la. Existem diferentes níveis de ação: evitar a introdução de patógenos numa população; controlar a transmissão numa população que já tem indivíduos infectados; diminuir os efeitos da doença quando esta não pode ser evitada ou controlada; ou erradicar o agente causal de uma população.

Assim, para realizar as medidas de profilaxia adequadas, é preciso conhecer os fatores de risco envolvidos na transmissão daquele agente. É muito importante conhecer quais patógenos circulam no rebanho para aplicar as medidas específicas, como tratamento e vacinas, quando disponíveis, entre outras.

Porém, medidas inespecíficas podem ser tomadas antes mesmo da confirmação do diagnóstico. Uma das formas de abordar a questão seria verificar quais são os sinais clínicos e deduzir qual é a via de eliminação. Por exemplo, em casos de diarreia, muito provavelmente a via de eliminação será a via fecal, portanto, medidas de higienização ambiental associadas a vazio sanitário diminuirão a eficácia da transmissão dos patógenos, independentemente de qual agente seja.

Para estruturar um programa de biosseguridade personalizado para um sistema produtivo, é importante seguir alguns passos.

As principais perguntas a serem feitas são: "Como está a sanidade desta granja hoje?" e "Aonde queremos chegar?". Quais são os custos relacionados à sanidade com os índices produtivos atuais e qual investimento precisa ser feito para gerar novos índices? Sabendo o ponto de partida e o de chegada, fica mais fácil delinear um programa de biosseguridade que seja factível para cada caso.

O diagnóstico de situação atual é essencial para mapear os principais desafios sanitários e possíveis pontos de controle. Cada médico veterinário tem uma abordagem diferente e existem várias maneiras de realizar o diagnóstico de situação, que nada mais é que a avaliação clínica de indivíduos e rebanhos. Uma das formas possíveis é avaliar os dados produtivos da granja e confrontar esses resultados com as expectativas de produtividade de acordo com a genética utilizada. As incongruências em valores de prolificidade, animais desmamados, peso em diferentes fases e número de animais abatidos com seus respectivos peso e rendimento de carcaças vão apontar onde provavelmente estão os gargalos de produção. Essas reduções de produtividade são reflexos de problemas que ocorreram dias, semanas ou meses antes da mensuração. Depois de descartar ou controlar outros problemas não relacionados a enfermidades transmissíveis, é possível cruzar essas informações com os quadros das enfermidades e seus tempos de incubação. Com essas suspeitas, podem ser feitas coletas de amostras para confirmação laboratorial. Esses laudos podem auxiliar na tomada de decisão de quais ações preventivas e terapêuticas precisam ser executadas. Após um período coerente com os tempos para verificação dos resultados (semanas para doenças de período de incubação curto até vários meses para doenças crônicas), é importante comparar os dados zootécnicos do "antes" e do "depois", para verificação dos impactos do programa de biosseguridade.

Se os objetivos forem atingidos, as ações implantadas devem ser mantidas permanentemente. Caso ainda não se tenha alcançado todas as metas, é preciso rever quais pontos de controle contribuíram e quais não surtiram efeito, para poder planejar as próximas ações.

Essa etapa de coletar os dados e avaliar os resultados das atividades nada mais é que a tão temida auditoria. Muitos produtores têm receio de passar por auditorias, porém ela é essencial para verificar a eficácia das ações e replanejar as próximas etapas.

Outro ponto importante é sempre ter um plano para emergências, mais conhecido como plano de contingência. Contingência significa "fato imprevisível ou fortuito que escapa ao controle; eventualidade", de acordo com o dicionário *Oxford Languages*. Um plano de contingência nada mais é que o conjunto de ações emergenciais, corretivas e preventivas que devem ser tomadas no caso de uma falha no programa de biosseguridade, com o objetivo de diagnosticar rapidamente o agente causal e os fatores que levaram à sua entrada no sistema, assim como oferecer ações para rápida solução.

Esse plano pode ser aplicado desde o nível da granja até o nível nacional, para que, em caso de entrada de um patógeno, as ações aplicadas evitem ao máximo os prejuízos.

O ideal é que exista um plano para cada grupo de agentes etiológicos que apresentem os mesmos riscos e impactos. As soluções podem ser diferentes a cada desafio sanitário (tratamento dos acometidos, vacinação de animais de diferentes fases, abate, sacrifício sanitário, entre outras ações), por isso o diagnóstico de situação é tão relevante.

A seguir, vamos analisar diferentes fatores de risco relacionados às vias de transmissão e seus possíveis pontos de controle.

ALIMENTAÇÃO

A alimentação pode ser uma via muito importante para a disseminação de patógenos dentro de um sistema produtivo, e o controle da qualidade deve focar tanto nos alimentos oferecidos quanto na água.

É preciso conhecer a origem e a qualidade microbiológica da água utilizada, assim como proceder a limpezas periódicas dos sistemas de armazenamento e distribuição, como caixas d'água e encanamentos, para reduzir a formação de biofilme. É indicado que seja feito o tratamento da água de beber, com filtragem e tratamentos, como cloração e/ou ozônio, para diminuir a carga microbiana. Também é importante evitar a contaminação da água por substâncias tóxicas, como venenos, sais, metais pesados e até mesmo algas produtoras de toxinas, que podem afetar a saúde dos animais, gerando fatores predisponentes para a infecção por diferentes patógenos.

Em relação aos alimentos, além da importância de monitorar a origem das matérias-primas e dos alimentos oferecidos aos suínos, para evitar a entrada de patógenos na granja, é preciso fazer a correta armazenagem, para impedir a contaminação *in loco*. A presença de fauna sinantrópica, pragas e outras espécies de animais domésticos pode gerar diferentes contaminações, que afetarão lotes inteiros. Além disso, a presença de micotoxinas pode levar a diversos problemas, entre eles a redução da capacidade de resposta imune, diante dos desafios infectoparasitários e vacinações.

ANIMAIS

Todos os animais são potencialmente transmissores de patógenos, então é preciso ter em mente os riscos envolvidos para cada caso, quando atuam tanto como fonte de infecção (estão infectados por algum agente transmissível e o eliminam para o ambiente) como via de transmissão (são carreadores mecânicos dos agentes, não estando infectados).

Ao pensar no sistema produtivo de suínos, deve-se levar em consideração a introdução de animais nos grupos, seja para a reposição de fêmeas, seja para a organização dos lotes. Mesmo que a reposição de fêmeas seja interna, é preciso estar atento ao fato de que, ao deslocar essas fêmeas para o setor de reprodução, provavelmente serão carreados patógenos que circulavam nas fases de crescimento e terminação. O mesmo raciocínio pode ser aplicado quando os lotes de animais são distribuídos nas mudanças de fase. As granjas procuram uniformizar os lotes, promovendo a mistura de animais de diferentes baias e galpões. Esse procedimento leva a um aumento do estresse dos animais, pela necessidade de reorganização hierárquica, além de colocar em contato indivíduos que estavam em locais distintos, promovendo a troca de patógenos entre si. A situação pode ser mais agravada ao não utilizar o sistema "todos dentro, todos fora", com a intenção de recuperar animais com atraso no crescimento e ganho de peso. Nesses casos, esses animais podem ter tido atraso no desenvolvimento em decorrência de uma enfermidade transmissível, sendo uma potencial fonte de infecção para os animais mais novos que entrarão em contato com eles.[12]

Já a entrada de animais externos requer quarentena e adaptação. A quarentena deve ser isolada do resto do plantel, para evitar a entrada de novos agentes transmissíveis, e o intervalo deve ser definido a partir do período de incubação das doenças que devem ficar fora do sistema produtivo, assim como permitir a execução de testes laboratoriais para confirmar se o animal é um portador assintomático. Nesse período, é possível realizar a aclimatação, para que os animais ingressantes atinjam o mesmo *status* sanitário dos já albergados.

A aquisição de sêmen para inseminação das matrizes também representa a entrada de "animais" na granja, visto que esse material de multiplicação animal pode ser veiculador de diversos agentes patogênicos.

Outros mamíferos também podem ser fonte de infecção para os suínos, pois são capazes de albergar e multiplicar agentes patogênicos, como: gatos (toxoplasmose), cães (doença de Aujeszky), morcegos (raiva), roedores (leptospirose) e bovinos (estomatite vesicular). Essas enfermidades podem ter diferentes prevalências e importâncias para a suinocultura, mas a presença de outros animais dentro do sistema de produção indica que muitos fatores predisponentes podem estar presentes. No caso de problemas no controle de roedores, além dos prejuízos relacionados à transmissão de doenças, eles ainda causam danos às instalações e prejudicam o abastecimento de água, além de contaminarem a ração com fezes e urina, veiculando outros patógenos.

Ainda há um grande problema com populações de animais selvagens ou asselvajados, que podem entrar em contato com os suínos quando a granja não possui as barreiras e cercas adequadas. Se forem espécies assemelhadas ao suíno doméstico, como javalis ou híbridos, a transmissão de patógenos é muito facilitada pelas características adaptativas dos agentes que circulam em ambas as populações.

As aves também podem atuar como fonte de infecção ou como via de transmissão. O Instituto Brasileiro do Meio Ambiente e dos Recursos Naturais Renováveis (Ibama) proíbe a realização de controle de aves por meio de sacrifício, o ideal é diminuir sua atração para perto da produção e evitar sua entrada nos galpões. Telar os acessos das aves, manter portas fechadas (molas) e não deixar restos de alimentos na área externa aos galpões são ações que evitam o contato dos suínos com aves silvestres. É importante lembrar que aves domésticas também não devem ser criadas em instalações próximas ou terem acesso aos galpões da suinocultura.

Invertebrados como baratas, moscas, mosquitos e carrapatos podem ser vetores mecânicos ou biológicos de patógenos, inclusive facilitando a disseminação entre diferentes baias e galpões. Além da questão do papel de carreadores de agentes de doença, esses insetos e ácaros ainda são fonte de desconforto para trabalhadores, matrizes e leitões.

FÔMITES

Fômites são objetos inanimados que têm o potencial de carrear agentes transmissíveis por contaminações de sua superfície. Neste grupo podem-se incluir calçados, vestimentas, instrumentos, materiais, equipamentos e até mesmo veículos.

Geralmente, as granjas respeitam as restrições de trânsito de fômites quando se trata de materiais externos à granja (biosseguridade externa), realizando sua descontaminação para ingresso no sistema produtivo ou ainda impedindo sua entrada, como ao proibir a entrada de veículos ou solicitar banho e troca de calçados e vestimentas para entrar na granja. Todos os materiais e equipamentos que chegam à granja devem passar por procedimento de limpeza e desinfecção ou fumigação antes de entrar no sistema produtivo.

Entretanto, esse mesmo cuidado não é aplicado quando se trata de biosseguridade interna, pois os mesmos materiais podem ser utilizados em diversos setores, gerando uma contaminação cruzada entre diferentes fases da produção, colocando em risco animais mais jovens que serão expostos a patógenos provenientes de animais mais velhos.

Uma vez em uso, é preciso estabelecer qual é o grau de compartilhamento aceitável, ou seja, decidir se o material deve ser usado individualmente para cada animal, ou para cada leitegada ou lote, ou ainda para cada galpão. Essa decisão é baseada no risco de transmissão de patógenos entre os animais, e um médico veterinário que conheça a cadeia epidemiológica das doenças que afetam aquele rebanho pode ajudar a tomar a decisão.

Um trabalho realizado em 2004 mostra que o uso de seringas e agulhas compartilhadas para administração de ferro dextrano é um ponto de alta contaminação, com detecção de bactérias em 40,63% das seringas, 25% das agulhas e 75% do conteúdo dos frascos, demonstrando o potencial de transmissão de agentes patogênicos por via iatrogênica.

Quando se pensa no deslocamento interno dos colaboradores, o uso de pedilúvios parece não reduzir os riscos associados à transmissão de microrganismos carreados nas botas. Isso ocorre porque a matéria orgânica que está presa na sola geralmente impede a ação do desinfetante. O mais adequado seria realizar a limpeza da bota com detergente e escovação para remoção de toda matéria orgânica e depois deixar a bota imersa em desinfetante pelo tempo recomendado pelo rótulo. Como isso não facilita a rotina do dia a dia, caso as botas sejam as principais responsáveis pela transmissão, o mais correto seria a troca de botas antes de entrar no outro espaço, ou, ainda, definir quem pode e quem não pode entrar em cada galpão.

Outro ponto crítico está relacionado aos veículos. Muitas vezes o mesmo veículo desempenha diferentes funções, como transportar animais, sacarias de ração, equipamentos e insumos. A desinfecção completa de um veículo costuma ser demorada e trabalhosa, para garantir que não haverá contaminações, e, por isso, muitas vezes é negligenciada, mantendo o veículo como um meio de transmissão de patógenos entre os setores ou até entre granjas.

ISOLAMENTO

O planejamento da implantação de uma nova granja deve levar em consideração sua localização em relação a outras unidades produtivas de quaisquer espécies, a abatedouros e a estradas. O ideal é que a granja fique a pelo menos 500 metros de qualquer outra propriedade ou abatedouro e a pelo menos 100 metros de distância de estradas. Entretanto, em alguns casos, esses requisitos não podem ser atendidos para granjas que já estão instaladas há mais tempo. Nesses casos, é preciso entender que fatores de risco relacionados principalmente à transmissão aerógena precisarão ser monitorados com muita atenção para minimizar os impactos.

Independentemente da localização da granja, o ingresso deve ser totalmente controlado, por meio de cercas, avisos de "proibida a entrada" e portaria de acesso único. Também se deve considerar que o estacionamento fique localizado fora da cerca perimetral que circunda toda a granja, para evitar a entrada de veículos potencialmente contaminados. O estacionamento deve ser o mais longe possível dos galpões com animais

É importante que as instalações com animais fiquem a, no mínimo, 20 metros de distância das cercas, e que estas tenham uma profundidade mínima de 30 centímetros para evitar a entrada de animais que consigam cavar.

O uso de um cinturão verde também auxilia no controle do vento, reduzindo a entrada de partículas em suspensão na área produtiva. A indicação é que se faça plantio de árvores (de reflorestamento ou mata nativa) em linhas desencontradas, para formar um cinturão com largura de 50 metros.

O escritório, os vestiários e os banheiros devem estar localizados próximos à cerca perimetral, o mais longe possível dos galpões, pois são possíveis pontos de contaminação pela entrada de materiais e pessoas. Os banheiros e vestiários devem ter áreas suja e limpa delimitadas de forma clara.

A área de entrega de insumos também deve estar localizada próxima à cerca, de forma a evitar que os veículos entrem e circulem próximo aos galpões. Caso a granja possua silos e fábrica de ração, também é indicado que essas instalações fiquem próximas ao perímetro da granja.

O embarcadouro e desembarcadouro de suínos também deve estar próximo da cerca, a 20 metros de distância, no mínimo, dos galpões com animais. O trânsito interno de suínos deve ser feito pelos corredores de manejo, respeitando as normas de bem-estar para garantir um embarque ou desembarque sem ocorrências.

Além de todo o isolamento com o meio externo, é preciso pensar no isolamento interno, pois galpões de lotes de animais com idades diferentes que estejam muito próximos podem criar situações de risco para a transmissão de patógenos entre esses grupos.

PESSOAS

Visitantes ou trabalhadores da granja, as pessoas podem ser fonte de infecção de diversos agentes para os suínos, como influenza, salmonela, microbactérias, entre outros. Veterinários e tratadores estão sempre em contato com animais doentes e devem tomar ainda mais cuidado. Em geral, pode-se solicitar uma quarentena de 1 a 7 dias entre o último contato com suínos e a entrada na granja, dependendo do risco envolvido. O banho e a troca de roupas e sapatos devem ser realizados sempre que possível. O registro de entrada de visitantes externos é importante para realizar o rastreamento da disseminação de um patógeno quando ocorrer um surto envolvendo diversas granjas.

Um ponto que sempre gera discussão é o trânsito interno de pessoas, entre os setores e fases produtivas. Sabe-se da escassez de mão de obra, além da alta rotatividade de colaboradores, mas é preciso entender que um funcionário que atua em vários ambientes da granja, onde são albergados animais de diferentes idades, será o principal carreador de agentes transmissíveis entre os setores. Os microrganismos contaminarão as superfícies de calçados, vestimentas, pele e cabelo, além dos materiais que estejam com o funcionário, como óculos, celular, prancheta, caneta, entre outros. O ideal é que cada grupo de funcionários fique restrito ao seu setor, mas, no caso de necessidade de deslocamento de equipes para outras fases, o correto seria solicitar banho e troca completa de uniforme.

QUALIDADE DO AR

O ar é uma das principais vias de transmissão, principalmente para as doenças que acometem o sistema respiratório, e fatores como gases, poeira e aerossóis contribuem para a eficácia dessa via, auxiliando os patógenos ou trazendo incômodo aos animais.

Gases como amônia (NH_3), sulfeto de hidrogênio (H_2S) e dióxido de carbono (CO_2) são formados nas instalações suinícolas, podendo atingir concentrações letais. Entretanto, a presença de gases em menores concentrações também pode ser um fator predisponente para infecções, pela irritação das mucosas respiratórias, facilitando a colonização e posterior infecção das vias aéreas superiores.

A poeira ambiental é composta por pequenas partículas sólidas e pode estar relacionada à forma como o alimento é oferecido aos animais e às condições climáticas de baixa umidade ambiental, entre outras causas. Essa poeira, além de causar irritação em vias áreas, também predispõe a quadros infecciosos e ainda pode carrear diferentes agentes, como apresentado em pesquisa feita na Dinamarca, que demonstrou uma grande variedade de microrganismos em poeira de instalações suinícolas, além de comprovar a presença de 28 espécies de bactérias e fungos patogênicos.

O aerossol é composto por minúsculas partículas sólidas ou líquidas, que ficam em suspensão no ar, podendo ser carreadas por metros ou até quilômetros, dependendo das condições climáticas. Ele pode ser formado a partir de sinais clínicos dos animais, como tosse e espirros, ou a partir da movimentação de animais, pessoas, equipamentos e veículos. Vários microrganismos já foram detectados em aerossóis, como *Mycoplasma hyopneumoniae*, vírus da doença de Aujeszky, vírus da influenza e vírus da síndrome respiratória e reprodutiva dos suínos (PRRS, do inglês *porcine reproductive and respiratory syndrome*).

RESÍDUOS

Toda produção agrícola gera resíduos. Por mais que o produtor evite essas perdas, sempre haverá a geração de dejetos (urina, fezes, desperdício de alimentos e água, lavagem das instalações), morte de animais e resíduos de serviços da saúde (medicamentos, vacinas, materiais perfurocortantes).

Com um bom planejamento, é possível reduzir a geração de resíduos que são potenciais vias de transmissão de agentes patogênicos para os suínos. O uso de comedouros e bebedouros adequados a cada fase já minimiza o desperdício de alimentos e água. A correta limpeza, lavagem e desinfecção das baias inativa a maior parte dos microrganismos presentes. Com essas ações, é possível que os níveis de bem-estar estejam mais altos e os desafios sanitários sejam reduzidos, proporcionando menores taxas de morbidade e mortalidade, o que influencia na quantidade de carcaças de animais que seriam perdidas ao longo da produção.

Também é preciso considerar o método de tratamento desses dejetos e carcaças, para reduzir ainda mais o risco biológico associado a esses materiais. O correto manejo das carcaças pode evitar problemas de difusão de doenças e poluição ambiental, além de potencialmente gerar um produto, como adubos orgânicos, biofertilizantes (a partir de biodigestores) ou compostos (a partir de compostagem).

Para os resíduos provenientes da atividade médico-veterinária, é preciso realizar o encaminhamento dos resíduos perigosos (biológicos, químicos e perfurocortantes) para empresas especializadas.[6]

PREVENÇÃO

Além dos pontos de controle já apresentados nos itens anteriores, serão reforçados alguns conceitos sobre ações que são essenciais para evitar a entrada e a disseminação de patógenos nas granjas.[11]

A fumigação serve para desinfetar materiais que não podem ser lavados ou receber soluções desinfetantes. Geralmente o permanganato de potássio é misturado ao formol, gerando uma reação exotérmica que vaporiza o formol. Os materiais ingressam pela área suja, devem ficar no fumigador por volta de 20 minutos e são retirados pela porta da área limpa.

Os protocolos de higienização devem contemplar as seguintes etapas:

1. Limpeza: remoção do excesso de sujidades e dejetos. Reduz cerca de 60% da carga microbiana do ambiente e equipamentos.
2. Lavagem: uso de detergentes para remover sujidades visíveis a olho nu. Chega a reduzir 99% da carga microbiana original, mas não elimina os microrganismos mais resistentes.
3. Desinfecção: uso de desinfetantes para reduzir ainda mais a quantidade de microrganismos no ambiente, eliminando até alguns patógenos de interesse para a produção suína.

A equipe deve estar muito bem treinada para fazer o uso correto dos produtos, considerando diluição, tempo de aplicação e volume a ser aplicado na área. A rotação de produtos deve ser planejada, para sempre usar princípios que eliminem os microrganismos patogênicos relevantes para aquela granja.

O vazio sanitário é o período que a instalação precisa ficar sem animais, logo após a higienização. É importante para a secagem das instalações e permite que os poucos microrganismos restantes percam sua viabilidade por ação da radiação solar, falta de umidade e ausência do hospedeiro.

Todos sabem da importância do vazio sanitário, mas poucos o executam com disciplina. Vários fatores estão envolvidos nessa falha de execução: número de animais acima do esperado, pouco intervalo entre os lotes, atraso de crescimento de alguns animais, entre outros.

Dessa forma, é possível que ocorram dois grandes problemas:

1. Sistema todos dentro, todos fora, mas sem intervalo entre a saída e a entrada dos lotes. Aqui temos pouco (ou quase nenhum tempo) entre o desalojamento e a alocação dos animais. Apesar de a limpeza e desinfecção terem sido realizadas com o espaço vazio, não houve tempo para que os microrganismos restantes perdessem a viabilidade, por não encontrar um hospedeiro, e assim se mantém a infecção no novo lote.
2. Alguns animais do lote anterior ficam no alojamento para tentar atingir o peso. Neste caso, como serão feitas limpeza e desinfecção com animais dentro do galpão? Além disso, os animais que chegam ficam em contato com animais do lote anterior e, portanto, de idade mais avançada, ocorrendo mistura de lotes de idades diferentes. Se esses animais estão atrasados, é possível que eles sejam fonte de infecção para os animais do novo lote.

A biosseguridade vai ser eficaz quando planejada para cada situação, considerando as características de cada sistema produtivo, com seus pontos fortes e fracos, sempre gerando ações de melhoria contínua, que visam à saúde e ao bem-estar dos animais, para a produção de alimentos com a qualidade esperada pelo mercado consumidor.

REFERÊNCIAS

1. Aguilar CEG, Baraldi TG, Santos ACR, Nascimento KA, Oliveira MEF, Oliveira LG. Implementação e avaliação das praticas de biosseguridade na produção de suínos. Uma revisão. Rev Bras Hig Sanid Anim. 2015;9(2):320-33.
2. Alarcón LV, Allepuz A, Mateu E. Biosecurity in pig farms: a review. Porc Health Manag. 2021;7(1):5.
3. Amass SF, Clark LK. Biosecurity considerations for pork production units. Swine Health Prod. 1999;7(5):217-28.

4. Barcellos DESN, Mores TJ, Santi M, Gheller NB. Avanços em programa de biosseguridade para a suinocultura. Acta Sci Vet. 2008;36(supl 1):s33-s46.
5. Brasil. Ministério da Agricultura e Pecuária (MAPA). Secretaria de Defesa Agropecuária. Instrução Normativa n. 47, de 18 de junho de 2004 [citado em 06 dez. 2023]. Aprova o REGULAMENTO TÉCNICO DO PROGRAMA NACIONAL DE SANIDADE SUÍDEA - PNSS. Disponível em: https://www.gov.br/agricultura/pt-br/assuntos/sanidade-animal-e-vegetal/saude-animal/programas-de-saude-animal/arquivos-programas-sanitarios/2004IN47PNSS.pdf/view.
6. Costa M, Sobestiansky J, Souza M, Mesquita A, Barbosa GR, Nicolau ES. Avaliação Bacteriológica de seringas e agulhas e ferro dextrano de farmácias em granjas de suínos ciclo completo. II Congresso Latino-americano de Suinocultura. Anais... Foz do Iguaçu: 2004. p.270.
7. Côrtes JA. Epidemiologia - conceitos e princípios fundamentais. São Paulo: Livraria Varela; 1993.
8. Food and Agriculture Organization of the United Nations; World Organisation for Animal Health; World Bank. Good practices for biosecurity in the pig sector - issues and options in developing and transition countries. FAO Animal Production and Health Paper n. 169. Rome: FAO; 2010.
9. Heck A. Biosseguridade na suinocultura: aspectos práticos. V Seminário Internacional de Aves e Suínos - AveSui, 2006. Anais... Florianópolis; 2006. p.1-14.
10. Magalhães ML, Magalhães CF. Biosseguridade na produção de suínos. Investigação. 2017; 16(1): 25-31.
11. Soncini RA, Scheid IR. Auditorias em biosseguridade em granjas de suínos. Acta Sci Vet. 2008;36(supl 1): s47-s51.
12. White JK, Nielsen JL, Madsen AM. Microbial species and biodiversity in settling dust within and between pig farms. Environ Res. 2019;171:558-67.

6
Ambiência e bem-estar na suinocultura

Cristiane Gonçalves Titto
Messy Hannear de Andrade Pantoja

INTRODUÇÃO

A criação de suínos em estabelecimentos comerciais é intensiva, mantendo os animais em confinamento, na maioria das vezes sem a possibilidade de que eles apresentem comportamentos naturais ou tenham o mínimo de mobilidade. Matrizes suínas podem passar grande parte da vida em gaiolas de gestação e parição, e seus leitões, em confinamento do nascimento até o abate. Além das instalações já serem um ponto de estresse para a espécie, a criação em ambientes tropicais e subtropicais ainda tem o agravante do estresse térmico, seja por calor em animais adultos e em fase de terminação, seja por frio em leitões em sua fase inicial de vida.

A criação de suínos no Brasil, país de clima tropical que apresenta elevada temperatura ambiente na maior parte de seu território, pode apresentar redução no crescimento, reprodução e sobrevivência desses animais por causa do estresse térmico. Por esse motivo, têm-se estudado os efeitos negativos na produção de suínos nas diferentes fases de vida com o objetivo de criar estratégias que melhorem o conforto e o bem-estar desses animais.

AMBIENCIA E BEM-ESTAR ANIMAL NA SUINOCULTURA

Grande parcela da condição de conforto e bem-estar dos suínos está relacionada com o ambiente térmico, definido pelas variáveis temperatura e umidade do ar e, ainda, pela ventilação gerada nesse meio. Os suínos são animais homeotérmicos, o que significa que são capazes de manter a temperatura corporal dentro de uma faixa aproximadamente constante, diante de algumas variações nas variáveis térmicas do ambiente no qual estão inseridos. Variações muito acentuadas em tais fatores geram desconforto e perdas na produção e caracterizam situações de estresse para os animais.

A vida do suíno criado para a produção de carne pode ser dividida em três fases: nascimento, crescimento e terminação. Os animais criados para reprodução sao divididos em matrizes e cachaços, sendo as fêmeas mantidas em duas fases (gestação e lactação), e os machos, como reprodutores.

NASCIMENTO

Na primeira fase, que vai do nascimento até o crescimento, a porcentagem de gordura subcutânea, que mais tarde atuará como isolante térmico, não existe em quantidades suficientes no início da vida dos leitões. Os leitões possuem baixa reserva energética e, portanto, precisam mamar logo após o nascimento para obter mais energia e realizar a termorregulação (CALDARA et al., 2014).[1]

Outra questão relevante é que a temperatura interna corpórea dos suínos é alta, e eles têm maior suscetibilidade ao frio pela maior área de superfície relativa (GOURDINE et al., 2021),[2] o que leva a uma maior perda de calor para o ambiente. Além disso, seu sistema termorregulador ainda está pouco desenvolvido (ZHU et al., 2020)[3] e, portanto, eles precisam de aquecimento para manter a temperatura do corpo constante. Nesse caso, as temperaturas devem ser mais altas, ao redor de 30 a 32 °C.

Nessa primeira fase, é crucial oferecer equipamentos para ganho de calor, sendo o escamoteador o mais comum na suinocultura. O escamoteador é uma área fechada com aquecimento, acessível apenas pelos leitões, que podem se aquecer quando necessário (LARSEN et al., 2017).[4] Pode ser equipado com diferentes fontes de aquecimento, como lâmpadas ou resistências elétricas (Figura 1), ou ainda piso aquecido (PEDERSEN et al., 2016),[5] um equipamento colocado no piso e ligado à rede elétrica que aquece e se assemelha a um tapete. Nesse caso, ocorre ganho de calor por condução do corpo encostado no piso, enquanto com as lâmpadas a aquisição de calor seria por convecção, porque o ar será fica mais quente, e por radiação.

Porém, se o escamoteador não cumprir sua função, os leitões se aglomeram junto à mãe para ganhar calor, acabando por aquecê-la. Um ambiente com temperatura adequada pode contribuir para a redução da morte por esmagamento de leitões.

A maternidade é a fase mais desafiadora para controlar a temperatura do ambiente, pois as porcas precisam de resfriamento, ao mesmo tempo que os leitões precisam de aquecimento. É imprescindível considerar que a temperatura do ambiente em uma sala de maternidade deve ser adaptada às exigências

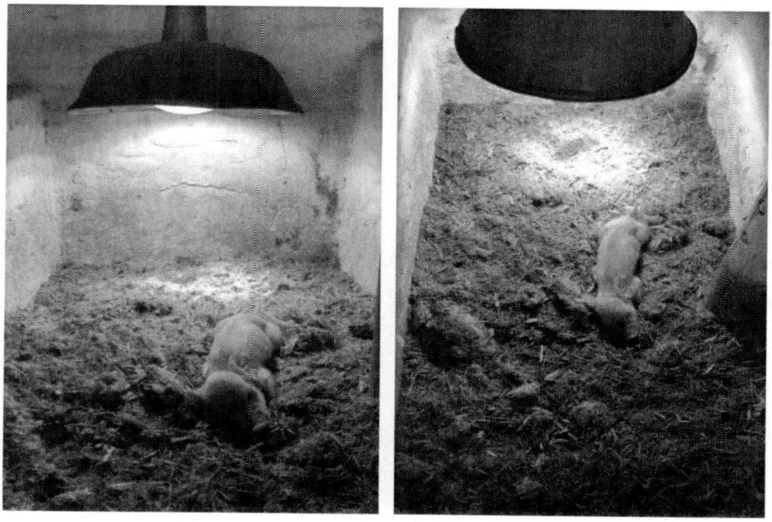

FIGURA 1 Uso de lâmpada para aquecimento de leitão.
Fonte: cortesia Danielle Fonseca, com autorização..

da porca. Mantendo a temperatura mais baixa, ao redor de 15 e 22 °C (LUCY; SAFRANSKI, 2017).[6] Para que isso seja possível, podem-se utilizar alternativas que ajudem a reduzir a temperatura e que melhorem a sensação térmica.

Uma alternativa para resfriar as porcas é o uso de piso resfriado, em que um encanamento de água passa por baixo do piso. Assim, quando ela se deitar, ocorrerá troca de calor por condução com o piso, proporcionando maior resfriamento em comparação com um piso comum (BRANDT et al., 2022)[7].

Tão crucial quanto oferecer a temperatura ideal para a porca e os leitões na maternidade é compreender que os leitões, em particular, não suportam grandes variações térmicas ao longo do dia (GOURDINE et al., 2021).[2] Além disso, eles são extremamente sensíveis às correntes de ar, que devem ser mantidas abaixo de 0,5 metros por segundo, pois a exposição a esses fatores pode desencadear doenças como diarreia e provocar desconforto. Em contrapartida, as porcas são mais tolerantes às correntes de ar (provenientes de ventiladores), desde que a velocidade fique em torno de 2,5 metros por segundo.

Na fase de maternidade, além da necessidade constante de remoção dos excrementos de porcas e leitões, há também a presença de resíduos biológicos, como placentas, restos de umbigo, rabos, testículos, natimortos e fetos mumificados. Logo após o parto, assim como após a realização de procedimentos como secagem, corte de umbigo, castração e outros, é essencial que todos os resíduos sejam imediatamente removidos. Nesses momentos, o uso de água para limpeza reduz a temperatura do piso e do ambiente, sendo prejudicial à leitegada.

O uso de substrato no piso pode reduzir essas variações térmicas, além de ser sustentável, evitando o uso de água para limpeza, comum nas instalações de nascimento e logo após a desmama (PULIDO-RODRÍGUEZ, 2017; PULIDO-RODRÍGUEZ et al., 2017).[8,9]

CRESCIMENTO E TERMINAÇÃO

A segunda etapa consiste no período compreendido entre o crescimento e a terminação do suíno. Nessa fase, os animais já estão mais pesados, o que resulta em uma área de superfície relativa menor e, consequentemente, dificuldades em dissipar o calor para o ambiente. Além disso, a musculatura mais desenvolvida e o aumento do consumo alimentar contribuem para o acúmulo de gordura subcutânea (RAUW et al., 2020).[10] Embora a gordura seja um isolante térmico eficiente em baixas temperaturas, em altas temperaturas pode prejudicar a termólise por condução e convecção, resultando em uma redução da temperatura crítica superior e a necessidade de um ambiente com temperatura mais amena para proporcionar conforto térmico ao animal.

Nessa fase, os animais são mantidos em baias coletivas, que podem ser abertas ou fechadas. É recomendável o uso de baias com grades para melhorar a ventilação entre os lotes (Figura 2). Ao contrário, baias fechadas funcionam como barreiras para o vento e dificultam a perda de calor.

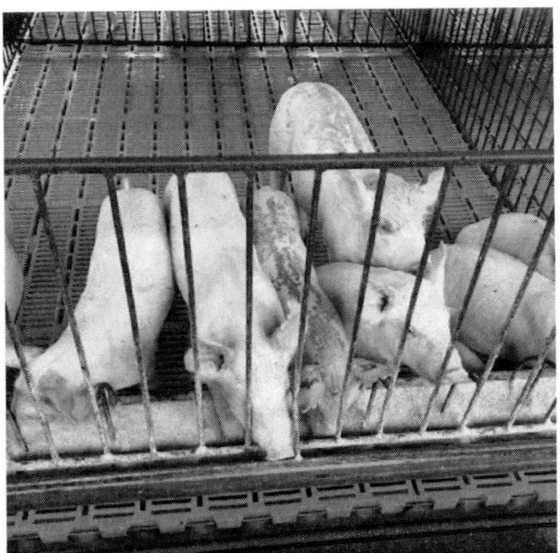

FIGURA 2 Leitões desmamados em baia coletiva com grades e piso elevado.
Fonte: arquivo pessoal dos autores.

Durante essa etapa, os suínos permanecem juntos em um lote até a terminação, o que favorece a aquisição de calor por meio da radiação. Uma alternativa para amenizar o desconforto térmico é disponibilizar uma área para chafurdar na lama (Figura 3), comportamento natural da espécie (BRACKE, 2011).[11] O contato com a lama e a água forma uma crosta que, ao secar, retira o calor da pele do animal. Se o animal estiver exposto à radiação solar em ambiente aberto, a lama pode funcionar como uma proteção para a pele.

No setor de terminação, deve-se levar em consideração que os animais recém-alojados e, consequentemente, mais novos, requerem temperaturas mais altas que os mais velhos. Com esse propósito, as instalações devem apresentar pé-direito elevado e ser adequadamente ventiladas, com o uso de sistemas de cortina. Em regiões com altas temperaturas, é possível utilizar ventiladores e aspersores para criar um microclima favorável e reduzir a temperatura interna do ambiente (GODYŃ et al., 2020).[12] A principal preocupação nessa área consiste em garantir que os suínos não sintam frio durante a fase inicial de alojamento, nem calor nas etapas posteriores. Para tanto, é necessário adotar um manejo adequado das cortinas, com redução ou ausência de água nas lâminas durante as primeiras semanas. Vale ressaltar que, quando bem gerenciada em termos de conforto térmico, uma lâmina d'água pode beneficiar os leitões,

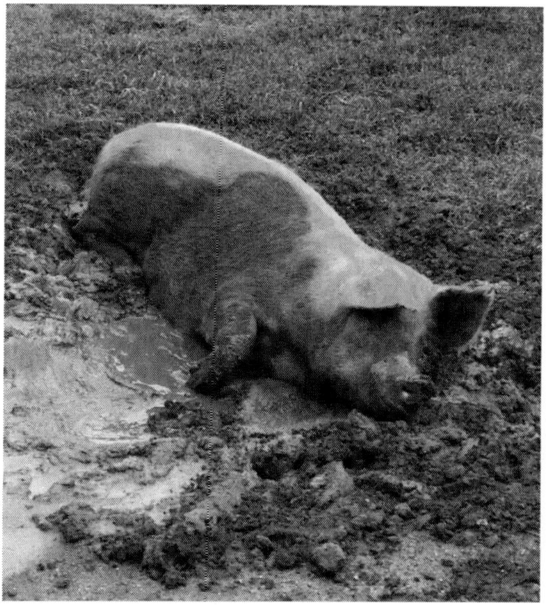

FIGURA 3 Porca com acesso a área para chafurdar na lama.
Fonte: arquivo pessoal dos autores.

principalmente os mais velhos e em dias quentes. Para obter temperaturas mais baixas (no limite inferior da faixa ideal), é possível recorrer a recursos como sistemas de pressão negativa (mais avançados), pintura branca na face externa do telhado, uso de telhas cerâmicas ou isotérmicas com isolamento térmico, bem como a instalação de ventiladores e aspersores.

REPRODUÇÃO

A terceira fase compreende a maturidade sexual e a atividade reprodutiva, na qual reprodutores e matrizes apresentam peso metabólico significativamente maior em comparação aos animais da segunda fase. Durante esse período, os animais acumulam uma quantidade de gordura subcutânea elevada e aumentam sua atividade metabólica, o que gera calor apenas com o movimento natural de andar ou montar.

O estresse térmico pode causar problemas na reprodução animal? Em machos, destacam-se redução da libido, atraso no processo de busca pelas fêmeas e diminuição da motilidade e viabilidade do sêmen, bem como degeneração testicular, que pode resultar em menor eficiência reprodutiva (PARRISH et al., 2017).[13] Por sua vez, nas fêmeas, pode haver retorno ao cio após inseminação ou monta, dificuldade em manter a gestação, atraso na maturidade sexual e, consequentemente, demora na apresentação do cio para a realização da primeira cobertura.

Nessa fase, é imprescindível manter os reprodutores em ambiente com temperatura amena, dentro da zona de conforto térmico, que se situa entre 18 e 25 °C. Podem-se usar as opções de tecnologia mais simples, como ventiladores e aspersores (usados em conjunto ou separadamente), bem como opções mais avançadas, como sistemas automatizados de pressão negativa que incluem painéis evaporativos, ventiladores, exaustores, forros e cortinas. A criação de fêmeas ainda é frequentemente realizada em gaiolas, portanto, é fundamental garantir um ambiente com temperatura ideal, já que elas têm pouca mobilidade.

Deve-se realizar a limpeza do piso pelo menos duas vezes ao dia para resfriá-lo e permitir que o animal perca calor por condução. Também é importante zelar pela higiene e pela condição seca do ambiente, bem como garantir o manejo adequado das canaletas, de forma a minimizar a ocorrência de problemas sanitários nessa área, como infecções genitais, que podem comprometer a qualidade do sêmen e afetar negativamente a saúde dos cascos. Ademais, o piso utilizado no local deve proporcionar máximo conforto aos suínos, tanto em baias como em gaiolas, sem causar quaisquer ferimentos, incluindo nos cascos, sobre a unha, nas tetas e na vulva.

COMO AVALIAR O BEM-ESTAR DE SUÍNOS?

No contexto de exploração intensiva, o confinamento de suínos proporciona aumento de produtividade, notadamente pelo controle sanitário e redução de custos; no entanto, as condições de bem-estar animal tornam-se um fator limitante nos sistemas de produção (AMARAL et al., 2020).[14] Os efeitos causados pela ausência de bem-estar são conhecidos; um exemplo é o conforto térmico em um ambiente confinado que, sem intervenção adequada para manter a homeotermia, causa redução das taxas de produção, reprodução e até a morte dos animais.

Assim, o protocolo Welfare Quality foi desenvolvido para avaliar e monitorar o bem-estar animal em sistemas de criação de suínos (VEISSIER et al., 2013).[15] O protocolo visa a garantir melhores condições de vida dos suínos, além de um ambiente adequado e que a criação desses animais seja feita de forma ética. No caso dos suínos, o protocolo Welfare Quality concentra-se em quatro principais áreas de bem-estar: alimentação, alojamento, saúde e comportamento (WELFARE QUALITY, 2009).[16]

A quantidade de alimentos oferecida deve ser adequada para evitar a fome ou a obesidade dos animais; além disso, a dieta deve ser balanceada e nutritiva, atendendo às suas necessidades específicas em termos de nutrientes. Os animais devem ter acesso *ad libitum* à água limpa e fresca, essencial para mantê-los hidratados e saudáveis.

O alojamento é outro aspecto fundamental do bem-estar suíno. O protocolo Welfare Quality estabelece critérios para o tamanho e a qualidade das instalações onde os suínos são mantidos. Isso inclui a disponibilidade de espaço para que o animal seja capaz de se movimentar; além disso, são exigidas área de descanso e a presença de piso adequado para evitar lesões nos membros.

O conforto térmico dos animais está incluído na avaliação do alojamento dos animais. Dessa forma, a ambiência permite, por meio de modificações primárias e secundárias, maior conforto para os animais, e melhora seu bem-estar.

Em relação à saúde, o protocolo estabelece que os suínos devem receber cuidados veterinários regulares, incluindo vacinação e tratamento de doenças. Além disso, medidas preventivas devem ser adotadas para evitar estresse e lesões nos animais, como o fornecimento de ambiente limpo e higiênico e livre de substâncias nocivas, além de oferecer manejo adequado durante procedimentos como castração e corte de cauda. Vale ressaltar que um ambiente limpo e higiênico também está ligado à ambiência dos animais.

Outro fator importante para o bem-estar dos suínos é o comportamento. Os animais devem ter a oportunidade de se envolver em comportamentos naturais, ter interação social com outros suínos e explorar o ambiente. Além disso, o protocolo incentiva o uso de métodos de criação que reduzam o estresse e a agressão entre os animais, como a oferta de um ambiente enriquecido, que possa satisfazer as necessidades comportamentais dos suínos.

O protocolo Welfare Quality tem sido amplamente adotado para melhorar as condições de vida dos animais, pois incentiva práticas mais éticas na indústria suinícola. É uma importante ferramenta para garantir o bem-estar dos suínos.

ENRIQUECIMENTO AMBIENTAL

O uso de enriquecimento ambiental tem se mostrado uma ferramenta barata e importante na elevação do bem-estar animal em ambientes confinados.

Podem ser utilizados objetos e técnicas específicas, como brinquedos e/ou brinquedos suspensos, que permitem a expressão de comportamentos saudáveis e lúdicos em vez de comportamentos estereotipados, e mantêm os animais ocupados, consequentemente diminuindo as lutas e a mordedura da cauda (RODARTE et al., 2004; LAHRMANN et al., 2018).[17,18]

Os suínos preferem brinquedos que possam ser mastigados, como correntes, cordas e palha picada (LAHRMANN et al., 2018).[18] Essa preferência reflete o comportamento natural e exploratório da espécie (CAMPOS et al., 2010; MACHADO et al., 2017),[19,20] mesmo após sua domesticação e alimentação pelo homem (JANSEN et al., 2009; MACHADO et al., 2017).[20,21] Os animais exploram o ambiente enraizando, cheirando, mordendo e mastigando (STUDNITZ et al., 2007);[22] assim, a disponibilidade de recursos como substrato, mesmo em pisos cimentados, é uma forma favorável de alterar o ambiente (FOPPA et al., 2014; BUIJS; MUNS, 2019).[23,24]

Uma preocupação destaca o tempo de uso e interesse por objetos de enriquecimento ambiental. Em estudo que concluiu que o brinquedo preferido era a corda de sisal, houve uma ligeira redução do número de interações com o objeto ao longo de três dias; no entanto, esse brinquedo continuava a ser atraente para os suínos e reduzia o comportamento de inatividade quando os animais tinham a possibilidade de escolher os brinquedos (SANTOS et al., 2021).[25]

O uso de substrato em piso é indicado nas primeiras fases da vida do leitão como forma de manter os animais aquecidos e com possibilidade de realizar seu comportamento natural de fuçar. A palha é um dos materiais mais utilizados (BEATTIE; O'CONNELL, MOSS, 2000),[26] mas há alternativas como o bagaço de cana, que diminui o estresse da desmama, com redução do cortisol (PULIDO-RODRÍGUEZ, 2016).[8]

CONSIDERAÇÕES FINAIS

O estudo e a busca por conforto e elevação do bem-estar devem ser diários, com mudanças em instalações e inclusão de objetos que possam aliviar o estresse desses animais de produção.

REFERÊNCIAS

1. Caldara FR, Dos Santos LS, Machado ST, Moi M, de Alencar Nääs I, Foppa L, et al. Piglets' surface temperature change at different weights at birth. Asian-Australas J Anim Sci. 2014;27(3):431-8.
2. Gourdine JL, Rauw WM, Gilbert H, Poullet N. The genetics of thermoregulation in pigs: a review. Front Vet Sci. 2021;8:770480.
3. Zhu Y, Li Y, Reese M, Buchanan E, Tallaksen J, Johnston L. Behavior and performance of suckling piglets provided three supplemental heat sources. Animals (Basel). 2020;10(7):1155.
4. Larsen MLV, Thodberg K, Pedersen LJ. Radiant heat increases piglets' use of the heated creep area on the critical days after birth. Livest Sci. 2017;201:74-7.
5. Pedersen LJ, Larsen MLV, Malmkvist J. The ability of different thermal aids to reduce hypothermia in neonatal piglets. J Anim Sci. 2016;94(5):2151-9.
6. Lucy MC, Safranski TJ. Heat stress in pregnant sows: thermal responses and subsequent performance of sows and their offspring. Mol Reprod Dev. 2017;84:946-56.
7. Brandt P, Gronvig M, Rong L, Zhang G, Gautam KR, Kristensen JK, Bjerg B. The effect of floor cooling on respiration rate and distribution of pigs in the pen. Livest Sci. 2022; 257:104832.
8. Pulido-Rodriguez LF. Bagaço de cana como enriquecimento ambiental para leitões recém desmamados. Dissertação (mestrado). Pirassununga: Faculdade de Zootecnia e Engenharia de Alimentos da Universidade de São Paulo; 2016. 62p.
9. Pulido-Rodríguez LF, Titto EAL, Henrique FL, Longo ALS, Hooper HB, Pereira TL, et al. Termografia infravermelha da superfície ocular como indicador de estresse em suínos na fase de creche. Pesq Vet Bras. 2017;37:453-8.
10. Rauw WM, de Mercado de la Peña E, Gomez-Raya L, García Cortés LA, Ciruelos JJ, Gómez Izquierdo E. Impact of environmental temperature on production traits in pigs. Sci Rep. 2020;10(1):2106.
11. Bracke MBM. Review of wallowing in pigs: description of the behaviour and its motivational basis. Appl Anim Behav Sci. 2011;132(1–2):1-13.
12. Godyń D, Herbut P, Angrecka S, Corrêa Vieira FM. Use of different cooling methods in pig facilities to alleviate the effects of heat stress-a review. Animals (Basel). 2020;10(9):1459.
13. Parrish JJ, Willenburg KL, Gibbs KM, Yagoda KB, Krautkramer MM, Loether TM, et al. Scrotal insulation and sperm production in the boar. Mol Reprod Dev. 2017;84:969-78.
14. Amaral PIS, Campos AT, Yanagi Junior T, Cecchin D, Leite EM, Silva NCD. Using sounds produced by pigs to identify thermoneutrality zones for thermal environment assessment ratios. Eng Agric. 2020;40(3):266-71.
15. Veissier I, Winckler C, Velarde A, Butterworth A, Dalmau A, Keeling L. Development of welfare measures and protocols for the collection of data on farms or at slaughter. In: Blokhuis H, Miele M, Veissier I, Jones B, editors. Improving farm animal welfare. Wageningen: Wageningen Academic Publishers; 2013. p.115-46.
16. Welfare Quality®. Welfare Quality® assessment protocol for pigs (sows and piglets, growing and finishing pigs). Lelystad, Netherlands: Welfare Quality® Consortium; 2009.
17. Rodarte LF, Ducoing A, Galindo F, Romano MC, Valdez RA. The effect of environmental manipulation on behavior, salivary cortisol, and growth of piglets weaned at 14 days of age. J Appl Anim Welf Sci. 2004;7(3):171-9.
18. Lahrmann HP, Hansen CF, D'Eath RB, Busch ME, Nielsen JP, Forkman B. Early intervention with enrichment can prevent tail biting outbreaks in weaner pigs. Livest Sci. 2018;214:272-77.
19. Campos JA, Tinôco IFF, Silva FF, Pupa JMR, Silva IJO. Enriquecimento ambiental para leitões na fase de creche advindos de desmame aos 21 e 28 dias. Rev Bras Cienc Agrar. 2010;5(2).
20. Machado SP, Caldara FR, Foppa L, de Moura R, Gonçalves LM, Garcia RG, et al. Behavior of pigs reared in enriched environment: alternatives to extend pigs attention. PLoS One. 2017;12(1): e0168427.

21. Jansen J, Bolhuis JE, Schouten WGP, Spruijt BM, Wiegand VM. Spatial learning in pigs: effects of environmental enrichment and individual characteristics on behaviour and performance. Anim Cogn. 2009;12:303-15.
22. Studnitz M, Jensen MB, Pedersen LJ. Why do pigs root and in what will they root?: A review on the exploratory behaviour of pigs in relation to environmental enrichment. Appl Anim Behav Sci. 2007;107:183-97.
23. Foppa L, Caldara FR, Machado SP, Moura R, Santos RKS, Nääs IA, et al. Enriquecimento ambiental e comportamento de suínos: revisão. Braz J Biosyst Eng. 2014;8(1):1-7.
24. Buijs S, Muns R. A review of the effects of non-straw enrichment on tail biting in pigs. Animals (Basel). 2019;9(10):824.
25. Santos JV, Farias SS, Pereira TL, Teixeira CP, Titto CG. Preference for and maintenance of interest in suspended enrichment toys in confined growing pigs. J Vet Behav. 2021;45:68-73.
26. Beattie VE, O´Connell NE, Moss BW. Influence of environmental enrichment on the behavior, performance and meat quality of domestic pigs. Livest Product Sci. 2000;65(1-2):71-9.

7
Suinocultura digital

Luciane Silva Martello
Verônica Madeira Pacheco

INTRODUÇÃO

De acordo com a Organização para a Cooperação e Desenvolvimento Econômico/Organização das Nações Unidas para a Alimentação e a Agricultura,[1] espera-se um aumento da população mundial até 2100, sobretudo em países em desenvolvimento, em razão do aumento da renda e da maior urbanização nessas regiões. Essa expectativa gera uma tendência de elevação do consumo e demanda por produtos de origem animal, sendo carne e leite fontes de nutrientes essenciais à saúde humana.[2,3]

No cenário global da produção animal, observa-se a tendência de um mercado crescente e competitivo, demandando a intensificação da produção animal para atender às exigências mercadológicas e econômicas. Ao mesmo tempo, é crucial que a produção animal se desenvolva considerando os aspectos éticos e sociais relacionados ao bem-estar animal e à sustentabilidade.

Os consumidores também estão cada vez mais preocupados em consumir alimentos produzidos dentro dos preceitos do bem-estar animal e que estejam associados a uma produção responsável, e isso tem sido acompanhado por maiores exigências sob os aspectos legais da criação animal. Dessa forma, a legislação tem sido mais rigorosa e abrangente no que se refere aos aspectos relacionados ao animal, ao meio ambiente e aos trabalhadores.

As exigências por parte dos consumidores e as legislações mais rígidas podem limitar o crescimento de pequenos e médios produtores, com concentração da produção animal em unidades cada vez maiores.[1] Para a suinocultura, unidades com número grande de animais e mão de obra cada vez mais limitada acarretam maiores desafios para a saúde, o bem-estar dos animais e a eficiência do sistema.

Esse cenário exige sistemas produtivos de alta performance, demandando soluções eficazes para execução de tarefas rotineiras de monitoramento e supervisão dos animais e que possam ser úteis no processo de tomada de decisão.

Grande parte das soluções, seja para o sistema produtivo, seja para a agroindústria, passa pelo emprego de tecnologias, e o desafio é desenvolver soluções viáveis, técnica e economicamente, que possam ser introduzidas nos sistemas produtivos ou nas agroindústrias. No entanto, é necessário considerar as particularidades dos processos que envolvem diferentes sistemas de produção de suínos. Nesse contexto, observa-se aumento da demanda por sistemas informatizados e automatizados aplicados à produção animal, e esse tema tem sido discutido dentro de abordagem da zootecnia de precisão, também denominada agricultura e pecuária digital.

O desenvolvimento de tecnologias nas áreas de genética, nutrição e reprodução representou grandes avanços para o setor pecuário durante as décadas de 1950 e 1960, quando ocorreram grandes volumes de exportações de produtos de origem animal. Nos anos 1990, houve grande interesse na aplicação de sistemas baseados em tecnologia da informação (TI), surgindo diversos sistemas informatizados para apoio à decisão baseados em indicadores econômicos que auxiliassem na gestão dos sistemas pecuários. Até então, o desenvolvimento das tecnologias era baseado em TI e sem interface com os animais. A partir de 2000, com avanços na área de ambiência animal, bem como estudos na área de etologia, reconheceu-se a importância de inserir os animais como parte do processo para o desenvolvimento de novas tecnologias. A partir desse ponto, a exemplo do que já havia ocorrido com a agricultura de precisão e atualmente denominada "agricultura digital", a área de zootecnia de precisão passou a receber a atenção de muitos pesquisadores não só das áreas da ciência animal, mas também de diferentes áreas da engenharia. A partir de 2014, observa-se interesse exponencial sobre temas relacionados à zootecnia de precisão (em inglês *precision livestock farming* – PLF), podendo ser abordado com outras denominações, como abordagem individual animal baseada em sensores (*sensor-based individual animal approach*), pecuária de precisão (*precision animal farming*) e, mais recentemente, pecuária digital, entre outros.

Todas essas denominações são entendidas como uma abordagem que utiliza tecnologias para sistemas pecuários, servindo para monitoramento em tempo real e destinadas a gerenciar a menor unidade de produção gerenciável. Trata-se de uma abordagem animal individual baseada em sensores.[4] Berckmans et al.[3] apresentam um conceito mais amplo, indicando que se trata de "ferramentas eficientes para monitorar animais, melhorar seu bem-estar e otimizar o uso de recursos, como alimentação, água, terra e trabalho humano". Dessa forma, é um conceito que pode ser aplicado a diversas áreas de estudo, como nutrição, genética, reprodução, comportamento animal, bem-estar e saúde animal, entre várias outras envolvidas no setor da produção animal.

As agroindústrias do setor têm implantado com grande velocidade tecnologias digitais para auxiliar nos processos de gestão de dados, rastreabilidade e logística, buscando obter agilidade na tomada de decisões, bem como na resposta ao consumidor em caso de necessidade. A automação, seja em abatedouros, seja em plantas de desossa e processamento, desempenha um papel importante nas operações desses setores e tem sido cada vez mais presente na agroindústria.

Porém, simultaneamente, várias questões merecem atenção no setor produtivo, como o monitoramento da saúde e do bem-estar animal, a redução do impacto ambiental e a possibilidade de agilizar a tomada de decisões dentro da fazenda. A abordagem da suinocultura digital visa oferecer um sistema de monitoramento e gerenciamento em tempo real para trabalhadores e gestores. Isso é fundamental para auxiliar as abordagens tradicionais, que monitoram os animais por meio da avaliação humana, a qual é limitada e pouco eficiente em grandes rebanhos. Detectar um problema no momento do abate é útil, porém é muito melhor detectar um problema enquanto o animal está sendo criado, possibilitando tomar medidas imediatas de gestão.[3] Dentro desse contexto, pretende-se discutir alguns conceitos e tecnologias utilizadas para o monitoramento de suínos com foco na suinocultura digital.

MOTIVADORES PARA ADOÇÃO DA TECNOLOGIA

Especificamente para a suinocultura, os motivadores para a introdução de tecnologias estão relacionados à capacidade de monitorar em tempo real um grande número de animais, permitindo cuidados individuais ou a detecção precoce de doenças. Além disso, essas inovações possibilitam o monitoramento e controle dos processos pecuários, contribuindo para melhorias e eficiência do sistema de produção. Operações como alimentação, manejo reprodutivo, limpeza e climatização de instalações, além de desempenho animal, podem ser otimizadas por meio dessas ferramentas. Outro aspecto importante é que a adoção dessas tecnologias possibilita a identificação de características indicativas para medir fenótipos importantes, os quais podem ser incorporados em programas de melhoramento genético, como tolerância ao calor, habilidade materna, comportamento agressivo e resistência a doenças, entre outros.[5]

O uso de tecnologias proporciona uma visão abrangente e profunda sobre a interação ambiente-animal. Compreender como os animais reagem à presença de fatores relacionados ao ambiente climático (temperatura, umidade, iluminação), ao sistema de produção (densidade animal, sistemas confinados ou livres) e à tipologia das instalações (tipo de piso, presença ou ausência de climatização) pode auxiliar em programas de melhoramento genético para selecionar animais adaptados a diferentes ambientes. Além disso, contribui com conhecimentos importantes para inovações em instalações e equipamentos eficientes, visando ao aumento da produtividade sem perder o foco no bem-estar e na sustentabilidade do sistema.

Sob o aspecto do animal, as vantagens na adoção de tecnologias na suinocultura estão relacionadas ao desenvolvimento de ferramentas não invasivas para monitoramento e avaliação animal. Diversas ferramentas de monitoramento de doenças, emoções negativas, dor, desconforto e padrões de comportamento têm sido alvo de estudos nos últimos 10 anos e demonstram potencial para aplicações com essa finalidade.[6-9]

Do ponto de vista do produtor, uma das maiores vantagens da aplicação de tecnologias é atuar junto aos processos de gestão. Tais intervenções estão primariamente associadas ao processo de tomada de decisão, sobretudo ao prevenir problemas e mitigar possíveis agravamentos.

A adoção de tecnologia também traz vantagens em relação à ciência animal. Na suinocultura, tem possibilitado o desenvolvimento de ferramentas para avaliação rápida, não invasiva e em tempo real, contribuindo para avaliar uma grande quantidade de animais por um período mais longo e, muitas vezes, de modo individualizado. Permite relacionar dados complexos, encontrar padrões e iluminar aspectos do animal e do sistema até então desconhecidos. No entanto, o desenvolvimento e a aplicação dessas tecnologias exigem a dedicação conjunta de especialistas de diferentes áreas, como zootecnistas, etologistas, engenheiros, médicos veterinários, biólogos, entre outros. Envolver pesquisadores com diferentes especialidades convergindo para um mesmo objetivo não é tarefa fácil, mas os estudos mais promissores são realizados, em sua grande maioria, por uma equipe multidisciplinar. Os conhecimentos geram informações importantes para a identificação de características animais que sejam de interesse para o monitoramento, tipos de sensores que devem ser utilizados, métodos de análise e modelagem computacional mais adequados para a aplicação em dados biológicos.

INTELIGÊNCIA ARTIFICIAL NA SUINOCULTURA

Diferentes tecnologias têm contribuído com grandes avanços para a aplicação de sistemas digitais na suinocultura, possibilitando monitorar e coletar informações de forma contínua e com abordagens menos invasivas aos animais e menos intensivas em mão de obra. Sensores, equipamentos inteligentes, capturas automatizadas de imagens digitais, sons e sistemas de visão computacional têm grande potencial para melhorar a qualidade do produto, práticas de gestão e desenvolvimento de uma suinocultura sustentável. No entanto, o aumento da capacidade de armazenamento de dados provenientes dessas tecnologias tem gerado novos desafios de análise e interpretação.[10] Nesse sentido, os métodos de análise utilizando técnicas computacionais baseadas em inteligência artificial (IA) têm ganhado destaque. As técnicas mais proeminentes para aplicação agrícola incluem sistemas de inferência *fuzzy* (lógica *fuzzy*), redes neurais artificiais (RNA) e aprendizado de máquina (*machine learning*). Esse destaque se deve, sobretudo, ao fato de suas aplicações estarem se mostrando bastante promissoras para modelar sistemas físicos e biológicos complexos, sendo bem documentadas em diversas pesquisas.[11-15] As aplicações dessas técnicas têm sido utilizadas com o intuito de fornecer estimativas mais precisas sobre determinadas características biológicas e, ao mesmo tempo, apresentam-se como soluções robustas, computacionalmente eficientes, com economia de tempo computacional.[16] Essas técnicas são bastante promissoras para estimar níveis de estresse, condição de saúde e desempenho, destacando-se pela capacidade de relacionar dados não lineares, como é o caso de dados biológicos.

Com o crescimento exponencial da capacidade de poder computacional, a aprendizagem de máquina, que é um subconjunto da inteligência artificial, tem sido amplamente utilizada na área agrícola.[17] Atualmente, a aplicação da aprendizagem de máquina está fortemente relacionada à busca por ferramentas capazes de analisar grandes volumes de dados (Big Data) de forma rápida, automática e precisa. Nesse contexto, emerge outra importante ferramenta, chamada de "aprendizagem profunda" (*deep learning*), na qual a rede neural convolucional (RNC) está inserida.[18] A RNC é uma ferramenta computacional que permite a construção de modelos para reconhecimento de padrões em imagens de vídeo, compostas por cenas ou imagens complexas de ambientes pouco estruturados. Sua aplicação permite a extração de informações de cenas que, associadas a outras informações, podem alimentar bases de dados de grande volume.

A RNC tem sido aplicada na pesquisa pecuária para solucionar problemas envolvendo a classificação de imagens,[19] a previsão do escore de condição corporal em vacas leiteiras,[20] sistemas de reconhecimento individual de suínos,[21] a predição de gordura intramuscular em suínos vivos por meio de análise de imagens de ultrassonografia[22] e sistemas de reconhecimento de postura de porcas lactantes usando o Kinect.[23]

Os avanços em técnicas de aprendizado de máquina, bem como no desenvolvimento de sensores (ópticos, sonoros, de localização etc.), poderão contribuir para melhorias na eficiência da produção animal. No entanto, muitos desafios ainda precisam ser superados até a massiva aplicação dessas tecnologias no campo. Esses desafios incluem aspectos metodológicos, tecnológicos, econômicos e também a necessidade de identificar características biológicas passíveis de monitoramento que expressem informações importantes para serem utilizadas no apoio aos processos de tomada de decisão.

Adicionalmente, a intensificação da produção animal levanta preocupações sobre como gerenciar um maior número de animais e como monitorar o estado de bem-estar, saúde e desempenho desses animais. A solução para isso certamente passará pelo uso da tecnologia no campo. No entanto, é preciso continuar avançando para detectar indicadores biológicos confiáveis que possam ser utilizados como informações sobre a condição dos animais.

Nesse contexto, identificar e conhecer parâmetros, padrões e valores de referência para diversas características do animal é crucial para o desenvolvimento de ferramentas precisas de monitoramento. Diversos estudos têm sido realizados para estabelecer associações entre uma característica e uma resposta animal. Frequência cardíaca, temperatura corporal e taxa respiratória têm sido associadas com estresse ambiental, social e psicológico.[24,25] Outros estudos avaliaram frequência e duração de diferentes comportamentos posturais e atividades dos suínos com distúrbios de saúde[26,27] ou com início de uma infecção dentro da baia.[28]

INDICADORES PARA MONITORAMENTO ANIMAL

A abordagem sobre indicadores para avaliação animal envolve estudos sobre as características baseadas nos animais, no ambiente e/ou em ambos. O monitoramento animal, idealmente, deve utilizar mais de uma característica e preferencialmente incluir indicadores relacionados com a resposta animal (principalmente fisiológicos e comportamentais). Os padrões do comportamento, deslocamento, locomoção, atividades e temperatura corporal são exemplos de características animais que expressam alguma resposta do animal, como estresse térmico, doenças (laminite), cio, entre outras. O grande desafio no desenvolvimento de tecnologias para o monitoramento de animais na suinocultura tem sido estabelecer e associar essas características com o tipo de resposta animal. Ou seja, qual o padrão comportamental esperado de um suíno que seja indicativo de que aquele animal está sendo acometido por um estresse térmico ou alguma doença? Qual o valor da temperatura corporal usado para sinalizar que o animal está doente? Tais indagações remetem a outra abordagem, que é determinar os valores e respectivos parâmetros indicativos para cada característica, tão importante quanto determinar a associação entre a característica e a resposta animal.

Os valores-limites de cada característica (do animal ou do ambiente), assim como os parâmetros (máximos, médios e mínimos), devem ser abordados considerando idade, categoria, raça e sistema de produção. Ou seja, pode ser que um valor médio (parâmetro) da temperatura corporal determine condição de estresse térmico para uma porca gestante, porém pode não ser o mesmo valor e parâmetro para um suíno em fase de crescimento. Da mesma forma, um parâmetro de temperatura corporal, como a temperatura de superfície corporal máxima da região da nuca, pode ser adequado para indicar estresse térmico em animais em confinamento, mas precisa ser usado com cuidado para animais criados em sistema de piquetes ou com acesso à área livre com incidência solar. Isso se justifica, uma vez que animais com acesso à radiação solar podem ter a temperatura de superfície corporal elevada momentaneamente, mas não necessariamente, sendo essa situação indicativa de estresse para o animal.

A temperatura de superfície corporal (TSC) tem sido uma característica bastante estudada como indicativo de estresse térmico em suínos. A termografia por infravermelho (TIV) tem sido uma ferramenta promissora para medir a temperatura da superfície em animais de produção. Uma vez que a temperatura da pele varia com o ambiente, as imagens térmicas têm sido amplamente utilizadas em estudos para inferir o conforto térmico. O fato de ser uma ferramenta não invasiva, de relativa facilidade de uso e custo acessível, tem contribuído para sua ampla utilização na suinocultura. Determinar os valores de referência, parâmetros e área corporal do suíno, que expressem o estado de conforto do animal, é de extrema importância para o desenvolvimento de ferramentas automáticas que utilizem a termografia como sensor. Em um estudo recente,[29] foram estabelecidos valores de referência (Tabelas 1 e 2) para TSC de diferentes áreas corporais de suínos em crescimento submetidos a um ambiente de temperatura do ar de conforto (22 °C) e em estresse térmico (34 °C) durante 24 horas.

TABELA 1 Valores de referência para temperatura retal, frequência respiratória e temperaturas de superfície corporal por termografia de diferentes áreas corporais de suínos em ambiente de conforto (temperatura do ar de 22 °C)

Características	Média	Mín.	Máx.	Desvio
TR	39,00	37,50	39,72	0,80
FR	46,48	20,00	85,71	15,24
TIV (olho)	37,26	35,70	38,40	0,59
TIV (nuca)	35,05	32,30	37,00	0,98
TIV (dorso)	35,51	32,70	37,40	0,93
TIV (base da orelha)	36,94	35,30	38,90	0,87

FR: frequência respiratória; TIV: termografia por infravermelho; TR: temperatura retal.

Fonte: Martinez et al., 2023.[29]

TABELA 2 Valores de referência para temperatura retal, frequência respiratória e temperaturas de superfície corporal por termografia de diferentes áreas corporais de suínos em ambiente de conforto (temperatura do ar de 34 °C)

Características	Média	Mín.	Máx.	Desvio
TR	39,64	39,11	40,44	0,30
FR	99,89	28,57	187,50	40,46
TIV (olhos)	39,28	37,00	40,70	0,94
TIV (nuca)	38,76	34,10	40,60	1,63
TIV (dorso)	38,85	34,40	40,60	1,65
TIV (orelhas)	39,37	35,90	41,10	1,22

FR: frequência respiratória; TIV: termografia por infravermelho; TR: temperatura retal.

Fonte: Martinez et al., 2023.[29]

De modo geral e conforme esperado, os parâmetros máximos e mínimos das TIV para os animais em ambiente de estresse são de maior magnitude comparados aos dos animais em ambiente de conforto. No entanto, esse estudo foi desenvolvido com suínos em fase de crescimento (a partir da 12ª semana de vida), e tais valores de referência devem ser abordados com cautela para animais de outras categorias. Os parâmetros máximos, médios e mínimos de TSC, assim como a área corporal que represente de maneira mais fidedigna o estresse térmico ou alguma enfermidade, têm sido foco de diversos estudos. As áreas das extremidades corporais, como membros, são áreas com temperaturas mais variáveis[30] e onde ocorre maior troca de calor em situações de estresse por calor,[31] portanto, são áreas promissoras para avaliação do estresse térmico por meio da termografia.

Uma das grandes vantagens da termografia é sua natureza não invasiva e de fácil obtenção, podendo ser realizada por sensores de infravermelho com potencial para automação e acessibilidade crescente. Diante disso, e reconhecendo a importância de avaliar continuamente o conforto e o bem-estar animal, estudos[14,21,32,33] têm sido conduzidos para investigar métodos de monitoramento animal de fácil implementação, viabilizando sua aplicação em sistemas automáticos dentro dos contextos produtivos. Esses estudos abrangem o uso de imagens termográficas e técnicas de modelagem computacional, representando ferramentas essenciais para avançar na compreensão de dados complexos, integrando conceitos da zootecnia de precisão.

Diversos indicadores comportamentais para avaliação animal têm sido estudados.[34] É sabido que, por meio do comportamento, é possível identificar o acometimento de doenças, estresse e diversos fatores que interferem na produção e no bem-estar animal. Alterações comportamentais relacionadas a variações no consumo hídrico, alimentar ou mudanças no nível de atividade podem ser obtidas por meio de sensores que incluem sistemas de microfone, imagens, alimentadores automáticos, entre outros.[15] No entanto, para que os sensores operem com eficácia, emitindo sinais de alerta ou alimentando os sistemas que operam nos processos de tomada de decisão, é preciso que os parâmetros indicativos da situação do animal estejam bem definidos.

Portanto, conforme discutido, assim como os parâmetros e valores fisiológicos são importantes para sistemas de monitoramento automático, conhecer os padrões do comportamento animal, o período, a duração e a frequência de determinada atividade, postura corporal, entre outros, é crucial para estabelecer indicativos da condição de saúde ou ocorrência de estresse do suíno. Entretanto, reconhecer esses padrões envolve ter habilidade para analisar dados complexos, já que muitas medidas podem ser subjetivas, dificultando a expressão da informação final. Nesse sentido, associar características comportamentais, fisiológicas e ambientais para avaliação do bem-estar, saúde e desempenho de animais pode auxiliar na obtenção de melhor acurácia nas avaliações dos modelos de predição.

Alguns estudos determinaram que o comportamento de contato entre leitões na fase de crescimento tinha relação com a ocorrência de surtos de mordidas de cauda.[35,36] Posteriormente, com base nesses estudos, Alameer et al.[37] desenvolveram um sistema de detecção automática para quantificar o comportamento dessas interações entre leitões na fase de crescimento. A característica utilizada foi o comportamento do contato da cabeça de um suíno com a parte traseira de outro suíno, utilizando a frequência como parâmetro para quantificar esse comportamento. Os autores utilizaram apenas infraestrutura de captura de dados baseada em câmera de baixo custo, dispensando métodos de rastreamento/identificação individual dos suínos. O método foi baseado em aprendizado de máquina e processamento de imagem, nos quais redes de aprendizado profundo foram aplicadas para detectar o comportamento de contato entre partes dos suínos, gerando um algoritmo para identificar rapidamente as interseções entre os animais, com uma acurácia entre 90,0 e 92,6%.

EXEMPLOS DE TECNOLOGIAS APLICADAS PARA SUÍNOS

Alguns sistemas digitais, como monitores de som para detecção de tosse de suínos, dispositivos de pesagem automática com balanças eletrônicas e sistemas de câmera, já estão disponíveis no mercado, principalmente na Europa. No entanto, muitos sistemas de monitoramento baseados em inteligência artificial ainda estão em desenvolvimento e constantemente sendo aprimorados.[3,38]

A análise de imagens tem demonstrado potencial para o monitoramento de animais de criação desde o início da década de 1990.[39] As câmeras são classificadas como sensores de grupo, com vantagem sobre os sensores vestíveis, que precisam ser acoplados nos próprios animais. Portanto, além de não causarem estresse aos animais, têm potencial para ser um sistema de custo reduzido, uma vez que um único sensor pode ser utilizado para vários animais. O monitoramento baseado em imagens tem sido utilizado para medir importantes biorrespostas relacionadas à saúde, ao bem-estar e a parâmetros de crescimento dos suínos, incluindo estimativa de peso,[40,41] avaliação da marcha e claudicação,[42] medição do consumo de água,[43] predição de massa corporal,[44,45] contagem do número de leitões,[46] comportamento agressivo em suínos,[47] detecção de doenças e estresse térmico com imagens térmicas.[48]

Comportamento animal

O uso de câmeras possibilita observações detalhadas das características das respostas comportamentais, como frequência de ocorrência, duração, velocidade e aceleração, desde que o registro e a análise sejam realizados continuamente. A amostragem focal acarreta perda de informação, resultando em grandes erros e, por consequência, resultados imprecisos. Conhecer os aspectos biológicos da característica que se pretende extrair da imagem é crucial para determinar o tipo de registro que deve ser realizado. Para análise de respostas individuais, como brigas e padrões de interações, como mordidas (com duração média de 0,5 s), o registro pode ser analisado em câmera lenta[49] ou quadro a quadro.[50,51] Já para atividades mais lentas, como a classificação do comportamento postural (em pé e deitado), pode ser utilizada uma velocidade mais rápida.[52,53]

Um sistema de coleta de imagem bem elaborado deve garantir o número mínimo de câmeras necessárias para fornecer um campo de visão (FoV, do inglês *field of view*) completo, considerando o tamanho da baia e as especificações da câmera (lente e estabilização de imagem, análise de foco, quadros por segundo etc.), garantindo eficiência na coleta de dados e redução nos custos de instalação dos sistemas.[54] De acordo com Norton et al.,[55] um sistema de imagens que reconhece padrões comportamentais específicos (como agressividade), no nível individual dos animais, utiliza várias etapas e técnicas, incluindo rastreamento de alvo, extração do primeiro plano do animal, extração de características comportamentais nos dados e reconhecimento de importantes interações comportamentais.

Imagens térmicas por infravermelho

Imagens térmicas têm sido amplamente utilizadas para avaliação de suínos, sendo consideradas ferramentas de alta precisão de temperatura, estabilidade e simplicidade dos sistemas, com grande potencial para operação remota e em tempo real.[56] Sensores de baixo custo têm contribuído para a massificação dessa tecnologia. Brown-Brandl et al.[30] utilizaram sensores infravermelhos de baixo custo para monitorar a temperatura de superfície corporal. As imagens térmicas também podem ser empregadas para identificar mudanças posturais,[57] detecção de doenças,[48] diagnóstico precoce de enfermidades e monitoramento eficaz da saúde e bem-estar,[56] bem como ferramentas de medição de temperatura corporal, substituindo termômetros retais,[58-61] detecção de inflamação e lesões,[62] diagnóstico de ocorrências adversas nas instalações, como concentrações de gás e poeira resultantes da atividade social,[63] e identificação de estresse térmico.[54,64,65] O uso da termografia para diagnóstico de estresse térmico requer a consideração de alguns fatores de interferência para uma interpretação correta das imagens, como nível de atividade do animal, comportamento ingestivo (manejo alimentar), temperamento animal, condições de alojamento, densidade animal na baia, níveis de agressividade dentro da baia, hierarquia e presença ou ausência de recursos climáticos.

No entanto, o aumento da capacidade de armazenagem de dados provenientes dessas tecnologias gera novos desafios para análise e interpretação desses dados.[10] Nesse sentido, os métodos de análise utilizando técnicas computacionais baseadas em inteligência artificial têm ganhado destaque. O uso de imagens térmicas tem se mostrado muito promissor, e os resultados da pesquisa sugerem que, no futuro próximo, poderá estar no centro das aplicações comerciais em fazendas.[38] No entanto, alguns desafios precisam ser superados, como o custo dos equipamentos e sensores, desafios estruturais (incluindo comunicação e transmissão) e computacionais para lidar com dados de imagens. Além disso, coletar dados de animais alojados em suas próprias baias representa um desafio adicional, uma vez que estão lidando com seres sencientes, os quais respondem de modo diferente no tempo e na intensidade, mesmo considerando animais de um mesmo rebanho.

Massa corporal

A estimativa da massa corporal em suínos é, provavelmente, o aspecto econômico mais relevante da produção, uma vez que está diretamente relacionada à eficiência alimentar e ao manejo nutricional. O uso de balanças eletrônicas é um processo demorado e afeta negativamente a eficiência do sistema. Os avanços tecnológicos têm mostrado grande potencial na obtenção de estimativas de massa corporal (peso) de forma não invasiva, reduzindo significativamente a carga de trabalho dos funcionários.[44]

Modelos baseados em imagens capturadas com vista superior do animal foram desenvolvidos por Wang et al.[31] e Banhazi et al.,[44] com uma acurácia de

97 e 98% para a estimativa da massa corporal. No entanto, o método de captura da imagem exigia que os animais fossem removidos individualmente da baia para um corredor, onde as câmeras estavam instaladas, gerando ainda algum nível de estresse para os animais e trabalho adicional para os funcionários.

Jun et al.[45] desenvolveram um modelo baseado em imagens 2D para a estimativa de massa ($R^2 = 0,79$) de suínos pesando entre 70 e 120 kg. Pezzuolo et al.[66] criaram um sistema que estima automaticamente o peso dos suínos com base no sensor de profundidade Microsoft Kinect V1 ($R^2 > 0,95$). Ambos os sistemas utilizaram imagens dos animais coletadas na própria baia. Esses estudos servem como base indicativa do potencial de utilização dessas tecnologias para a estimativa de massa, no entanto, um banco de dados reduzido evidencia limitações para a generalização dos algoritmos desenvolvidos. É crucial que um sistema de classificação de parâmetros animais seja testado com diversos conjuntos de dados em diferentes condições de alojamento e gestão para fins comerciais.[3]

Lu et al.[67] desenvolveram um sistema de imagens de suínos, captadas de cima da baia, que poderia ser usado para a extração de parâmetros de superfície corporal, como comprimento (precisão = 97,06%) e área (precisão = 97,06%). Esse sistema poderia ser combinado com outros sistemas de detecção precoce, como análise sonora ou sensores RFID, em um sistema de gestão de controle principal que poderia potencialmente melhorar a saúde devido à prevenção da disseminação de doenças, ao bem-estar e à produção das unidades atuais.

Análise de som

A análise sonora é um método para monitorar um grupo de animais de forma automática, contínua e não invasiva. Os sistemas existentes, comerciais ou em experimentação, utilizam microfones instalados dentro da baia para medir o som dos animais sem causar estresse. Essa é uma tecnologia promissora para suínos e tem recebido bastante atenção, especialmente no que diz respeito à medição da vocalização. Vários estudos compreendem a detecção automática da tosse de porcos como um bom indicador de problemas respiratórios em baias de crescimento e engorda.[68,69] Um estudo de Berckmans et al.[70] mostrou que uma ferramenta computacional poderia fornecer alertas de detecção de tosse até 2 semanas antes, em comparação à observação por parte do fazendeiro e do veterinário. Mais tarde, Van Hirtum e Berckmans,[69] Exadaktylos et al.[71] e Ferrari et al.[72] mostraram que era possível distinguir a tosse de porcos saudáveis e doentes.

A vocalização, conforme sua duração e amplitude do sinal, foi usada como indicador de angústia em suínos,[73] enquanto a classificação das vocalizações em tipos vocais (gritos) foi associada a situações dolorosas e angustiantes, como castração e mordidas de orelha.[74,75] Outras classificações identificaram comportamentos de brincadeira ou como sinais de alarme.[76,77] Pesquisas adicionais também demonstraram que gritos, grunhidos e guinchos podem ser diferenciados com base em várias características do sinal sonoro.[75,78]

Para a aquisição dos dados brutos, a frequência de amostragem deve ser adaptada, e a posição adequada para a montagem do microfone deve ser observada, considerando a altura do microfone e a posição relativa em relação às paredes e fontes de som disruptivas, como ventilação. Após a aquisição dos dados brutos do som, estes são salvos em blocos de um determinado tempo e é realizado o pré-processamento para separar os ruídos de primeiro plano (p. ex., sons de batida, vocalização dos suínos), dos ruídos interferentes específicos, também chamados de ruídos de fundo (ventilador, aquecedores, máquinas agrícolas). Para esse pré-processamento, existem diferentes soluções, desde as mais simples, como filtragem de banda, até soluções mais sofisticadas, como as usadas no processamento de fala. O objetivo é limpar os dados sonoros antes de passar para a próxima etapa de seleção de eventos e extração de características. De acordo com Norton et al.,[55] para as vocalizações de suínos, a etapa de pré-processamento é bastante importante, pois uma boa filtragem tornará possível selecionar e classificar eventos sonoros com a precisão desejada, facilitando os próximos passos, que incluem seleção, extração de atributos e classificação.

CONSIDERAÇÕES SOBRE A APLICAÇÃO DA TECNOLOGIA DIGITAL NO SETOR PRODUTIVO

Gerenciar saúde, bem-estar, produção/reprodução e o ambiente de produção de suínos, de modo individual e utilizando o monitoramento contínuo e em tempo real, é o principal objetivo das tecnologias que abordam a área da suinocultura digital. Monitorar continuamente significa que a tecnologia implantada no sistema produtivo está medindo e analisando os animais e o ambiente 24 horas por dia. Alguns sistemas podem emitir um aviso aos gestores quando algo está errado, direcionando cuidados para o(s) animal(is) que precisa(m) de atenção naquele momento. O monitoramento pode ser feito por câmeras (análise de imagem), por microfone ou por sensores ao redor dos animais, como mostrado neste capítulo.

Para fins comerciais, um sistema robusto de classificação de parâmetros animais requer um conjunto de dados grande e diverso, com animais em diferentes condições de alojamento e idades. É importante destacar que mesmo um sistema de monitoramento robusto com boa acurácia provavelmente precisará de ajustes e calibrações para ser aplicado em diferentes instalações.

Diferentes tecnologias em sensores, câmeras e equipamentos têm contribuído com grandes avanços para a área animal, possibilitando monitorar e coletar informações de forma contínua e com abordagens menos invasivas aos animais e menos intensivas em mão de obra. O uso de sensores e equipamentos inteligentes, capturas automatizadas de sons e imagens digitais, e técnicas de visão computacional têm grande potencial para melhorar os sistemas de monitoramento animal, bem como as práticas de gestão, contribuindo com aspectos da sustentabilidade na suinocultura, como: melhoria no bem-estar dos animais; diagnósticos precoces de dor e de doenças; redução do uso de antibióticos; e estratégias para o uso responsável de insumos e recursos hídricos.

A abordagem da pecuária digital na suinocultura oferece uma grande oportunidade para superar os desafios atuais da produção de suínos, especialmente aqueles relacionados às preocupações com os impactos do setor no ambiente climático, no bem-estar dos animais, na poluição ambiental por meio de resíduos e odor, e na saúde humana, incluindo a redução do uso de antibióticos e a disseminação de zoonoses. Outros desafios incluem aspectos relacionados às perspectivas futuras do setor pecuário, como a sustentabilidade econômica e ambiental, bem como preocupações com o fator humano. Neste último aspecto, pesquisas que abordem as implicações sociais e econômicas da adoção de tecnologias no setor, considerando os desafios relacionados à sucessão, à escassez de mão de obra qualificada e ao interesse em trabalhar no campo, podem contribuir significativamente para avançar em soluções viáveis e com potencial para consolidação.

Apesar do enorme potencial das tecnologias digitais para impulsionar a eficiência e sustentabilidade na produção suína, sua adoção ainda é incipiente, principalmente no contexto das fazendas brasileiras. Contudo, há uma clara tendência de ampliação dessa adoção à medida que os custos dos sensores diminuem e surgem pesquisas inovadoras para otimizar o uso dessas tecnologias na suinocultura. A chave para avançar sobre esse tema são pesquisas e testes com coleta de dados em tempo real, de animais individuais ou de grupos, com pouca ou nenhuma interrupção das atividades animais.

REFERÊNCIAS

1. Organisation for Economic Co-operation and Development/Food and Agriculture Organization of the United Nations (OECD-FAO). Agricultural Outlook 2019-2028. Special Focus: Latin America. Rome, Italy: OECD Publishing; 2019.
2. Ahrendt P, Gregersen T, Henrik K. Development of a real-time computer vision system for tracking loose-housed pigs. Comput Electron Agr. 2011;76:169-74.
3. Berckmans D. General introduction to precision livestock farming. Anim Front. 2017;4(4):6-11.
4. Halachmi I, Guarino M. Editorial: Precision livestock farming: a 'per animal' approach using advance monitoring technologies. Animal. 2016;10:1482-3.

5. Rosa GJ. Grand challenges in livestock genomics: for food, for medicine for environment, for knowledge. Frontiers. 2011;2:34.
6. Pessoa J, Rodrigues da Costa MR, García-Manzanilla E, Norton T, McAloon C, Boyle L. Managing respiratory disease in finisher pigs: combining quantitative assessments of clinical signs and the prevalence of lung lesions at slaughter Prev Vet Med. 2021;186:105208.
7. Baxter E, Rutherford K, Farish M, Smith ML, Hansen MF. EmotiPig, Investigating automatic detection of emotion in biometrically identified pig faces using machine learning. (On-going Project). [Online article]. 2019.
8. Banhazi TM, Black JL. Livestock farming: a suite of electronic systems to ensure the application of best practice management on livestock farms. Aust J Multi-discip Eng. 2009;7:1-14.
9. Nilsson M, Herlin AH, Guzhva O, Åstrom K, Ardo H, Bergsten C. Continuous surveillance of pigs in a pen using learning-based segmentation in computer vision. In: Halachmi I, editor. Precision livestock farming applications. Making sense of sensors to support farm management. Wageningen: Wageningen Academic Publishers; 2015. p.217-23.
10. Morota G, Ventura RV, Silva FF, Koyama M, Fernando SC. Big Data Analytics and Precision Animal Agriculture Symposium: machine learning and data mining advance predictive big data analysis in precision animal agriculture. J Anim Sci. 2018;96(4):1540-50.
11. Brown-Brandl TM, Jones DD, Woldt WE. Evaluating modelling techniques for cattle heat stress prediction. Biosyst Eng. 2005;91(4):513–24.
12. Shao B, Xin H. A real-time computer vision assessment and control of thermal comfort for group -housed pigs. Comput Electron Agr. 2008;62(1):15–21.
13. Huang H, Deng J, Lan Y, Yang A, Zhang L, Wen S, et al. Detection of Helminthosporium leaf blotch disease based on UAV imagery. Appl Sci. 2019;9:558.
14. Wang J, Bell M, Liu X, Liu G. Machine-learning techniques can enhance dairy cow estrus detection using location and acceleration data. Animals. 2020;10:1160.
15. Benos L, Tagarakis AC, Dolias G, Berruto R, Kateris D, Bochtis D. Machine learning in agriculture: a comprehensive updated review. Sensors. 2021;21(11):3758.
16. Choudhury B, Jha R. Soft computing techniques. In: Soft computing in electromagnetics: methods and applications. Cambridge: Cambridge University Press; 2016. p.9-44.
17. Helm JM, Swiergosz AM, Haeberle HS, Karnuta JM, Schaffer JL, Krebs VE, et al. Machine learning and artificial intelligence: definitions, applications, and future directions. Curr Rev Musculoskelet Med. 2020;13:69-76.
18. Silva LA, Peres SM, Boscarioli C. Introdução à mineração de dados: com aplicações em R. Rio de Janeiro: Elsevier; 2016.
19. Misimi E, Øye ER, Sture Ø, Mathiassen JR. Robust classification approach for segmentation of blood defects in cod fillets based on deep convolutional neural networks and support vector machines and calculation of gripper vectors for robotic processing. Comput Electron Agr. 2018;139:138-52.
20. Rodríguez Alvarez J, Arroqui M, Mangudo P, Toloza J, Jatipa D, Rodríguez JM. Body condition estimation on cows from depth images using Convolutional Neural Networks. Comput Electron Agric. 2018;155:12-2.
21. Hansen MF, Smith ML, Sith LN, Salter MG, Baxter EM, Farish M, Grieve B. Towards on-farm pig face recognition using convolutional neural networks. Comput Ind. 2018;98:145-52.
22. Kvam J, Kongsro J. In vivo prediction of intramuscular fat using ultrasound and deep learning. Comput Electron Agr. 2017;142:521-3.
23. Zheng C, Zhu X, Yang X, Wang L, Tu S, Xue Y. Automatic recognition of lactating sow postures from depth images by deep learning detector. Comp Electron Agric. 2018;147:51-63.
24. Carboni, L. Peripheral biomarkers in animal models of major depressive disorder. Disease Markers, 2013; 35, 33-41.

25. Dhama, K., Latheef, SK., Dadar, M., Samad, H.A., Munjal, A., Khandia, R. Joshi, SK. Biomarkers in stress related diseases/disorders: Diagnostic, prognostic, and therapeutic values. Frontiers in Molecular Biosciences, 2019,
26. Millman S. Sickness behaviour and its relevance to animal welfare assessment at the group level. Anim Welfare. 2007.
27. Kyriazakis I, Tolkamp B. Disease. In: Mills DS. The encyclopedia of applied animal behaviour and welfare. Wallingford, Oxon: CAB International; 2010. p.176-7.
28. Miller AL, Dalton HA, Kanellos T, Kyriazakis I. How many pigs within a group need to be sick to lead to a diagnostic change in the group's behavior? J Anim Sci. 2019;97:1956e1966.
29. Martinez FN, Pacheco VM, Sousa RV, Martello LS. Caracterização do estresse térmico de suínos utilizando imagens térmicas. Simpósio Internacional de Iniciação Científica (SIICUSP), Pirassununga. 2023;31:1-2.
30. Brown-Brandl TM, Eigenberg RA, Purswell JL. Using thermal imaging as a method of investigating thermal thresholds in finishing pigs. Biosyst Eng. 2013;114:327-33.
31. Wang Y, Yang W, Winter P, Walker L. Walk-through weighing of pigs using a machine vision and an artificial neural network. Biosyst Eng. 2008;100:117-25.
32. Chen C, Zhu W, Liu D, Steibel J, Siegford J, Wurtz K, et al. Recognition of aggressive episodes of pigs based on convolutional neural network and long short-term memory. Comput Electron Agr. 2020;169:105166.
33. Lee H, Sa J, Chung Y, Park D, Kim H. Deep learning-based overlapping-pig separation by balancing accuracy and execution time. In: WSCG 2019: full papers proceedings. 27th International Conference in Central Europe in Computer Graphics, Visualization and Computer Vision. Computer Science Research Notes. Pilsen/Prague, Czech Republic, 2019. p.17-25.
34. Li N, Ren Z, Li D, Zeng L. Review: automated techniques for monitoring the behaviour and welfare of broilers and laying hens: towards the goal of precision livestock farming. Animal. 2020;14: 617-25.
35. D'eath R, Niemi J, Ahmadi BV, Rutherford K, Ison S, Turner S, et al. Why are most pigs tail docked? Economic and ethical analysis of four pig housing and management scenarios in the light of eu legislation and animal welfare outcomes. Animal. 2016;10:687699.
36. Camerlink I, Turner SP. The pig's nose and its role in dominance relationships and harmful behaviour. Appl Anim Behav Sci. 2013;145:84e91.
37. Alameer A, Buijs S, O'Connell N, Dalton L, Larsen M, Pedersen L, Kyriazakis I. Automated detection and quantification of contact behaviour in pigs using deep learning. Biosyst Eng. 2022;224:118-30.
38. Tzanidakis C, Simitzis P, Arvanitis K, Panagakis P. An overview of the current trends in precision pig farming technologies. Livest Sci. 2021;249:104530.
39. Van der Stuyft, E, Schofield, CP, Randall, JM, Wambacq, P and Goedseels, V Development and application of computer version systems for use in livestock production. Computers and Electronics in Agriculture, 1991;6: 243-265.
40. Schofield CP, Marchant JA, White RP, Brandl N, Wilson M. Monitoring pig growth using a prototype imaging system. J Agric Eng Res. 1999;72:205-10.
41. Condotta ICFS, Brown-Brandl TM, Silva-Miranda KO, Stinn JP. Evaluation of a depth sensor for mass estimation of growing and finishing pigs. Biosyst Eng. 2018;173:11-8.
42. Kashiha MA, Bahr C, Ott S, Moons CPH, Niewold TA, Tuyttens F, Berckmans D. Automatic monitoring of pig locomotion using image analysis. Livest Sci. 2014;159:141-8.
43. Kashiha M, Bahr C, Haredasht SA, Ott S, Moons CRH, Niewold TA, et al. The automatic monitoring of pigs water use by cameras. Comput Electron Agr. 2013;90:164-9.
44. Banhazi TM, Tscharke M, Ferdous WM, Saunders C, Lee SH. Improved image analysis based system to reliably predict the liveweight of pigs on farm: preliminary results. Aust J Multi-discip Eng. 2011;8:107-19.

45. Jun K, Kim SJ, Ji HW. Estimating pig weights from images without constraint on posture and illumination. Comput Electron Agr. 2018;153:169-76.
46. Tian M, Guo H, Chen H, Wang Q, Long C, Ma Y. Automated pig counting using deep learning. Comput Electron Agr. 2019;163:104840.
47. Chen C, Zhu W, Liu D, Steibel J, Siegford J, Wurtz K, et al. Detection of aggressive behaviours in pigs using a RealSense depth sensor. Comput Electron Agr. 2019;166:105003.
48. Islam MM, Ahmed ST, Mun HS, Bostami ABMR, Kim YJ, Yang CJ. Use of thermal imaging for early detection of signs of disease in pigs challenged orally with Salmonella typhimurium and Escherichia coli. Afr J Microbiol Res. 2015;9:1667-74.
49. Stygar AH, Dolechck KA, Kristensen AR. Analyses of body weight patters in growing pigs: a new view on body weight in pigs for frequent monitoring. Animal. 2017;12:295-302.
50. Oczak M, Ismayilova G, Costa A, Viazzi S, Sonoda LT, Fels M, et al. Analysis of aggressive behaviours of pigs by automatic video recordings. Comput Electron Agr. 2013;99:209-17.
51. Oczak M, Maschat K, Baumgartner J. Dynamics of sows' activity housed in farrowing pens with possibility of temporary crating might indicate the time when sows should be confined in a crate before the onset of farrowing. Animals. 2019;10:E6.
52. Nir O, Parmet Y, Werner D, Adin G, Halachmi I. 3D Computer-vision system for automatically estimating heifer height and body mass. Biosyst Eng. 2018;173:4-10.
53. Nasirahmadi A, Sturm B, Olsson AC, Jeppsson KH, Müller S, Edwards S, Hensel O. Automatic scoring of lateral and sternal lying posture in grouped pigs using image processing and Vector Machine. Comput Electron Agr. 2019;156:475-81.
54. Berckmans D. Smart Farming for Europe: value creation through precision livestock farming. In: 65th Annual Meeting of the EAAP. Copenhagen, Denmark; 2014.
55. Norton T, Chen C, Larsen MLV, Berckmans D. Review: Precision Livestock Farming: building 'digital representations' to bring the animals closer to the farmer. Animal. 2019;13:3009-17.
56. Zhang Z, Zhang H, Liu T. Study on body temperature detection of pig based on infrared technology: a review. Artif Intell Agric. 2019;1:14-26.
57. Huynh TTT. Heat stress in growing pigs [Ph. D. degree in Animal Science]. Wageningen: Wageningen University, 2005.
58. Schmidt M, Lahrmann KH, Ammon C, Berg W, Schön PC, Hoffmann G. Assessment of body temperature in sows by two infrared thermography methods at various body surface locations. J Swine Health Prod. 2013;21:203-9.
59. Xin H. Assessing swine thermal comfort by image analysis of postural behaviors. J Anim Sci. 1999;77:1-9.
60. Xin H, Shao B. Real-time assessment of swine thermal comfort by computer vision. In: Proceedings of the world congress of computers in agriculture and natural resources. Iguacu Falls, Brazil, 2002. p.362-9.
61. Warriss PD, Pope SJ, Brown SN, Wilkins LJ, Knowles TG. Estimating the body temperature of groups of pigs by thermal imaging. Vet Rec. 2006;158(1):331-4.
62. Ruminski J, Kaczmarek M, Renkielska A, Nowakowski A. Thermal parametric imaging in the evaluation of skin burn depth. IEEE Trans Biomed Eng. 2007;54:303-12.
63. Ni JQ, Liu S, Radcliffe JS, Vonderohe C. Evaluation and characterization of Passive Infrared Detectors to monitor pig activities in an environmental research building. Biosyst Eng. 2017;158:86-94.
64. Martello LS, Da Luz SS, Gomes RC, Corte RSRP, Leme PR. Infrared thermography as a tool to evaluate body surface temperature and its relationship with feed efficiency in Bos indicus cattle in tropical conditions. Int. J. Biometeorol. 2016;60:173-81.
65. Sousa RV, Rodrigues AV, Abreu MG, Tabile RA, Martello LS. Predictive model based on artificial neural network for assessing beef cattle thermal stress using weather and physiological variables. Comput Electron Agric. 2018;144:37–43.

66. Pezzuolo A, Guarino M, Sartori L, González LA, Marinello F. On-barn pig weight estimation based on body measurements by a Kinect v1 depth camera. Comput Electron Agr. 2018;148:29-36.
67. Lu M, Norton T, Youssef A, Radojkovic N, Fernández AP, Berckmans D. Extracting body surface dimensions from top-view images of pigs. Int J Agr Biol Eng. 2018;11:182-91.
68. Van Hirtum A, Aerts JM, Berckmans D, Moreaux B, Gustin P. Online cough recognizer system. J Acoust Soc Amer. 1999;106(4):2191.
69. Van Hirtum A, Berckmans D. Automated recognition of spontaneous versus voluntary cough. Med Eng Phys. 2002;24:541-5.
70. Berckmans D, Hemeryck M, Berckmans D, Vranken E, Van Waterschoot T. Animal sound talks! Real-time sound analysis for health monitoring in livestock. In: Proceedings of the International Symposium on Animal Environment & Welfare, Chongqing, China, 2015.
71. Exadaktylos V, Silva M, Aerts JM, Taylor CJ, Berckmans D. Real-time recognition of sick pig cough sounds. Comput Electron Agr. 2008;63:207-14.
72. Ferrari S, Silva M, Guarino M, Aerts JM, Berckmans D. Cough sound analysis to identify respiratory infection in pigs. Comput Electron Agr. 2008;64:318-25.
73. Cordeiro AFS, Naas IA, Leitao FS, de Almeida ACM, de Moura DJ. Use of vocalization to identify sex, age, and distress in pig production. Biosyst Eng. 2018;173:57-63.
74. Von Borell E, Bünger B, Schmidt T, Horn T. Vocal-type classification as a tool to identify stress in piglets under on-farm conditions. Anim Welfare. 2009;18:407-16.
75. Diana A, Carpentier L, Piette D, Boyle LA, Berckmans D, Norton T. An ethogram of biter and bitten pigs during an ear biting event: first step in development of a Precision Livestock Farming tool. Appl Anim Behav Sci. 2019;215:26-36.
76. Newberry RC, Wood-Gush DGM, Hall JW. Playful behaviour of piglets. Behav Process. 1988; 17:205-16.
77. Chan WY, Cloutier S, Newberry RC. Barking pigs: differences in acoustic morphology predict juvenile responses to alarm calls. Anim Behav. 2011;82:767-74.
78. Vandermeulen J, Bahr C, Tullo E, Fontana I, Ott S, Kashiha M, et al. Discerning pig screams in production environments. PLoS One. 2015;10:e0123111.

8
Abate e processamento de suínos

Patricia Maloso Ramos
Saulo da Luz e Silva

INTRODUÇÃO

A indústria da carne suína desempenha um papel significativo no cenário global, sendo responsável por aproximadamente 33% do total da carne consumida mundialmente.

A carne suína é um alimento rico em nutrientes de alto valor biológico, estando presente de maneira significativa na alimentação de milhões de pessoas. Além disso, sua versatilidade culinária a torna um componente essencial de diversas culturas gastronômicas. Do ponto de vista econômico, a indústria de carne suína é uma das principais impulsionadoras da economia em muitos países, gerando empregos, estimulando o comércio internacional e contribuindo substancialmente para a economia de diversas nações.

A qualidade da carne suína é determinada por uma série de características que afetam sua aceitação pelo consumidor e sua versatilidade. Algumas das características mais importantes relacionadas à qualidade e à aceitação desse produto incluem a maciez, a cor, sabor, a suculência, entre outras. Essas características combinadas desempenham um papel fundamental na determinação da qualidade da carne suína, influenciando diretamente a satisfação do consumidor e a competitividade da indústria. É importante considerar também que diferentes mercados consumidores têm exigências igualmente diversas em relação às características de qualidade.

Conforme mencionado, a qualidade da carne suína é o resultado de uma complexa interação entre fatores que envolvem uma variedade de processos que ocorrem tanto antes quanto depois do abate, os quais têm potencial de influenciar as características determinantes da carne. É importante notar que a carne suína pode ser encontrada tanto na forma *in natura* quanto na forma de produtos processados, cada uma com suas particularidades e, consequentemente, fatores específicos que determinam sua qualidade final.

Portanto, para entender como esses fatores se inter-relacionam, é essencial compreender os fundamentos teóricos relacionados à transformação do músculo (animal vivo) até o produto final (carne fresca ou produto processado). Essa compreensão é fundamental para que práticas produtivas e industriais (processamento) sejam aplicadas, visando à obtenção de um produto com qualidade constante que atenda às expectativas dos consumidores.

O presente capítulo foi preparado com o objetivo principal de abordar os principais aspectos relacionados à carne suína, bem como aos cuidados (e normativas) pré-abate e durante o abate de suínos envolvidos na produção de carcaça, carne e/ou produtos processados de qualidade superior.

CONSIDERAÇÕES GERAIS SOBRE O ESTRESSE

O estresse é um dos fatores mais significativos na determinação da qualidade da carne, especialmente a suína. Embora este texto não explore detalhadamente os mecanismos subjacentes a esse fenômeno, é importante compreender sua dinâmica para entender seu impacto nas características de qualidade da carne suína.

O estresse é uma resposta fisiológica e psicológica do corpo a situações que são percebidas como desafiadoras, ameaçadoras ou exigentes, as quais desencadeiam uma série de reações no organismo para ajudar a lidar com situações de perigo ou pressão. Uma das principais respostas é o aumento da disponibilidade de energia, que é direcionada para as funções corporais essenciais para a reação de luta ou fuga. Isso envolve o aumento da frequência cardíaca, a dilatação dos brônquios para aumentar o suprimento de oxigênio aos músculos e a liberação de glicose (especialmente proveniente da quebra de glicogênio muscular) e ácidos graxos na corrente sanguínea para fornecer energia rapidamente. Dessa forma, o estresse tanto imediato (agudo) como prolongado (crônico) podem levar a uma redução das reservas energéticas do corpo, especialmente o glicogênio, que é fundamental no processo de transformação do músculo em carne e, consequentemente, na qualidade final da carne.

HOMEOSTASIA

Outro conceito importante para entender as respostas fisiológicas do organismo é o da homeostasia, que é um dos princípios fundamentais que sustentam a vida dos animais, essencial para a sobrevivência e o bom funcionamento do corpo. A homeostasia refere-se à capacidade de o organismo manter condições internas estáveis e adequadas para seu funcionamento, mesmo diante de mudanças no ambiente externo.

Sua importância deve-se ao fato de que as células e órgãos do corpo animal dependem de condições específicas para funcionar de maneira eficiente. Essas condições incluem, por exemplo, a temperatura corporal, os níveis de glicose no sangue, o pH do sangue, a concentração de eletrólitos, oxigênio, entre outros. Quando esses parâmetros se desviam dos valores normais, podem ocorrer disfunções graves no organismo.

Logo, para a manutenção da homeostasia existem mecanismos de regulação que ajustam continuamente os processos fisiológicos para manter esses parâmetros dentro de faixas ideais. Por exemplo, quando a temperatura ambiente aumenta, o corpo humano inicia o processo de sudorese para se resfriar. Da mesma forma, quando os níveis de glicose no sangue aumentam após uma refeição, o pâncreas libera insulina para facilitar a entrada de glicose nas células.

Mais especificamente em relação ao tema da qualidade da carne, as alterações da homeostasia desempenham papel crucial na resposta a situações de estresse ou ameaça. O sistema nervoso autônomo, por exemplo, regula a frequência cardíaca, a pressão arterial e a respiração em situações de perigo, garantindo que o corpo esteja preparado para a ação.

Dessa forma, quaisquer procedimentos que resultem em alterações da condição normal do equilíbrio homeostático, aos quais os animais são submetidos (e acostumados), como o manejo pré-abate (embarque, transporte, desembarque e descanso), são potencialmente estressantes e desencadeiam uma série de mecanismos que podem culminar em um efeito negativo sobre as características da carne.

TRANSFORMAÇÃO DO MÚSCULO EM CARNE

Em uma situação normal, quando os suínos atingem as condições adequadas para o abate, eles são embarcados, transportados, desembarcados e deixados em descanso por um período adequado antes do abate, para recompor as condições corporais e restabelecer a homeostasia. Mesmo sendo conduzidos de forma cuidadosa, o manejo pré-abate causa algum estresse, implicando gasto energético e consequente redução das reservas energéticas (i.e., glicogênio). Logo, o período de descanso é fundamental para que o organismo consiga restabelecer, em certa medida, o equilíbrio homeostático.

Durante o procedimento de abate, após a exsanguinação, há uma perda sanguínea considerável, que compromete o transporte dos nutrientes e oxigênio para as células, responsáveis pela produção de energia (adenosina trifosfato – ATP, do inglês *adenosine triphosphate*) pela via oxidativa (ciclo de Krebs/cadeia respiratória) e manutenção da condição normal do organismo. Visando manter as funções normais (homeostasia), em virtude da falta de oxigênio transportada pelo sangue, o organismo utiliza mecanismos alternativos para manter a produção de energia, como a via glicolítica anaeróbica, para a produção de ATP, a partir do glicogênio muscular. Pela quebra de uma molécula de glicose, que estava reservada como glicogênio no músculo, a glicólise anaeróbica resulta na produção de duas moléculas de ATP, lactato e íons hidrogênio que vão se acumulando no músculo – pois não há mais circulação sanguínea para removê-los, levando a uma redução gradual do pH. Esse processo ocorre até que as reservas de glicogênio muscular se esgotem ou o pH e/ou a temperatura atinjam valores que impeçam o funcionamento adequado dos sistemas enzimáticos envolvidos na glicólise, culminando com a perda total da capacidade de contração muscular, levando ao chamado estabelecimento do *rigor mortis*. Em condições ideais – em que há reserva suficiente de glicogênio com redução gradual da temperatura – o pH se reduz gradualmente, atingindo valores entre 5,4 e 5,6 24 horas após o abate, o que resultará em uma carne com características de qualidade desejáveis, especialmente em relação a maciez, coloração e vida de prateleira.

Nesse sentido, é evidente que os níveis de glicogênio muscular, que servem como principal "combustível" para a glicólise, são fundamentais nesse processo e quaisquer eventos que impliquem gasto energético antes do abate (i.e., estresse) podem comprometer esse processo, resultando em um produto com pH acima ou abaixo do ideal, causando prejuízos à qualidade final da carne.

As alterações na taxa (velocidade) e extensão (valores finais) de declínio de pH podem refletir na qualidade da carne. As alterações mais comuns são mudanças na cor, nas perdas por gotejamento (também conhecido como capacidade de retenção de água) e maciez. Em suínos, a alteração mais comum é a acelerada taxa de glicólise, que resulta em uma carne pálida, macia (*in natura*) e exsudativa (da sigla em inglês PSE: *pale, soft, exudative*). Para a suinocultura moderna, a ocorrência de carne PSE é ainda uma grande preocupação para a indústria, porque representa perdas significativas. Compreender os mecanismos bioquímicos envolvidos no processo de conversão de músculo em carne pode ajudar a prevenir tal adversidade.

A seguir, serão apresentadas as etapas que compõem o abate dos suínos, com considerações sobre como essas etapas podem influenciar a qualidade do produto obtido após o abate.

MANEJO PRÉ-ABATE NAS GRANJAS

Como mencionado anteriormente, o sucesso do processo de abate de suínos e a qualidade da carne *in natura*, bem como dos produtos de seu processamento, dependem da observação de um aspecto fundamental: redução do estresse.

Portanto, o manejo pré-abate deverá incluir cuidados específicos tão logo um lote de animais alcance o critério estabelecido para o abate (geralmente peso vivo médio entre 110 e 130 kg). Nesse sentido, é necessário planejar as ações em cada uma das etapas que se seguirão, a saber: tempo de jejum na granja; condução dos animais das baias até o caminhão; embarque; transporte dos animais; desembarque; condução dos animais até as baias de descanso e recuperação; período de descanso; condução dos animais até o imobilizador; e insensibilização. Cada uma dessas etapas apresenta seu desafio de estresse específico, o qual deve ser conhecido pelas pessoas envolvidas, para que possa haver esforços direcionados à sua redução.

Jejum pré-transporte

É importante reforçar que esse jejum, que se inicia nas granjas, é apenas de alimentos sólidos; a água deverá permanecer sendo fornecida à vontade aos animais durante todo o período que antecede o abate. O tempo de jejum de sólidos recomendado para suínos é de, no máximo, 24 horas.[1] Portanto, é necessário adequar o início do período de jejum de acordo com a distância entre a granja e o abatedouro, para permitir que cada etapa transcorra adequadamente e o tempo total não ultrapasse a recomendação. Dessa forma, iniciar o período de jejum com antecedência é garantir que o manejo dos animais será eficiente, considerando que eles não sofrerão com desconforto promovido pelo enchimento do trato gastrintestinal (congestão) ou vômito durante o transporte. Além disso, em jejum os animais terão reduzido conteúdo de digesta no momento do abate, o que previne a contaminação das carcaças no momento da evisceração.

Por outro lado, o jejum excessivo pode comprometer as reservas de glicogênio muscular, com impacto negativo sobre a qualidade. Além disso, a fome gera um comportamento agressivo dos animais, o que pode provocar aumento da incidência de lesões nas carcaças, resultado das brigas entre os animais famintos nas baias de espera. Portanto, é fundamental não ultrapassar a recomendação do tempo de jejum. Nas granjas, o tempo recomendado de jejum antes do início da remoção dos animais das baias é de 8 a 12 horas.

Os suínos são animais gregários, ou seja, naturalmente se organizam em grupos. Dessa forma, seu manejo deverá respeitar essa condição com o intuito de reduzir ao máximo o estresse durante a movimentação para o carregamento. Portanto, a retirada dos animais das baias e sua condução até o veículo de transporte deve ser feita em pequenos grupos (de 3 a 4 animais). Além disso, é importante assegurar-se de que todo o trajeto esteja limpo e seco, devendo-se considerar a necessidade de aplicar materiais antiderrapantes. A rampa de acesso ou embarcadouro não deverá ter inclinação superior a 20° e deverá ser alinhada de tal forma ao caminhão que não exista nenhum vão entre a plataforma e a carroceria.

O embarque deve ser realizado por uma equipe treinada para facilitar o deslocamento dos animais na direção do embarcadouro. O uso de tábuas de manejo, chocalhos e o contato com a mão na região do flanco são estratégias que podem facilitar o caminhar dos animais. Cabe ressaltar que a Instrução Normativa (IN) n. 113, de 16 de dezembro de 2020 (publicada no *Diário Oficial da União* em 18/12/2020),[2] em seu capítulo III, art. 22, § 1º, proíbe o uso de bastão elétrico na condução de suínos, e no § 2º, qualquer conduta agressiva e uso de objetos que posam causar dor e ferimentos no manejo dos animais. Caso o animal se recuse a caminhar, não se deve insistir em seu manejo isoladamente, sendo recomendável deixá-lo se acalmar/repousar por alguns instantes, procurando integrá-lo ao grupo subsequente. É importante que a iluminação do local seja adequada, pois os animais são sensíveis à luz, com maior facilidade de deslocamento de um local mais escuro para um local mais claro, desde que a luz não ofusque seus olhos. Portanto, sempre que possível, deve-se planejar a iluminação para que não haja grandes contrastes e sem a formação de sombreamento, para facilitar o deslocamento. A percepção de sombras pode dificultar o caminhar.

Embarque, transporte e desembarque

O transporte é um dos momentos mais estressantes durante o pré-abate, uma vez que o animal estará exposto a uma série de estímulos ambientais até então desconhecidos, como sons, sensações térmicas (frio/calor), cheiros etc. Portanto, é imprescindível que o transporte seja realizado de maneira estratégica. Um dos fatores importantes com relação ao transporte é a densidade (animais/m^2). De acordo com o manual de abate humanitário de suínos do Programa Steps,[1] não há uma recomendação de densidade exclusiva no Brasil, mas sim adaptações da recomendação da Comissão Europeia e de acordo com o microclima da região (frio/calor). A recomendação é de 0,43 m^2/100 kg ou 235 kg/m^2; no Brasil, o mais comum é respeitar 0,60 m^2/100 kg de peso vivo. Com base nessas informações, deve-se calcular o número de animais por compartimento do caminhão, considerando o peso dos animais destinados àquele compartimento.

Se a temperatura ambiente for superior a 15 °C e a umidade for baixa, é recomendado molhar os animais para reduzir a possibilidade de estresse térmico. Segundo a IN n. 113, em seu capítulo III, art. 31,[2] animais doentes, com ferimentos ou incapacitados de se apoiar nos quatro membros não deverão ser embarcados, mas aqueles cansados e/ou com dificuldade de locomoção devem ser alocados próximos à saída da carroceria, para facilitar seu desembarque no frigorífico. O motorista deve ser informado sobre a condição dos animais e avisar a equipe encarregada do desembarque sobre a necessidade específica de algum animal.

Os suínos possuem poucas glândulas sudoríparas funcionais, e a redução da temperatura corporal, em decorrência do calor excessivo do ambiente, é realizada principalmente por meio da ofegação e convecção/condução (contato com superfícies mais frias). Dessa forma, para evitar a hipertermia durante o transporte, ele deve ser realizado preferencialmente nos horários mais frescos do dia. Além disso, é recomendado que o caminhão não faça paradas durante o transporte, mas, quando estritamente necessário, a parada deve ser feita de forma que os animais permaneçam em local sombreado (p. ex., estacionar a carroceria sob uma árvore).

No momento do desembarque, é importante realizar uma vistoria para verificar se algum animal apresenta dificuldades de locomoção em razão da viagem e, nesse caso, recomenda-se que o desembarque seja feito com o auxílio de macas/prancha e carrinhos, alocando-os em baias próximas ao desembarcadouro e isoladas da movimentação de pessoas, com água à vontade, para que se recuperem o mais brevemente possível.

O estabelecimento de abate deve adotar um protocolo específico para o desembarque, que inclua treinamento de equipe, procedimentos específicos de insensibilização e abate de emergência no caminhão quando necessário, além de logística que permita o desembarque imediato após a chegada dos caminhões, evitando-se exposição ao sol e estresse adicional.

Descanso e dieta hídrica

Após o desembarque, os animais deverão permanecer em baias de descanso e recuperação por tempo mínimo de 2 horas e máximo de 4 horas, com livre acesso à água. Após esse tempo, os suínos já descansados e hidratados começam a explorar o ambiente e interagir, o que pode resultar em um aumento de brigas e, consequentemente, redução da qualidade de carcaças e carne.

O oferecimento de água de qualidade e em quantidade suficiente é fundamental no controle do estresse e interações agressivas durante o descanso, uma vez que os animais deixaram de ter acesso à água desde o início do manejo de embarque. A legislação brasileira, na Portaria n. 711,[3] de 1º de novembro de 1995, alterada pela Portaria n. 1.304, de 7 de agosto de 2018, em seu capítulo 1º, estabelece que as instalações de descanso contemplem um número de bebedouros aéreos que possibilite que ao menos 15% dos animais tenham acesso à água simultaneamente. Para os bebedouros tipo cocho, sua largura máxima deverá ser de 20 cm, protegidos com grade de ferro em ângulo de 45°, para evitar a entrada de animais em seu interior.

Insensibilização e abate

A insensibilização de suínos garante que os animais sejam abatidos sem dor e sofrimento e é exigida por lei no Brasil. A perda da consciência deverá se prologar durante tempo suficiente para que o animal seja sangrado (abatido) sem dor, sofrimento ou angústia (Figura 1).

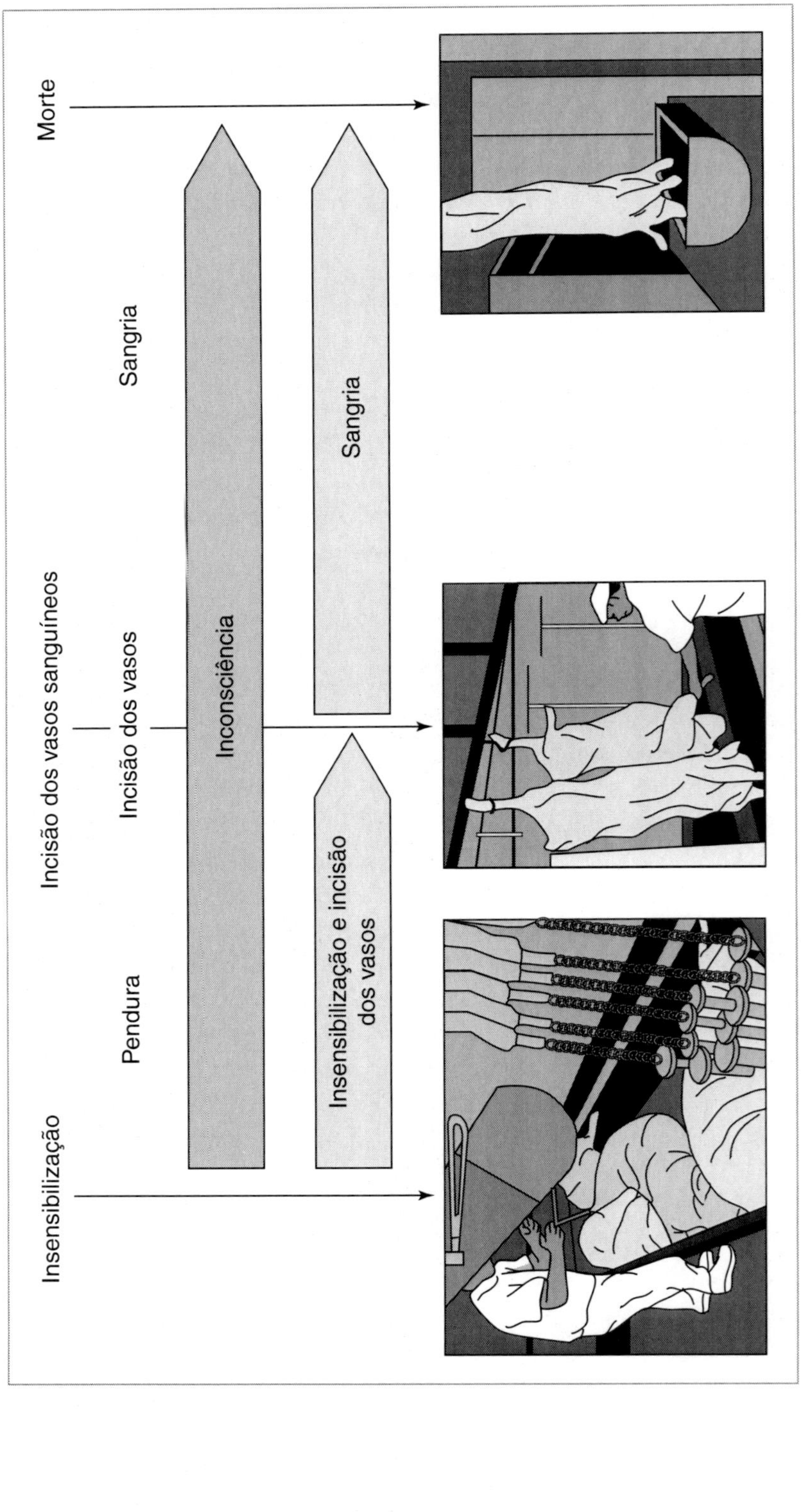

FIGURA 1 Diagrama da insensibilização e duração da inconsciência de suínos.
Fonte: Calvo, 2018.[4]

Existem diferentes métodos de insensibilização permitidos pela legislação, e cada um deles apresenta vantagens e desvantagens relacionadas à qualidade do produto final. Em comum, quando a insensibilização é realizada de maneira eficiente, evita o sofrimento do animal e, consequentemente, evita prejuízos à qualidade da carne. O momento da insensibilização é um gatilho potencial de estresse e deverá ser conduzido por profissional capacitado, para que seja rápido e efetivo.

Pela IN n. 3, publicada em 17 de janeiro de 2000,[5] os métodos de insensibilização para o abate humanitário de animais classificam-se em: 1) método mecânico, o qual poderá ser percussivo penetrativo (pistola com dardo cativo) ou não; 2) método elétrico por eletronarcose/eletrocussão; e 3) método da exposição à atmosfera controlada. Em suínos, a eletronarcose é o método mais comum no Brasil e, portanto, esse método será mais enfatizado neste capítulo.

A eletronarcose baseia-se na aplicação de corrente elétrica através do posicionamento manual de dois eletrodos na cabeça de cada animal (Figura 2). O método baseia-se na aplicação de corrente elétrica, a qual passa através do cérebro induzindo uma despolarização neuronal, que por sua vez impede a atividade cerebral, causando a perda total de consciência, impedindo a tradução do estímulo de dor.

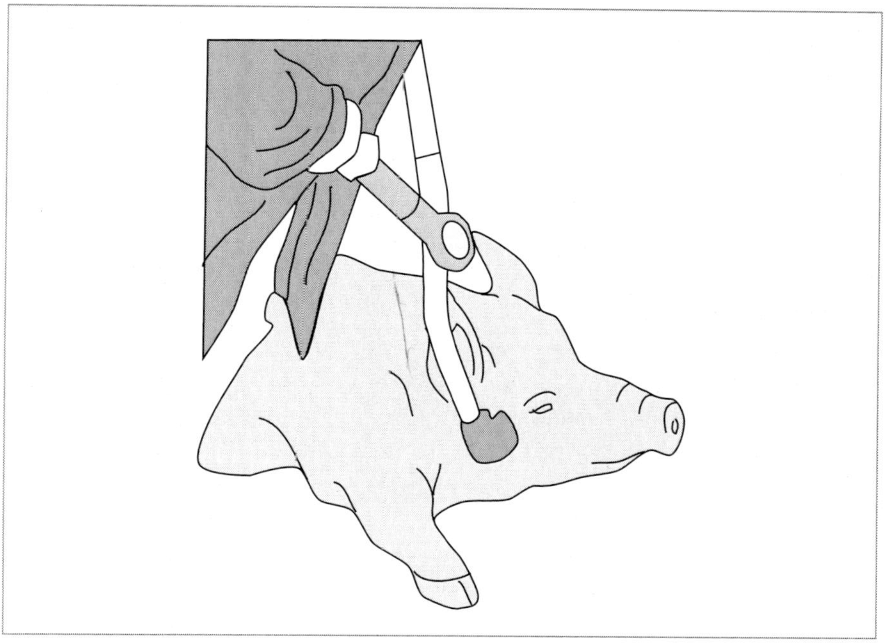

FIGURA 2 Correto posicionamento dos eletrodos à insensibilização de suíno por eletronarcose.
Fonte: FAO, 2004.[6]

O efeito é temporário, sendo imprescindível que o intervalo entre a insensibilização e a sangria seja de no máximo um minuto (IN 3, de 17/01/2000)[5] para evitar sofrimento. É necessário que seja aplicada uma corrente mínima de 1,3 A por pelo menos três segundos para promover a correta insensibilização dos suínos adultos. Essa amperagem é atingida no tempo necessário com uma voltagem mínima de 240 V.

A eletrocussão é o sistema de insensibilização por corrente elétrica aplicado em três pontos. Nesse método, a indução do animal à inconsciência é seguida de morte, resultado da fibrilação ventricular. É um método irreversível, no qual há primeiro a indução da inconsciência pela passagem da corrente elétrica pelo cérebro do animal, seguida de parada cardíaca e morte, pela passagem da corrente elétrica de baixa frequência pelo coração. Dessa forma, é importante observar que a aplicação da corrente pode ser feita usando o mesmo eletrodo de dois pontos, o qual é primeiro colocado na cabeça e, na sequência, no coração; ou ainda usar dois eletrodos distintos, posicionando um par na cabeça e outro ponto no coração (Figura 3).

É importante considerar que as frequências das correntes aplicadas no cérebro e no coração são distintas. Enquanto a insensibilização (eletrodos no cérebro) é alcançada com um mínimo de 1,3 A, a fibrilação ventricular (eletrodo cardíaco) exige um mínimo de 1,0 A, associado a uma frequência baixa (50 ou 60 Hz) de corrente alternada.

Imediatamente após a insensibilização dos suínos deverá ser realizada a sangria, que consiste no corte dos principais vasos sanguíneos que emergem do coração e, portanto, priva o órgão do bombeamento de oxigênio aos tecidos

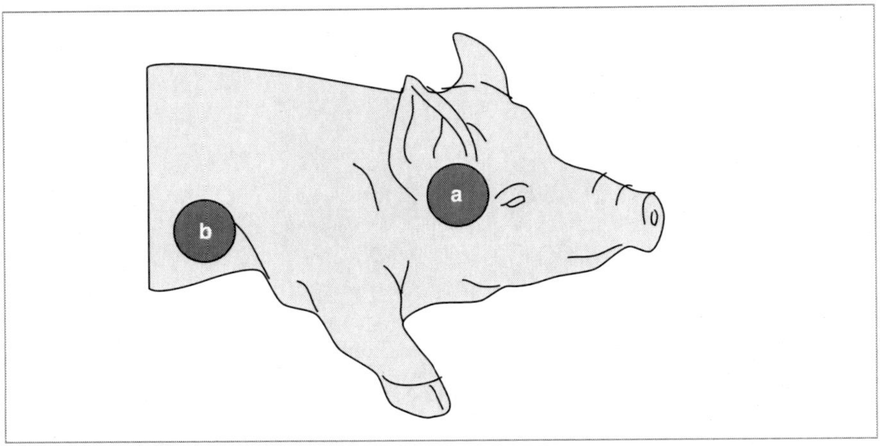

FIGURA 3 Correto posicionamento dos eletrodos à insensibilização de suíno por eletrocussão.
Fonte: FAO, 2004.[6]

e, principalmente, ao cérebro, determinando a morte. A sangria pode ser feita com os animais em posição horizontal ou vertical, mas a recomendação é para realizar a sangria em posição horizontal, a qual se relaciona à redução de defeitos de qualidade.

Após a sangria, as carcaças serão limpas, escaldadas (temperatura mínima de 62 °C), depiladas, evisceradas, serradas, inspecionadas, limpas novamente e seguem para o resfriamento. Para suínos, o tempo transcorrido entre os momentos de abate e sangria e o acondicionamento das carcaças nas câmaras frias é de grande importância, uma vez que a taxa de acidificação muscular é rápida e o resfriamento rápido pode prevenir defeitos de qualidade, pela correta modulação do declínio de pH e temperatura das carcaças.

ALTERAÇÕES DE METABOLISMO *POST-MORTEM*

Alguns fatores influenciam diretamente a taxa e a extensão do declínio de pH e, consequentemente, a qualidade final da carne. A genética dos animais é um desses fatores. Os animais que carregam os genes Halotano (Hal) ou Rendimento Napole (RN) produzem carne de qualidade inferior.

O gene Halotano está relacionado à ocorrência da síndrome de estresse dos Suínos, cuja predisposição está relacionada à presença de uma mutação no gene que codifica para o receptor de rianodina do músculo esquelético, que controla o influxo de cálcio ao retículo sarcoplasmático. Os animais podem ser normais (HalNN), heterozigotos (HalNn) ou homozigotos recessivos (Halnn). Na presença de cálcio, há estímulo repetitivo de contração muscular nas células, que em condições normais é controlada pelo influxo de cálcio ao retículo sarcoplasmático.

Quando os animais são heterozigotos para o gene Halotano, eles são propensos a produzir carne com características PSE e os homozigotos recessivos apresentam uma desordem neouromuscular que causa hipertermia maligna, podendo levar à morte. Quando sobrevivem, também são propensos a produzir carne com características PSE. Em ambos os casos, a mutação provoca desordem no transporte de cálcio na célula muscular.

Por sua vez, o gene RN^- foi identificado em animais da raça Hampshire. Esse gene está relacionado a uma mutação na proteína quinase (AMPKγ3) que funciona como sensor de energia no músculo, e ela passa a ser mais ativa (via fosforilação), com consequente aumento do influxo de glicose às células musculares, aumentando o armazenamento de glicogênio. Em um primeiro momento, o fenótipo desses animais foi considerado superior, dado que há aumento da hipertrofia muscular e, consequentemente, rendimento superior de cortes comerciais. No período pós-morte, essa mutação também está relacionada a uma aceleração da taxa de glicólise, com consequente resultado de produção de carne com pH mais baixo que o normal, ou carne ácida.

Além da predisposição genética à produção de carne de qualidade inferior, os suínos modernos são muito suscetíveis ao manejo pré-abate, uma vez que a seleção genética para animais mais magros e com maior rendimento de cortes contribuiu para a predominância de animais que ganham muito peso em intervalos cada vez menores, causando alguns desafios fisiológicos de adaptação aos eventos estressantes. Dessa forma, existem algumas alterações no metabolismo *post-mortem* que resultam em um produto que não necessariamente apresenta todos os defeitos combinados que resultam em PSE, mas com alteração de um ou outro fator isoladamente. Portanto, também existem alterações que resultam em deficiência no declínio do pH apenas, ou mesmo alterações de cor em regiões da mesma massa muscular, bem como a ocorrência (menos comum) de carne com características DFD (do inglês *dark, firm and dry*). Essa carne tem como característica ser escura, com aspecto firme e seco, quando avaliada *in natura*, resultado da falta de glicogênio para promover o declínio de pH na conversão do músculo em carne.

O espectro de possibilidades para a produção de carne que possa ser classificada como DFD ou PSE inclui uma escala na qual é possível identificar alterações indesejadas no metabolismo *post-mortem* (Figura 4).

Além da medida de pH inicial, o declínio do pH, bem como as medidas realizadas às 24 horas *post-mortem* são importantes indicadores de qualidade da carne. Para definição de qualidade segundo classes,[7] as características avaliadas em conjunto são os valores de luminosidade (L*), pH final (24 horas *post-mortem*) e valores percentuais de perda por gotejamento (Tabela 1). Tais medidas são comumente realizadas no músculo *Longissimus thoracis et lumborum*, o lombo suíno. A recomendação da American Meat Science Association é a leitura da cor utilizando o iluminante A, em ângulo de observador 10º, após a oxigenação da mioglobina por 30 minutos em ambiente refrigerado para promover o afloramento (do inglês *blooming*), sendo a média de três disparos em posições anatômicas distintas daquela que representa a cor da superfície do bife (características L*, a* – intensidade de vermelho – e b* – intensidade de amarelo). Já o valor de perda por gotejamento é realizado em um bife de 100 g, que é suspenso em rede envolto por um saco plástico (para controle de perdas evaporativas) e permanece gotejando por 24 horas. Por sua vez, é importante determinar o valor de pH e da temperatura dos bifes, os quais deverão permanecer sempre em ambiente refrigerado (< 10 °C) durante as análises. Em posse dessas informações, classifica-se o lombo em DFD, normal ou RFN (do inglês *reddish-pink, firm, non-exudative*), RSE (do inglês *reddish-pink, soft, exudative*) ou PSE.

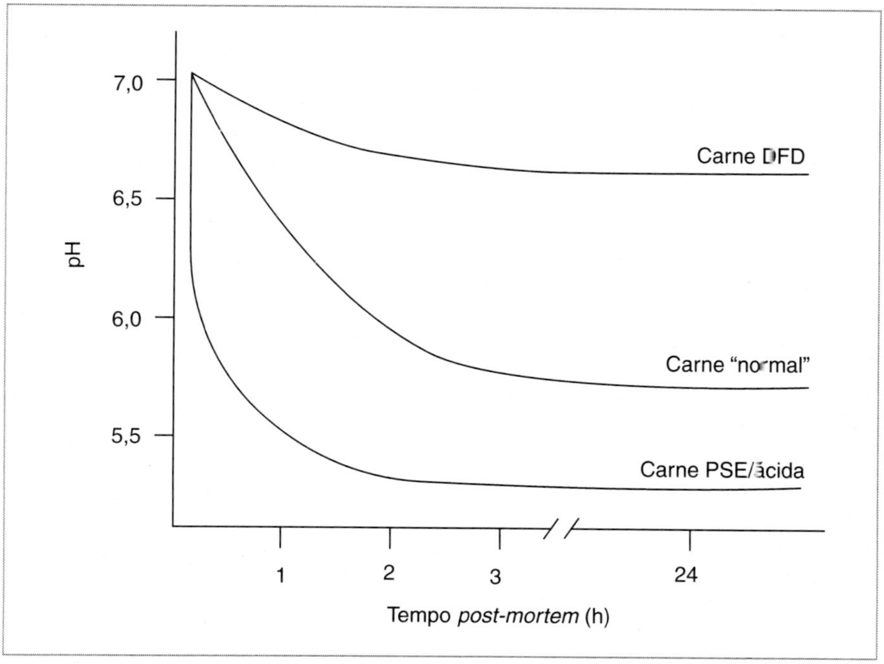

FIGURA 4 Representação esquemática da relação entre o declínio de pH durante o tempo *post-mortem* e a qualidade da carne suína. A carne DFD é resultado da deficiência de queda do pH, o qual permanece alto (> 5,8). Já a carne PSE é resultado de uma queda acelerada de pH. A carne ácida pode ser resultado de uma queda de pH normal ou acelerada, com valor final abaixo do considerado normal (< 5,4). Para a carne "normal", existem variações de qualidade e valores de pH final (5,4-5,6 < pH normal < 5,8).

TABELA 1 Classes de qualidade da carne suína baseada em parâmetros[1] da carne *in natura*[2]

Classes[3]	Valor de L*	pH_u	Perda por gotejamento (%)
DFD	< 42	≥ 6,0	< 5
RFN	42-50	< 6,0	< 5
RSE	42-50	< 6,0	≥ 5
PSE	> 50	< 6,0	≥ 5

[1]L*: luminosidade; pH_u: pH final.
[2]As definições de classes estão de acordo com o proposto por Warner et al., 1997.[7]
[3]Do inglês: DFD (*dark, firm and dry*), RFN (*reddish-pink, firm, non-exudative*), RSE (*reddish-pink, soft, exudative*), PSE (*pale, soft, exudative*).

QUALIDADE DA CARCAÇA SUÍNA

O primeiro indicativo de qualidade do manejo e das carcaças é a presença de escoriações (lesões), avaliada atribuindo-se uma nota em uma escala de 1 a 5, baseada em definições sugeridas pela Meat and Livestock Commission (MLC). Nessa escala, é possível atribuir notas intermediárias (p. ex., 3,5; Tabela 2).

O monitoramento das lesões é importante para reconhecer sua origem e realizar manejo corretivo para redução da incidência. Por exemplo, lesões de monta são de fácil reconhecimento, uma vez que os cascos deixam marcas características no dorso e na parte posterior dos animais. Geralmente o uso dos bastões elétricos provoca a monta nos corredores de manejo, o que é proibido tanto pelo aumento de incidências de lesões como por provocar dor aos animais. As brigas entre os animais geralmente deixam lesões que imprimem a marca dos dentes na região anterior do animal (pescoço e paleta), e muitas vezes são resultado da agressividade provocada pela fome, situação comum quando o tempo de jejum ultrapassa 24 horas. Já as lesões provocadas por instalações inadequadas, bem como brigas por densidade elevada, diferem das mordidas por agressividade entre os animais e são feridas pontuais. Hematomas, contusões e fraturas são indicativos diretos de manejo inadequado, e há possibilidade de perdas de cortes nobres das carcaças, os quais são comprometidos por tais lesões.

As petéquias (ou salpicamento) são mais comuns em animais que foram insensibilizados por eletronarcose, uma vez que essa ocorrência é o resultado do estímulo muscular associado a um aumento de pressão sanguínea, que provoca rompimento dos capilares. Portanto, é necessário ajustar a corrente elétrica/frequência da eletronarcose, bem como não usar bastões elétricos, além de reduzir o tempo entre a insensibilização (aumento da pressão sanguínea pelo estímulo elétrico) e a sangria dos animais (alívio da pressão). Em animais insensibilizados com o uso de gás, a incidência de petéquias/salpicamento em carcaças é menor.

Além da avaliação visual da ocorrência de lesões, é comum na indústria a tipificação de carcaças suínas. Essa tipificação é realizada com o intuito de

TABELA 2 Escala para atribuição de escore de lesão em carcaças suínas

Escore	Condição da carcaça
1	Sem lesões aparentes
2	Poucas lesões “leves” aparentes
3	Com lesões “leves” aparentes
4	Com lesões “moderadas” aparentes
5	Com lesões “severas” aparentes

Fonte: adaptada de Meat and Livestock Commission (MLC).

quantificar tecido magro (músculo/carne) e tecido adiposo (gordura). Para a maior acurácia dessa tipificação, é necessário realizar de tempos em tempos uma dissecação completa de um número representativo de carcaças de fêmeas e machos castrados (n = 120 a 150 animais). A partir desse trabalho, são construídas equações preditoras de rendimento dos cortes e percentual de gordura. A tipificação também inclui medidas como espessura de toucinho do lombo e profundidade do músculo do lombo, bem como pesos de carcaça quente ou fria. Dessa forma, formam-se classes de qualidade úteis para direcionar o uso da matéria-prima de acordo com as demandas para processamento industrial. Em média no Brasil, o suíno é abatido com 110 a 130 kg, e 48% é tecido muscular estriado esquelético (carne; 52 a 62 kg) e cerca de 18% é gordura (20 a 23 kg).[8]

As relações carne:gordura para os diferentes cortes muda, assim como para suínos de linhagens distintas. Dentre os quatro cortes primários (pernil, paleta, costado e barriga), a barriga é o corte com a pior relação carne:gordura (grande participação de gordura) e o pernil, a melhor relação (maior participação de carne).

O peso e o rendimento de carcaças são indicativos de qualidade. Enquanto o peso de carcaça quente é definido imediatamente após o abate, o peso da carcaça resfriada é obtido após um período de 24 horas na câmara fria. Ambos os pesos permitem estimar o rendimento de carcaça e as perdas ocorridas durante o resfriamento, ou seja, a porcentagem de perda de água da carcaça. Geralmente esse percentual está entre 0,8 e 2,3%,[8] e valores muito superiores a 2,3% refletem potenciais problemas relacionados à conversão de músculo em carne, como gotejamento excessivo.

Outras medidas comuns na avaliação de qualidade da carcaça são medida do comprimento, escore muscular (conformação) e espessura de gordura subcutânea (toucinho), bem como a área de olho de lombo. De forma geral, a qualidade superior atribuída às carcaças suínas relaciona-se com ausência de lesões, reduzida perda de água durante o resfriamento (boa capacidade de retenção de água), carcaças com boa musculosidade e pouca contribuição de gordura. Finalmente, o direcionamento do processamento das carcaças nos cortes comerciais (comestíveis) atende à demanda de consumidores cada vez mais exigentes em relação à qualidade do produto final, o que inclui inclusive perfil de ácidos graxos e suscetibilidade à oxidação.

QUALIDADE DA CARNE SUÍNA *IN NATURA*

A produção mundial ainda está baseada em sistemas convencionais, que está em transição quanto à adoção de práticas mais responsáveis, principalmente quanto à redução da dor e do desconforto dos animais durante manejo.

Normativas a esse respeito já existem no Brasil, com prazos para sua adoção que entram em vigor em 7 a 17 anos (2030 a 2040). O sistema de produção é uma característica de qualidade (extrínseca) importante neste tópico, uma vez que a qualidade da carne também está associada à percepção dos consumidores, sendo um aspecto multidimensional, no qual há participação de fatores intrínsecos ao produto (cor, maciez, perdas por gotejamento etc.) e fatores extrínsecos (sistema de produção, manejo, aspectos culturais etc.).

Por sua vez, quando o foco determinante da qualidade é a avaliação dos fatores intrínsecos do produto, a carne suína *in natura* é acessada para a realização de diversas medidas em um ou mais músculos após o período de resfriamento, 24 horas *post-mortem*. Como já mencionado, o músculo mais utilizado para tal avaliação de qualidade é o *Longissimus thoracis et lumborum*, ou o lombo. A escolha desse músculo deve-se à sua proporção em relação ao restante da carcaça, além de seu valor comercial.

O congelamento da carne suína é uma prática comum, sendo utilizada tanto como método de preservação como para facilitar a comercialização (logística). O congelamento deve preservar as propriedades originais do produto, tanto quanto for possível, e, para tanto, o controle do declínio da temperatura permite a formação adequada dos cristais de gelo. Quando o congelamento é rápido (formação de pequenos cristais de gelo) e o descongelamento é lento, a perda de umidade é reduzida. No entanto, o congelamento afeta as propriedades organolépticas, especialmente cor, maciez e sabor. O crescimento dos cristais de gelo está associado à destruição da estrutura muscular e promoção de oxidação proteica e lipídica, o que altera a cor e o sabor da carne.

Outro importante fator associado à qualidade é o valor nutricional da carne suína *in natura*. Principalmente no que se refere aos cinco grupos principais (proteínas com aminoácidos essenciais, gorduras com ácidos graxos essenciais, vitaminas, minerais e outros compostos – antioxidantes, p. ex.), esse alimento é classificado como de alto valor nutricional. A carne suína *in natura* é rica em minerais e vitaminas (Fe, Zn, Se, vitaminas D, B1, B2, B6 e B12) de alta biodisponibilidade, e 18 a 22% de sua composição é proteína estável e balanceada à dieta humana. A quantidade e composição de gordura é muito variável, mas há presença de ácidos graxos saturados, monoinsaturados e polinsaturados, dentre os quais há ômega-6 e ômega-3. A recomendação à nutrição humana adequada é reduzir o consumo de ácidos graxos saturados e aumentar o consumo de polinsaturados, principalmente ômega-3 (ácido linolênico). Nesse sentido, a proporção de ômega-3 é menor que a de ômega-6 na carne suína, resultando em uma relação de cerca de 15 a 30, superior àquela recomendada à dieta humana (< 5). A modulação do perfil de ácidos graxos pode ser feita pelo correto balanceamento da dieta dos animais, a qual exerce grande influência, uma vez que o perfil da dieta é incorporado aos tecidos sem modificação bioquímica. Uma vez que a resposta tecidual é rápida, é recomendado alimentar os animais com fontes ricas em ômega-3 logo antes do abate, sendo também importante considerar a adição de antioxidantes para prevenir a oxidação lipídica. Essa estratégia não é recomendada para produtos de processamento longo (p. ex., presunto de cortes maturados a seco).

QUALIDADE DE PRODUTOS PROCESSADOS

As propriedades tecnológicas da carne suína são de extrema importância, uma vez que a maioria do consumo humano ocorre por meio de produtos processados. A primeira e mais relevante das propriedades tecnológicas é a capacidade de retenção de água, a qual afeta diretamente o rendimento do processamento. Essa propriedade é definida pelas modificações *post-mortem*, principalmente a taxa e a extensão do declínio de pH, bem como o pH final. Além dos desvios de qualidade já mencionados (RSE, PSE, carne ácida e DFD), é importante mencionar um desvio que causa prejuízos ao processamento e está cada vez mais presente na indústria: a carne desestruturada.

O problema é caracterizado por uma perda de estrutura e um aspecto fibroso de partes internas das massas musculares, apresentando uma massa macia, muitas vezes com aspecto gelatinoso. Esse defeito é parecido com o PSE, mas ocorre em partes mais internas dos cortes de pernil, não visíveis antes da desossa e com impacto forte no processamento do presunto de pernil. Apesar de a origem desse problema estar relacionada com a seleção genética para eficiência na deposição de músculo, sua causa específica (etiologia) ainda não está totalmente elucidada. Acredita-se que, com a pressão de seleção voltada à hipertrofia, selecionaram-se animais nos quais há grande participação de musculatura glicolítica, principalmente no perfil de fibras dos cortes nobres como o lombo e o pernil. Esse perfil de fibras mais glicolíticas torna os músculos mais suscetíveis ao declínio acelerado de pH, ocorrência de um baixo pH final e baixa capacidade de retenção de água, prejudicando a qualidade de processamento e, consequentemente, do produto final.

Outra característica tecnológica importante é a qualidade da gordura, a qual tem importância tanto para a fabricação de produtos curados com períodos de maturação longos como para produtos processados que misturam carne e gordura (como linguiças e salsichas). A qualidade tecnológica da gordura é caracterizada pela sua firmeza, coesão, cor e estabilidade oxidativa. Tal qualidade depende, portanto, de sua composição química, como quantidade de lipídeos totais, água, conteúdo de colágeno e perfil de ácidos graxos. A redução da consistência da gordura relaciona-se ao aumento da atividade de água e ao aumento da proporção de ácidos graxos polinsaturados, os quais têm seu ponto de fusão baixo. Portanto, a gordura mais adequada ao processamento da carne suína é exatamente aquela que tem um perfil de ácidos graxos menos saudável ao consumo humano. Importante considerar que os animais deverão ser alimentados de acordo com o destino da carne que produzirão, e o perfil de ácidos graxos para a venda de produtos mais saudáveis ao consumo *in natura* difere daquele requerido ao processamento com qualidade e rendimentos superiores.

Por causa da grande demanda dos consumidores por presunto cozido, atenção especial às qualidades tecnológicas para o processamento desse produto deve ser priorizada. Tais qualidades tecnológicas são o peso do corte, a ausência de defeitos (petéquia ou hematomas), a espessura da gordura subcutânea (a qual deverá ser a mais fina possível) e sua cor (branca), a cor do músculo (não deve ser pálido ou heterogêneo, o que está associado à capacidade de retenção de água), o pH final (continua como o melhor preditor do rendimento de processamento; na indústria, é usual a medida do pH no músculo *Semimembranosus*) com o valor mínimo de 5,6 exigido para processamento de produtos de qualidade superior, e por último a presença e extensão dos desvios de qualidade, tanto PSE como a carne desestruturada. Atualmente, existe grande preocupação quanto ao aumento da incidência de carne desestruturada na Europa, com relatos de ocorrência de até 39% na Bélgica.[9] Apesar de a causa desse desvio de qualidade ainda não ter sido totalmente elucidada, existe a percepção de que a criação de animais não castrados relaciona-se ao aumento da ocorrência de carcaças mais magras e mais pesadas, e ao aumento da incidência do problema. A identificação antecipada de carne desestruturada pode ser feita com auxílio da espectroscopia de infravermelho próximo (NIR, do inglês *near-infrared spectroscopy*), mas ainda em proporção relativamente baixa de acertos. O impacto desses desvios da matéria-prima à produção de produtos processados de qualidade superior representa um grande prejuízo à indústria.

REFERÊNCIAS

1. Ricci GD, Dalla Costa OA. Abate humanitário de suínos. Rev Ciênc Agrovet. 2015;14.
2. Brasil. Ministério da Agricultura e Pecuária (Mapa). Instrução Normativa número 113, de 16 de dezembro de 2020. Estabelecer as boas práticas de manejo e bem-estar animal nas granjas de suínos de criação comercial.
3. Brasil. Ministério da Agricultura e Pecuária (Mapa). Portaria número 711, de 1º de novembro de 1995 (alterado pela Portaria n. 1.304, de 7 de agosto de 2018). Normas técnicas de instalações e equipamentos para abate e industrialização de suínos.
4. Calvo AV. Guia de Boas Práticas: insensibilização por gás em suínos. 2018 [citado em 06 dez. 2023]. Disponível em: https://www.gov.br/agricultura/pt-br/assuntos/producao-animal/arquivos/GUIA-SUINOS2019.pdf.

5. Brasil. Ministério da Agricultura e Pecuária (Mapa). Instrução Normativa número 3, de 17 de janeiro de 2000. Regulamento técnico de métodos de insensibilização para o abate humanitário de animais de açougue.
6. Food and Agriculture Organization (FAO). Good practices for the meat industry. Rome: FAO; 2004.
7. Warner RD, Kauffman RG, Greaser ML. Muscle protein changes post mortem in relation to pork quality traits. Meat Sci. 1997;45(3):339-52.
8. Associação Brasileira de Criadores de Suínos (ABCS). Produção de suínos: teoria e prática. Brasília: ABCS; 2014.
9. Lebret B, Čandek-Potokar M. Review: Pork quality attributes from farm to fork. Part II. Processed pork products. Animal. 2022;16(Suppl 1):100383.

9

Sistemas de produção de suínos

Raimundo Gonçalves Ferreira Netto

INTRODUÇÃO

A suinocultura brasileira passou por uma notável evolução nas últimas décadas, especialmente em relação aos sistemas produtivos adotados. Além disso, conta com milhares de produtores e diversidade de tecnificação, tamanhos das unidades produtivas e suas especializações.

Inicialmente, predominava no mercado a produção de suínos "tipo banha". Com as mudanças nos modelos produtivos, houve investimento na nutrição, seleção de raças com aptidão para carne e melhoria nos sistemas de produção. Em relação aos aspectos humanos, a suinocultura conta com mão de obra altamente especializada, e destaca-se a mudança no comportamento dos consumidores mais exigentes, buscando carnes saudáveis e preocupados com a criação de suínos em sistemas produtivos sustentáveis.

O sistema de produção pode ser definido como se organiza a produção na suinocultura, e a escolha do tipo de sistema dependerá da região, dos objetivos e do capital para investimento. A variedade de modelos de produção e suas particularidades regionais dificultam a padronização sobre os sistemas de produção no país.[1]

Hoje, o Brasil é o quarto maior produtor e exportador de carne suína do mundo, com aproximadamente 5 milhões de toneladas produzidas em 2022, atendendo a 88 países.[2] A cadeia produtiva suinícola desempenha um papel fundamental no desenvolvimento socioeconômico de regiões que possuem a suinocultura como tradição. Na região Sul se concentra metade do rebanho brasileiro, com propriedades em que a produção de suínos é a principal atividade ou concomitante com outras atividades agropecuárias.[3] Compreender os diferentes sistemas de produção de suínos é fundamental para garantir produtividade adequada e a sanidade e proporcionar bem-estar aos animais, além de prevenir possíveis riscos de poluição ambiental. Este capítulo se concentra em explorar os diversos sistemas de produção utilizados na suinocultura brasileira, destacando suas características, subdivisões, desafios e tendências.

QUAIS SÃO OS TIPOS DE SISTEMAS DE PRODUÇÃO?

Segundo Carvalho e Viana,[4] os sistemas de produção de suínos são divididos em sistema extensivo ou livre, sistema semiextensivo, sistema intensivo de suínos confinados (Siscon) e sistema intensivo de suínos livres (Siscal).

No sistema de produção extensivo, os animais são criados soltos, empregando pouca tecnificação e ausência de assistência técnica. A produção é destinada à produção familiar ou de subsistência. No sistema semiextensivo, os animais são criados parcialmente soltos e com área de abrigo. Já em sistemas intensivos – o sistema mais empregado no Brasil e no mundo – há o Siscal e o Siscon, bem como suas especializações, como criação completa, unidade produtora de leitões, unidades de crescimento e terminação, unidades de produção de leitões desmamados, unidades de creche, crescimento e terminação.

Ainda podem ser considerados sistemas convencionais ou orgânicos, desde que sigam as orientações do Ministério da Agricultura e Pecuária (MAPA) e possuam certificação. Ademais, podem ser classificados, de acordo com o tipo de vínculo e organização, em: independente, integrado e cooperativo.

Sistema de produção extensivo

É o mais antigo sistema de produção que, atualmente, é inserido de forma marginal na cadeia produtiva, pois é considerado um sistema de produção para consumo próprio, também chamado de sistema produtivo de subsistência ou sistema de criação à solta. De acordo com Faganello,[5] esse tipo de sistema foi dominante até o início do século XX, com algumas mudanças significativas, como a introdução de novas espécies nacionais em razão da resistência a doenças, rusticidade e sua alta capacidade adaptativa.

A criação de suínos em sistemas classificados como extensivos é encontrada em pequenas propriedades, voltadas à produção familiar, desempenhando papel importante nesse cenário, já que pode ser uma fonte de renda alternativa e de proteína animal de qualidade e baixo custo produtivo. Os suínos são criados soltos, com baixa densidade de animais por área, sem divisão por categorias ou fases, orientação técnica especializada e controle reprodutivo e sanitário. Não há alimentação específica de acordo com a categoria e fase animal, pois são criados no mesmo ambiente, competindo entre si pela ração disponível. A criação de suínos pode coexistir com outros segmentos da agricultura familiar. Esse tipo de sistema é encontrado principalmente nas regiões Norte e Nordeste.[6]

Segundo Silva Neto et al.,[7] a suinocultura é importante para a agricultura familiar pelo uso de mão de obra das famílias envolvidas, utilizando pequenas área de terra, com baixo investimento e bom retorno financeiro. Entretanto, há grande diversificação nessas propriedades, sendo a suinocultura um dos segmentos (atividade principal ou secundária). As raças Landrace, Large White e Duroc perfazem 90% dos animais abatidos no Brasil. Outras raças podem ser citadas: Pietrain, Hampshire e Wessex.

A produção de suínos pelo sistema extensivo pode ser uma das atividades do produtor. Em propriedades que possuem pomares de árvores adultas, os frutos podem ser comercializados ou utilizados na alimentação dos suínos, reduzindo o gasto com ração.[8] Entretanto, a falta de assistência técnica, principalmente voltada à nutrição, pode afetar a produtividade dos animais.

Produtos de sistemas em condições mais extensivas proporcionam aos suínos mais espaço, maior complexidade ambiental[9] e dieta mais diversificada.[10] Todas as outras formas são consideradas criação semiextensiva ou intensiva de suínos, e percebe-se um declínio no sistema extensivo em todas as regiões do Brasil.

Sistema semiextensivo

Os animais podem ser mantidos ao ar livre, em abrigos ou outras estruturas para conforto térmico. Nesse tipo de sistema, os animais podem ser confinados em piquetes e separados de acordo com a categoria, diminuindo assim a pressão sanitária.[4] O manejo reprodutivo é realizado por meio de seleção dos animais no plantel.[11] Além da baixa densidade de animais por área, o sistema semiextensivo reduz problemas de cascos em matrizes, em contraste aos sistemas de produção intensivos. Em relação à vantagem econômica, a redução do investimento inicial pode ser de até 20%, já que os produtores não precisam investir em instalações para gestação, gaiolas e comedouros.[12]

Segundo as recomendações de Camargo et al.,[12] algumas fases devem ser realizadas em confinamento e utilizar baias coletivas por período de 30 dias em matrizes após a inseminação. O sistema semiextensivo visa ao melhor aproveitamento da área destinada à produção, melhorando o desempenho e o *status* sanitário dos animais.

Sistema de criação em confinamento

Segundo Carvalho e Viana,[4] o Siscon tem como objetivo o ganho máximo de peso dos animais alojados em espaço reduzido, utilizando rações de acordo com a fase e categoria, no menor período. A assistência técnica e mão de obra especializada são essenciais para o sucesso da atividade e utilizam-se ferramentas de melhoramento genético.

O Siscon permite proporcionar uma melhor ambiência aos suínos, controlando com efetividade a temperatura – principalmente para leitões –, umidade e ventilação. A nutrição é adequada, atendendo às exigências de acordo com a fase e categoria dos animais. Assim, garantem-se bom ganho de peso e melhores índices de conversão e eficiência alimentar. Nesse sistema, permite-se otimizar a utilização da área disponível, desde que seja respeitada a densidade populacional e que sejam adotadas medidas de biossegurança.

O planejamento é essencial, pois o investimento inicial em equipamentos, instalações e manutenção é imperativo. Os gastos com energia elétrica (ventilação e aquecimento) e água são superiores aos de outros sistemas de produção. O confinamento pode gerar estresse aos animais e aumentar os desafios sanitários. A assistência técnica e mão de obra especializada são obrigatórias. Por último – e mais preocupante – é a possibilidade de contaminação do meio ambiente por meio de efluentes. Devem-se adotar práticas de manejo dos dejetos conforme a legislação vigente.

Sistema de criação ao ar livre

Acredita-se que o Siscal tenha chegado ao Brasil na década de 1980, com recomendações baseadas na produção europeia. Recomenda-se que as fases de reprodução, maternidade e creche possuam piquetes específicos. Os piquetes podem ser cercados com arame simples ou eletrificados, respeitando-se a densidade populacional recomendada para cada fase e categoria animal.[13] O tempo de ocupação dos piquetes deve ser respeitado de acordo com a categoria animal, preocupando-se com a recuperação das forrageiras utilizadas e compactação do solo. Vários fatores influenciam no tempo de recuperação: clima, condições edafoclimáticas, densidade utilizada, categoria e peso dos suínos. Geralmente, os leitões são comercializados a partir dos 25 quilos para unidades de crescimento e terminação, apresentando desuniformidade no peso corporal do lote.

A utilização de equipamentos específicos e instalações de acordo com a categoria são de baixo custo e baixa durabilidade. Porém, o Siscal torna-se a opção mais ecologicamente sustentável e de baixo custo de implementação. O Siscal possui maior controle sanitário quando comparado aos sistemas extensivos e semiextensivos. Devem-se respeitar os intervalos entre lotes, assim como os intervalos utilizados em sistemas intensivos.

Sistema de criação em confinamento *versus* sistema de criação ao ar livre

A escolha entre os tipos de sistema dependerá dos objetivos do produtor, dos recursos disponíveis, das preocupações com o bem-estar animal e o impacto ambiental. Cada sistema possui suas vantagens e desvantagens, e a decisão deve ser baseada em uma análise criteriosa de todos os fatores envolvidos na produção de suínos.

Segundo Carvalho e Viana,[4] o Siscon, quando comparado ao Siscal, apresenta maiores custos variáveis e fixos. Os autores justificam os resultados pela alta demanda sanitária, exigências nutricionais e necessidade de mais mão de obra no Siscon.

A utilização de equipamentos específicos e instalações de acordo com a categoria contribuem significativamente para os custos elevados no modelo Siscon, ainda que o ciclo produtivo seja mais curto que o do Siscal. O Siscon proporciona ao produtor melhores índices de rendimento de carcaça, controle produtivo, uniformidade e rastreabilidade. Já os lotes produzidos no Siscal não são homogêneos, o que diminui a lucratividade do sistema.

Sistema *Wean-to-finish*

Método de criação no qual não há necessidade de transferência de leitões para diferentes instalações de acordo com a fase. Os leitões permanecem na mesma área desde o desmame até o momento do abate, assim, as instalações devem ser adequadas para atender às necessidades dos leitões durante todo esse período. A permanência dos animais no mesmo lugar contribui para a redução do estresse que seria causado no transporte para outros sítios e possíveis conflitos hierárquicos com a formação de novos grupos. Há uma otimização do espaço, pois não há necessidade de instalações separadas para as fases de crescimento e terminação.

Produção segregada

A produção segregada de suínos visa à garantia de alto padrão sanitário, reduzindo a exposição aos diferentes agentes infecciosos de leitões após o desmame. Devem-se levar em consideração o programa de vacinação, a imunidade de rebanho, a idade ao desmame e a ingestão de colostro.[1]

Os suínos são divididos em grupos de acordo com a fase: leitões recém-nascidos, desmamados, crescimento e terminação. Os grupos são mantidos em instalações específicas, respeitando-se densidade populacional, equipamentos como bebedouros e comedouros específicos à categoria e manejo adequado. Devem-se controlar temperatura, ventilação e umidade de acordo com a zona de conforto térmico dos animais. A nutrição deve ser adequada, principalmente na transição da alimentação líquida para a sólida.

Ciclo completo

Na criação de suínos em sítios de ciclo completo, todas as fases de produção são realizadas no mesmo local, visando à eficiência produtiva e ao bem-estar dos animais. Propriedades que realizam o ciclo completo (CC) são responsáveis por todas as etapas que compreendem desde o cruzamento ou inseminação, seguido por maternidade, desmame e creche, até chegar à terminação.

De acordo com Miele e Waquil,[14] até 1990, predominava no Brasil a produção em ciclo contínuo. Surgiu o desmembramento dos CC em unidades de produção de leitões (UPL) e unidades de terminação (UT), principalmente na região Sul. Os CC passaram a se especializar em inseminação artificial, maternidade, desmame e creche, com o objetivo de produzir leitões entre 22 e 28 kg nas UPL. Já nas UT, os leitões são recebidos e criados com a finalidade de engorda, até atingirem de 100 a 130 kg.

A primeira fase do ciclo completo consiste na reprodução. Há seleção criteriosa das matrizes e reprodutores, visando à boa genética e saúde do plantel. Utiliza-se inseminação artificial ou monta natural. Após o nascimento, a leitegada permanece na maternidade, e a transição para a fase de creche acontece de forma gradual, com o fornecimento de dieta sólida e complexa aos leitões.

Após a transição para dieta sólida e o término da amamentação, os leitões são transferidos dos crechários para a fase de crescimento e terminação O objetivo é melhorar o ganho de peso, com bom rendimento de carcaça e baixa deposição de gordura. Por fim, os animais são encaminhados aos frigoríficos ou abatedouros para processamento do produto. Esse modelo exige investimento inicial alto, além de controle rigoroso sobre o manejo e rastreabilidade. Planejamento e gestão são essenciais para o sucesso do modelo adotado.

Sistema de dois e três sítios

Nesse modelo há divisão em duas unidades produtivas: maternidade e terminação. A maternidade é destinada para a criação de leitões e a terminação, para o crescimento e engorda dos animais.

No primeiro sítio, as matrizes serão inseminadas e o manejo alimentar deve atender às exigências de acordo com a categoria animal. Após o nascimento da leitegada, o aleitamento deve seguir o protocolo recomendado pela assistência técnica especializada. Após o desmame, os leitões são transferidos para o segundo sítio, onde há instalações específicas destinadas ao crescimento e à terminação.

A separação em dois sítios permite um manejo específico de acordo com a fase, reduz o risco de transmissão de doenças, proporciona bem-estar aos animais e facilita o manejo. Assim como o ciclo completo, requer um investimento inicial mais alto para a construção das instalações. Gestão e planejamento são essenciais.

No sistema de três sítios, o primeiro é dedicado às matrizes para inseminação, gestação e aleitamento. Os leitões permanecem até o fim do desmame. Após o desmame, os leitões são transferidos para o crechários (segundo sítio) com instalações específicas para a fase. O terceiro sítio é destinado para a terminação dos animais.

Quatro sítios

Há um sítio para leitoas de reposição que só serão transferidas ao primeiro sítio, caso a gestação seja confirmada após 30 dias.

Cinco sítios

Nesse tipo de segregação, podem-se alojar leitões oriundos de primíparas e de fêmeas das demais ordens de parição. Permite-se a criação segregada dos leitões mais sensíveis, originados de primíparas, e leitões mais resistentes, de fêmeas de ordem de parto acima de dois.

TIPO DE VÍNCULO: INDEPENDENTE, INTEGRADO E COOPERATIVO

A cadeia produtiva suinícola é formada por pequenos produtores independentes, empresas regionais e complexos produtivos integrados verticalmente que trabalham com exportação e com demandas do mercado interno. Há uma tendência de migração da produção independente para a integrada em virtude do desenvolvimento tecnológico e do suporte que é fornecido ao produtor.

Independente

Os produtores independentes são proprietários de todas as instalações, dos equipamentos utilizados e animais (matrizes, reprodutores etc.). Assim, são responsáveis pela produção de leitões até sua comercialização, tendo total autonomia nas tomadas de decisão em relação à escolha de raças, ao tipo de sistema de produção, ao manejo mais adequado e à contratação de mão de obra e assistência técnica especializada. Geralmente a comercialização é realizada para diversos compradores e/ou abatedouros. Encontram-se nesse grupo os produtores que buscam práticas mais sustentáveis e sistemas de criação no modelo orgânico de produção, pois possuem liberdade para adotar tais práticas.

Integrado

O sistema de integração surgiu em meados do século XX, no estado de Santa Catarina, *a priori* difundindo-se ao sul do país e, atualmente, amplamente empregado no Brasil. A empresa integradora coordena e dá o suporte aos produtores. O ciclo produtivo é realizado em fases, podendo ser dividido em especializações; assim, conseguem-se melhores índices produtivos e financeiros.[15] A tecnificação, o confinamento, a nutrição avançada e os cuidados sanitários fortalecem a suinocultura, com maior expressividade na produção de cada segmento produtivo, além da estruturação das agroindústrias de abate e processamento de carne.[16]

Os produtores são contratados ou associados a uma agroindústria específica. Esta, por sua vez, fornece os reprodutores da raça ou linhagem específica, ração e, de acordo com a fase e a categoria, assistência técnica de veterinários e zootecnistas. Em contrapartida, os associados devem seguir as diretrizes específicas de produção. Ao fim do ciclo, é realizada a comercialização dos produtos à agroindústria. Nesse tipo de vínculo, emprega-se o sistema intensivo de produção.

Cooperativo

Os produtores cooperativos devem formar uma associação ou cooperativa para a produção de suínos. Os cooperados podem compartilhar recursos (instalações, equipamento) e animais (reprodutores). A cooperativa pode comercializar os suínos para processamento na agroindústria por meio de acordos e contratos entre as instituições. Assim, em decorrência do volume coletivo de produção, os produtores cooperados possuem maior poder de negociação com as agroindústrias. Uma vantagem desse tipo de vínculo é a possibilidade de aumentar a competitividade dos produtores em área na qual os recursos são limitados.

CONVENCIONAIS OU ORGÂNICOS

Na criação orgânica de suínos, os animais obrigatoriamente devem ser criados soltos e alimentados com vegetais orgânicos. A sanidade deve ser controlada por meio de tratamentos homeopáticos e fitoterápicos. A utilização de antibióticos como promotores de crescimento é proibida de acordo com a Instrução Normativa (IN) n. 46/2011, do MAPA.[17]

CONSIDERAÇÕES FINAIS

Os sistemas de produção de suínos devem atender às particularidades regionais, aos objetivos dos produtores e aos avanços tecnológicos. A suinocultura destaca-se pela diversidade, desde os métodos mais extensivos, que atendem às demandas familiares e de subsistência, aos sistemas intensivos, que buscam a máxima produtividade. Conhecer a variedade de sistemas disponíveis é essencial para produtores, estudantes e profissionais da área de suinocultura.

REFERÊNCIAS

1. Associação Brasileira dos Criadores de Suínos (ABCS). Produção de suínos: teoria e prática. Brasília: ABCS; 2014. 908p.
2. Associação Brasileira de Proteína Animal (ABPA). Relatório anual. São Paulo: ABPA; 2020. 160p.
3. Instituto Brasileiro de Geografia e Estatística (IBGE). Pesquisa agrícola municipal. Rio de Janeiro: IBGE; 2006.
4. Carvalho PL, Viana E. Suinocultura SISCAL e SISCON: análise e comparação dos custos de produção. Pires do Rio Verde: Instituto Federal Goiano campus Urutaí; 2012. 19p.
5. Faganello E. A história do porco. Suinocultura industrial. 2009. 480 p.
6. Dalla Costa OA, Holdefer C, Diesel R, Lopes EJC. Sistema intensivo de suínos criados ao ar livre - Siscal: dimensionamento de um sistema. Concórdia: Embrapa Suínos e Aves; 2001.
7. Silva Neto G, Matos THM, Rosa FM. Sistema de criação de suínos na agricultura famíliar. JNT Facit Business and Technology Journal. 2023;42(02):502-18.
8. Fávero JA, Crestani AM, Perdomo CC, Bellaver C, Pillon CN, Fialho FB, et al. Boas práticas agropecuárias na produção de suínos. Concórdia: Embrapa Suínos e Aves; 2003.
9. Früh B, Bochicchio D, Edwards S, Hegelund L, Leeb C, Sundrum A, et al. Description of organic pig production in Europe. Org Agric. 2014;4(2):83-92.
10. Ludwiczak G, Kasprowicz-Potocka M, Zaworska-Zakrzewska A, Składanowska-Baryza J, Rodriguez-Estevez V, Sanz-Fernandez S, et al. Husbandry practices associated with extensification in European pig production and their effects on pork quality. Meat Sci. 2023;206.
11. Sollero BP. Diversidade genética das raças naturalizadas de suínos no Brasil por meio de marcadores microssatélites. Dissertação (mestrado em Ciências Agrárias). Brasília: Faculdade de Agronomia e Medicina Veterinária da Universidade de Brasília; 2006. p.87.
12. Camargo JCM, Oliveira JEF, Oliveira RCV. Animais sadios e menores custos com o sistema semi-intensivo na suinocultura. Informativo Técnico n. 301. 2014.
13. Leite DMG, Costa OAD, Vargas GA, Milleo RDS, Silva A. Análise econômica do sistema intensivo de suínos criados ao ar livre. Rev Bras Zootec. 2001;30(2):482-6.
14. Miele M, Walquil, P. Cadeia produtiva da carne suína no Brasil Ano XVI. Revista Pol Agric. 2007;1.
15. Santos AR. Rastreabilidade "do laboratório à mesa": um estudo da cadeia produtiva da indústria de carne suína na empresa Doux. Dissertação (mestrado em Administração). Caxias do Sul: Universidade de Caxias do Sul; 2011.
16. Dias AC, coordenador. Manual brasileiro de boas práticas agropecuárias na produção de suínos. Brasília/Concórdia: ABCS/MAPA/Embrapa Suínos e Aves; 2011. p.140.
17. Brasil. Ministério da Agricultura e Pecuária (MAPA). Instrução Normativa n. 46, de 06 de outubro de 2011 (Produção vegetal e animal) [citado em 14 dez. 2023]. Disponível em: https://www.gov.br/agricultura/pt-br/assuntos/sustentabilidade/organicos/legislacao/portugues/instrucao-normativa-no-46-de-06-de-outubro-de-2011-producao-vegetal-e-animal-regulada-pela-in-17-2014.pdf/view.

10

Aumentando o desempenho dos leitões por meio da nutrição de reprodutoras

Lúcio Francelino Araujo
Luiz Antonio Vitagliano
Otto Mack Junqueira

INTRODUÇÃO

Por vários anos, a produção de suínos tem concentrado seus esforços na produção de animais para o abate, objetivando a finalização da criação com animais maiores e que tragam maior retorno financeiro. No entanto, para que possamos alcançar esse objetivo, vários fatores estão envolvidos, como uma adequada prática de manejo, a adoção de medidas de biosseguridade, o controle e a prevenção de doenças, a adoção de práticas de bem-estar e de ambiência, entre outros. Além desses fatores, algumas fases da criação necessitam de maior atenção, como o período pós-desmame e toda a fase de creche, bem como a fase reprodutiva das matrizes. A nutrição na fase de gestação é muito importante para o sucesso reprodutivo da fêmea, principalmente durante seu terço final.

Todo profissional envolvido na suinocultura tem o conhecimento e o entendimento de que o perfil genético da reprodutora atual é de um animal que apresenta um maior número de leitões nascidos/parto e, consequentemente, um maior número de leitões desmamados/porca/ano. Existem relatos no Brasil de porcas que produziram 41 leitões em um único parto. Vale ressaltar também que um dos motivos do aumento do número de leitões desmamados/porca/ano foi o aumento no número de partos. No início da década de 1990, tínhamos o índice de 1,9 parto/porca/ano. Atualmente, esse índice chega ao patamar de 2,6 partos/porca/ano. O grande desafio em toda essa situação é que, embora tenhamos alcançado um maior número de animais produzidos por parto, há uma menor ingestão de colostro pelo leitão, o número de tetas por porca permaneceu o mesmo, e, em geral, a produção de leite não aumentou na mesma proporção na qual esses leitões aumentaram. Como resultado, para uma mesma idade de desmame realizada no passado, temos um maior número de animais, com um peso mais baixo. Assim, uma das formas que podemos trabalhar para diminuir esse impacto na produção de leitões seria melhorar a produção de leite, tanto em quantidade como em qualidade, e uma das alternativas que pode nos auxiliar nesse processo é a utilização de algumas ferramentas nutricionais na alimentação das porcas e a observação de seus efeitos nos leitões. O aumento no desempenho reprodutivo das porcas resulta em um aumento em sua demanda metabólica e, consequentemente, de suas exigências nutricionais durante as fases de gestação e lactação.

Quando se fala em nutrição, pensa-se em fatores inerentes à ração, como o nível energético e de nutrientes como proteínas e aminoácidos. Por outro lado, pode-se pensar também em diferentes aditivos que promovem a saúde intestinal dos animais, melhorando sua eficiência e, consequentemente, a qualidade do leitão produzido. Durante os dois terços iniciais do período de gestação da porca, os nutrientes são utilizados principalmente para sua manutenção, e, no terço final, eles são grandemente utilizados para o desenvolvimento do leitão.

Dessa forma, a nutrição de reprodutoras é focada na busca de um animal com melhor escore corporal e que possa produzir maior quantidade de colostro e de leite, evitando grande deposição de massa muscular para diminuir os gastos com a quantidade de alimento para atender às necessidades energéticas de mantença. Assim, são vários os fatores que envolvem a produtividade de uma reprodutora hiperprolífica, envolvendo desde genética até fisiologia, reprodução e nutrição, e a nutrição no terço final de gestação desempenha um papel fundamental, já que ocorre um aumento de 35% no peso do feto nos últimos 10 dias de gestação,[1] demonstrando sua importância na vida reprodutiva da porca.

Um dos aspectos importantes na nutrição de porcas gestantes é o desenvolvimento da glândula mamária. No terço final da gestação, essa glândula passará por mudanças fisiológicas e histológicas significativas, as quais afetarão a produção de leite, e a nutrição durante esse período tem um papel importante para o melhor desempenho da porca. Embora a nutrição seja muito importante nessa fase, devem-se ter as devidas precauções para que qualquer ingrediente que venha a diminuir a síntese de prolactina pela porca não seja usado na formulação das dietas, já que esse hormônio é importante tanto para o desenvolvimento da glândula mamária quanto para a síntese de leite.

A nutrição proteica e aminoacídica de porcas apresenta grande relevância pelo fato de que esses nutrientes desenvolvem um papel fundamental no desenvolvimento das glândulas mamárias e dos leitões no terço final de gestação. A deposição e retenção proteica durante a gestação é dividida basicamente em cinco partes: para o desenvolvimento do feto, para a formação do líquido placentário, o desenvolvimento do útero, da glândula mamária e a deposição proteica corporal.[2] Na fase final da gestação, quase toda energia e lisina consumidas são direcionadas para o feto, útero, glândula mamária e colostro, enquanto a retenção de gordura e músculo, para a conformação corporal, ocorre nos terços inicial e médio da gestação. As necessidades de proteína e de lisina para o crescimento fetal e o desenvolvimento da glândula mamária aumentam na fase final de gestação.[3] Para uma porca com uma média de gestação de 14 animais, as necessidades de lisina/dia vão de 0,24 g, no início da gestação, para 4,00 g/dia, na fase final da gestação.[4] No caso de fêmeas hiperprolíficas, nas quais o número de animais em gestação é ainda maior, essas necessidades de lisina aumentam ainda mais, para garantir o melhor desenvolvimento do feto e, consequentemente, melhorar a qualidade dos leitões que serão produzidos. Na Tabela 1, pode-se observar que o aumento de 20% do nível proteico e de 44% no nível de aminoácidos na dieta, no período de 77 a 107 dias de gestação, melhorou o desempenho das porcas, bem como dos leitões após o parto, produzindo maior número de leitões e leitões mais pesados, demonstrando mais uma vez o quanto a nutrição proteica e aminoacídica pode melhorar o desempenho da suinocultura.[5]

TABELA 1 Efeitos da suplementação proteica e aminoacídica de porcas durante a fase final de gestação

Características	Controle	Altos níveis proteicos e aminoacídicos
Ao nascimento		
Leitões nascidos vivos, nº	15,70^{b}	17,10a^{a}
Peso dos leitões, kg	1,31^{a}	1,35^{a}
Peso da leitegada, kg	20,57^{b}	23,09^{a}

a, b: médias seguidas de mesma letra, na mesma linha, não diferem estatisticamente entre si (Tukey>0,05%).
Fonte: adaptada de Seoane et al., 2020.[5]

Dentre os diferentes aditivos que podem melhorar a eficiência reprodutiva das porcas, ressaltamos as leveduras. Existem várias espécies de leveduras usadas na alimentação; no Brasil, destaca-se a *Saccharomyces* spp. A produção de leveduras com propriedades nutricionais desejáveis, capazes de fornecer carboidratos com funções prebióticas, enzimas, nucleotídeos e metabólitos de fermentação, de fundamental importância na melhora do desempenho animal, tem sido alcançada em decorrência do aperfeiçoamento que o setor sucroalcooleiro obteve nos últimos anos. Dentre as diferentes formas de levedura, destaca-se a levedura hidrolisada, que consiste em um aditivo rico em nucleotídeos, polipeptídeos, ácido glutâmico, vitaminas do complexo B e vários outros nutrientes. Os nucleotídeos são subunidades formadoras do DNA e do RNA, os quais estão relacionados com os processos de atividade celular. São absorvidos pela mucosa intestinal dos animais e auxiliam na multiplicação celular de tecidos com limitada capacidade de síntese dos próprios nucleotídeos, reduzindo o gasto energético pelo animal e melhorando seu desempenho. A parede celular da levedura possui de 80 a 85% de polissacarídeos, principalmente glucanos e mananos. Os glucanos, na forma de betaglucanos, estimulam o sistema imune inato e a produção de macrófagos que, pelo processo de fagocitose, eliminam os microrganismos patogênicos. Os mananos, na forma de mananoligossacarídeos (MOS), reduzem a colonização de bactérias patogênicas no intestino e, consequentemente, melhoram o desempenho das porcas, melhorando a absorção de novos nutrientes, refletindo em melhor saúde intestinal dos leitões, bem como em seu melhor desenvolvimento. O ácido glutâmico reconhecidamente melhora a palatabilidade da dieta e estimula o consumo da dieta pelas porcas, principalmente em momentos críticos de sua vida reprodutiva, quando há necessidade de uma ingestão adequada de nutrientes para garantir sua manutenção, o desenvolvimento dos fetos e uma ótima produção de leite para alimentar os leitões. O uso de 8 kg/ton de levedura hidrolisada na dieta de porcas na gestação e lactação[6] melhorou a qualidade do leite das porcas e, consequentemente, o desempenho dos leitões (Tabelas 2 e 3), demonstrando a importância da levedura em melhorar o desempenho dos leitões após o parto.

Outro aditivo que se pode utilizar na alimentação de porcas é o dióxido de silício. Trata-se de um mineral comum, que pode ser encontrado sob diferentes formas e é encontrado em muitas argilas e terra de diatomáceas. Ele apresenta um potencial iônico para melhorar a ação de enzimas digestivas e, consequentemente, a digestão dos principais nutrientes de uma dieta. A utilização de 300 g/ton de dióxido de silício ativado,[7] na dieta de porcas no terço final da gestação e durante a lactação, melhorou os parâmetros produtivos de ambas as categorias, diminuindo a perda de peso durante a gestação/lactação, aumentando a produção de leite pelas porcas e o peso de desmame dos leitões (Tabela 4).

Nas últimas décadas, a indústria suinícola tem trabalhado com o objetivo de buscar a sustentabilidade na sua produção. Várias ações foram desenvolvidas buscando maximizar a produção sem agredir o meio ambiente. Dentre essas ações, uma ferramenta nutricional que oferece grandes oportunidades é o uso de enzimas. Esse uso difundiu-se primeiro em países europeus, os quais enfrentam questões de natureza ambiental, como a contaminação do solo e dos lençóis freáticos, decorrentes da excreção de nutrientes dos diversos sistemas de produção animal, salientando que a espécie suína é uma das que mais produzem dejetos entre as espécies de interesse comercial, tendo uma grande capacidade poluidora.

A primeira enzima desenvolvida e utilizada em escala comercial foi a fitase, a qual permitiu o melhor aproveitamento do fósforo presente nos vegetais, a redução do uso de fósforo inorgânico e, consequentemente, possibilitou a diminuição da contaminação do meio ambiente.

TABELA 2 Suplementação de levedura hidrolisada sobre a quantidade de RNA totais (mg/mL de leite) presentes no colostro e leite de porcas

	Levedura hidrolisada, kg/ton	
	0	**8**
Colostro	1,28^{a}	1,51^{a}
11º dia	0,81^{b}	1,10^{a}
20º dia	0,78^{b}	0,94^{a}

a, b: médias seguidas de mesma letra, na mesma linha, não diferem estatisticamente entre si (Tukey>0,05%).
Fonte: adaptada de Vitagliano et al., 2014.[6]

TABELA 3 Suplementação da dieta de porcas com levedura hidrolisada e o desempenho de leitões

	Levedura hidrolisada, kg/ton	
	0	**8**
Número de leitões/porca pós-parto	10,25^{a}	10,75^{a}
Peso do leitão após o parto (kg)	1,75^{a}	1,72^{a}
Peso da leitegada após o parto (kg)	17,94^{a}	18,49^{a}
Número de leitões desmamados	9,35^{c}	10,20^{a}
Peso do leitão ao desmame (kg)	5,99^{a}	5,77^{a}
Peso da leitegada ao desmame (kg)	56,01^{c}	58,85^{a}
Ganho de peso da leitegada (kg)	38,07^{c}	40,36^{a}
Produção de leite (kg)[1]	152^{b}	161^{a}
Mortalidade (%)	8,78^{c}	5,12^{ab}

a, b, c: médias seguidas de mesma letra, na mesma linha, não diferem estatisticamente entre si (Tukey > 0,05%).
Fonte: adaptada de Vitagliano et al., 2014.[6]

TABELA 4 Uso do dióxido de silício na alimentação de porcas durante a gestação e lactação

	Controle	Controle + sílica plus
Peso inicial (kg)	221^{a}	222^{a}
Peso final (kg)	200^{a}	205^{a}
Perda de peso (%)	9,33^{b}	7,34^{a}
Produção de leite (kg)	247^{b}	261^{a}
Peso desmame (kg)	6.689^{b}	6.999^{a}

a, b: médias seguidas de mesma letra, na mesma linha, não diferem estatisticamente entre si (Tukey>0,05%).
Fonte: adaptada de Araujo et al., 2022.[7]

Posteriormente ocorreu a disponibilidade, no mercado de nutrição animal, da enzima carboidrase. Como a maioria das dietas para aves e suínos é baseada em ingredientes de origem vegetal, esses animais não possuem enzimas endógenas capazes de digerir alguns carboidratos, principalmente os polissacarídeos não amiláceos (PNA). Dessa forma, o uso dessas enzimas na dieta permite o melhor aproveitamento dos carboidratos presentes nos vegetais, disponibilizando mais energia na dieta, melhorando a digestibilidade de nutrientes e, consequentemente, reduzindo a quantidade de substratos para o desenvolvimento de bactérias patogênicas presentes no trato digestório, o que permite uma redução no custo de produção ao se formular uma dieta com uma diminuição de cerca de 70 kcal/kg. Vale salientar que, em virtude da complexidade na composição dos carboidratos presentes nos alimentos de origem vegetal, existem diferentes carboidrases, com composições específicas que agirão em carboidratos específicos. Dessa forma, é muito importante conhecermos o alimento utilizado na formulação, para definir o tipo de carboidrase que será utilizado na dieta para que essa enzima possa expressar o máximo do seu potencial de degradação do ingrediente.

O uso de um complexo enzimático contendo um *blend* de carboidrases para porcas a partir do 80º dia de gestação até o desmame dos leitões[8] demonstrou que a suplementação da enzima exógena melhorou o desempenho dos leitões ao nascimento, o peso ao desmame e diminuiu a quantidade de ração consumida pelas porcas para produzirem o mesmo peso da leitegada (Tabela 5).

TABELA 5 Suplementação de uma carboidrase na dieta de porcas durante a gestação e a lactação

Características	Controle	Controle + carboidrase
Média de leitões nascidos vivos (n)	13,08[b]	13,65[a]
Peso médio dos leitões ao nascimento (kg)	1,366[b]	1,452[a]
Peso da leitegada ao nascimento (kg)	17,839[b]	19,776[a]
Peso médio dos leitões ao desmame (kg)	5,251[b]	5,531[a]
Peso da leitegada ao desmame (kg)	64,882[b]	69,740[a]
Ganho de peso diário (g/leitão/dia)	180,772[b]	193,229[a]
Consumo de ração das porcas: ganho de peso da leitegada	2,059[b]	1,846[a]

a, b: médias seguidas de mesma letra, na mesma linha, não diferem estatisticamente entre si (Tukey>0,05%).
Fonte: adaptada de Pelissari et al., 2016.[8]

Na produção de suínos existe consenso sobre o uso de um ingrediente na formulação da dieta: o plasma sanguíneo. Este ingrediente é utilizado principalmente na dieta de animais durante o período de creche, representando uma ótima fonte proteica, de alta qualidade funcional, rico em lisina, triptofano e treonina, com altos níveis de imunoglobulinas, como IgG, IgM, IgA, IgD e IgE. Além disso, seu uso na dieta reduz a estimulação do sistema imune, melhora o peso e a uniformidade da leitegada ao nascer e ao desmame, reduz a inflamação intestinal e, consequentemente, a incidência de diarreia, além de diminuir a mortalidade dos animais.

Outro período em que o uso de plasma tem apresentado grande importância é durante a vida reprodutiva da porca, pois reduz os efeitos estressores relacionados ao parto, à produção de anticorpos e amamentação, bem como os fatores ambientais.

O fornecimento de 5% de plasma na dieta de porcas na gestação e lactação não modificou o número de leitões nascidos vivos, nem mesmo o peso do leitão e da leitegada ao nascimento e ao desmame. No entanto, Freitas et al.[9] (Tabela 6) observaram o aumento no número de leitões desmamados no grupo de porcas suplementadas com plasma na dieta.

TABELA 6 Desempenho de leitões oriundos de porcas suplementados ou não com plasma sanguíneo na dieta

Características	Inclusão de plasma na dieta (%)	
	0	**5**
Leitões nascidos vivos (n)	14,1[a]	14,3[a]
Peso da leitegada ao nascimento (kg)	16,04[a]	16,29[a]
Peso do leitão ao nascimento (kg)	1,15[a]	1,15[a]
Leitões desmamados	11,4[b]	12,7[a]
Peso do leitão ao desmame (kg)	5,82[a]	5,90[a]
Peso da leitegada ao desmame (kg)	66,35[a]	74,93[a]

a, b: médias seguidas de mesma letra, na mesma linha, não diferem estatisticamente entre si (Tukey>0,05%).
Fonte: adaptada de Freitas et al., 2015.[9]

Vários são os fatores que afetam o desempenho da porca durante sua vida reprodutiva, dentre os quais destaca-se a nutrição: seja por meio do ajuste dos nutrientes, seja até mesmo pelo uso de aditivos nutricionais, pode-se aprimorar o potencial de produção desses animais, melhorando sua capacidade reprodutiva, diminuindo a mortalidade e, consequentemente, o desempenho e a qualidade dos leitões desmamados.

REFERÊNCIAS

1. McPherson RL, Ji F, Wu G, Blanton JR, Kim SW. Growth and compositional changes of fetal tissues in pigs. J Anim Sci. 2004;82:2534-40.

2. National Research Council (NRC). Nutrient requirements of swine. 11. ed. Washington: National Academies Press: 2012.
3. Ji F, Hurley WL, Kim SW. Characterization of mammary gland development in pregnant gilts. J Anim Sci. 2006;84:579-87.
4. Kim S, Wu G, Baker DH. Ideal protein and dietary amino acid requirements for gestating and lactating sows. Pig News Inf. 2005;26:89N–99N.
5. Seoane S, De Palo P, Lorenzo JM, Maggiolino A, González P, Pérez-Ciria L, et al. Effect of increasing dietary aminoacid concentration in late gestation on body condition and reproductive performance of hyperprolific sows. Animals (Basel). 2020;10(1):99.
6. Vitagliano LA, Bonato MA, Barbalho RLC, Santos GD, Araujo LF. Nucleotide supplementation in the diet of farrowing sows and its effect on milk quality, litter weight gain, and mortality. Abstracts of 2014 Joint Annual Meeting; 2014. v. 92. p. 239. Kansas City; 2014.
7. Araujo LF, Vitagliano LA, Decaux C, Janssen FT, Sartore YGA, Granghelli CA, et al. Activated crystalline silicon dioxide mitigates weight loss in lactating sows. Ital J Anim Sci. 2022;21(1):123-8.
8. Pelissari PH, Ceccantini M, Montanhini Neto R, Granghelli CA, Nascimento RA, Araújo CSS, et al. Evaluation of a multi-enzyme complex in sows fed corn- and soybean meal-based diets and the effects on the progeny performance. VII Congresso Latino-Americano de Nutrição Animal; 2016. Cancún; 2016.
9. Freitas BV, Araujo LF, Nacimento RA, Ulloa JAR. Plasma sanguíneo na dieta de marrãs. Anais do XVII Congresso Abraves; 2015. Campinas; 2015.

11

Entendendo o manejo de suínos do nascimento ao abate

Carlos Alexandre Granghelli
Leandro Dalcin Castilha
Mário Henrique Scapin Lopes

INTRODUÇÃO

A suinocultura desempenha um papel crucial na produção de alimentos em todo o mundo, representando um setor de extrema importância na indústria agropecuária. No entanto, para garantir não apenas a eficiência produtiva, mas também o bem-estar dos animais e a qualidade dos produtos finais, é essencial um manejo adequado dos suínos em todas as fases de produção.

O sucesso de uma criação animal está intrinsecamente ligado ao conhecimento profundo do comportamento e da fisiologia da espécie a ser manejada. Um bom manejo engloba práticas que envolvem recursos humanos, nas quais os funcionários devem ser treinados e capacitados para exercer as atividades, compreendendo o comportamento dos suínos. Além disso, é fundamental reconhecer os animais como seres sencientes, capazes de sentir dor, medo e angústia, tornando crucial a adoção de manejos que respeitem seu bem-estar emocional e físico. Ademais, um ambiente agradável é essencial, visando mitigar pontos críticos que possam levar a ferimentos, doenças ou desconfortos, onde os equipamentos e instalações desempenham um papel fundamental no manejo, devendo ser projetados para atender às demandas dos animais.

A suinocultura tem testemunhado avanços significativos a cada ano, contribuindo para ganhos reais em prolificidade e crescimento. O foco da indústria de suínos está na seleção de matrizes de alta produtividade, visando aumentar o número de leitões nascidos por parto e, consequentemente, o número de leitões desmamados por porca por ano. No entanto, o aumento do número de leitões nascidos por parto pode impactar negativamente na qualidade desses leitões, correlacionando-se com um menor peso ao nascimento. Isso pode resultar em maior mortalidade na maternidade e variabilidade no peso das leitegadas, afetando seu desenvolvimento nas fases produtivas subsequentes.

Este capítulo abordará estratégias de cuidados desde o período que antecede o parto dos leitões até o momento do abate, visando proporcionar condições ideais para garantir o bem-estar animal e o desempenho produtivo. O cuidado no manejo pré-parto é fundamental para evitar problemas durante o parto e garantir uma adequada produção de colostro e leite, fatores que, juntamente com o manejo e o cuidado dos leitões ao nascer e durante a lactação, permitem a obtenção adequada de células e fatores solúveis relacionados à função imune, possibilitando uma melhor expressão do potencial genético produtivo. Após o desmame, outras atividades de rotina se tornam imprescindíveis para assegurar o crescimento dos animais com o máximo de eficiência possível, de modo que chegue ao frigorífico um suíno terminado de alto peso, com ótimo rendimento de carcaça e toda a qualidade que foi rigorosamente assegurada durante todo o ciclo de vida do animal.

MANEJO PRÉ-PARTO E CUIDADOS COM OS RECÉM-NASCIDOS

Pré-parto

Uma das etapas mais cruciais do ciclo produtivo de suínos se dá nos momentos que antecedem o parto propriamente dito. É interessante redobrar a atenção aos cuidados cerca de uma semana antes do parto, de modo que ocorra com o mínimo de complicações possíveis. Considerando que a gestação nos suínos tem duração de 114 a 116 dias, é crucial fazer a transferência das baias de gestação para a sala de maternidade com cerca de 107 dias de gestação, uma semana antes da data prevista para o parto. Isso não só permite que a fêmea se adapte ao novo ambiente, o que torna o processo de parição menos estressante, mas também evita partos precoces nas salas de gestação. Contudo, antes de iniciar a transferência dos animais, é necessário realizar os procedimentos de limpeza e desinfecção das instalações de maternidade, possibilitando também um mínimo de 3 dias de vazio sanitário, permitindo a menor pressão sanitária possível para os neonatos. Por esse mesmo motivo, não se realizam transferências precoces para a maternidade, uma vez que o nível de contaminação da sala estaria mais elevado.

Durante a gestação, o manejo das porcas deve ser pensado da forma menos estressante possível, uma vez que altos níveis de estresse durante o momento de periparto acaba promovendo alterações significativas no comportamento dos leitões, no peso pós-desmame da leitegada e no sistema imune.[1] Dessa forma, estratégias que busquem diminuir a competição por alimento, no caso de baias coletivas, a mitigação de problemas locomotores, o medo generalizado do animal, e que busquem promover um ambiente mais enriquecido durante essa fase, são altamente recomendáveis.[2]

Durante a etapa que antecede o parto, é interessante realizar a prática de identificar e quantificar porcas que possuem um risco associado de terem algum problema durante o parto. Trata-se de fêmeas com histórico de natimortos, agressivas ou com comportamentos de canibalismo, com histórico de parição longa e demorada, ou problemas urinários e reprodutivos. É importante observar o peso da fêmea no momento do parto, uma vez que porcas muito magras (escore corporal < 2,5) ou muito gordas (escore corporal > 4,0) possuem mais chances de apresentarem complicações durante o parto ou até mesmo maior quantidade de leitões natimortos.[3] As porcas com alto escore corporal, além de geralmente serem as que têm maior dominância e agressividade sobre as outras, caso se trate de um sistema de baias coletivas, tendem a ter partos mais longos e, consequentemente, um maior número de natimortos.[4] Não obstante, essas porcas terão maior quantidade de reserva corporal para consumo, resultando em menor consumo de ração, o que acaba promovendo menor produção de leite.

Assistência ao parto

O parto é um dos eventos mais importantes para a suinocultura, uma vez que todos os esforços concentrados durante a fase de gestação entregam seus resultados. Por esse motivo, deve ser cuidadosamente observado. O parto ideal possui curta duração, não necessita de intervenções e não possui intercorrências. Contudo, uma vasta quantidade dos partos foge desse padrão, necessitando de assistência. A assistência ao parto permite um aumento nas chances de sobrevivência dos leitões, mitigando os prejuízos que teriam ocorrido naturalmente.

O início da observação acontece antes mesmo do parto: sinais como edema e hiperemia de vulva ocorrem cerca de três dias antes. Já observações como aumento da frequência de micção e defecação, edema de glândula mamária e mudanças de comportamento como agitação e tendência ao isolamento indicam que o momento do parto está próximo e possivelmente ocorrerá dentro das próximas 24 horas. Em porcas confinadas em gaiolas durante a gestação, é possível observar comportamentos estereotipados, como forte inquietação, se levantar e se deitar constantemente e mordedura das barras e grades, uma sinalização de um desejo de realizar ninhos, que caracteriza parto dentro de 12 horas. Com cerca de oito horas antes do parto, ocorre a liberação dos primeiros jatos de colostro. Uma hora imediatamente ao momento do parto, a fêmea apresenta movimentos cíclicos "de pedalada", esticando e retraindo os membros.[5] Ao identificar que o momento de parto se aproxima e em qual estágio se encontra, é possível reunir esforços e preparar a equipe para efetuar os manejos de intervenção.

Dentre as principais causas de distocias, citam-se inércia uterina e exaustão da fêmea,[6] má apresentação fetal,[7] que acaba por obstruir as vias fetais, e a aplicação errônea de protocolos de indução do parto. O parto usual ocorre em média dentro de um período de menos de três horas, e o intervalo entre as expulsões de cada leitão devem ser em torno de 10 a 20 minutos. Após a expulsão do último leitão, ocorre a expulsão das membranas fetais, que pode levar até 12 horas. Assim, a intervenção ao parto é recomendada após intervalos entre expulsões de leitão mais longos que 45 minutos.[8] A monitoração dos intervalos de nascimento é crucial não só como parâmetro de quando uma intervenção deve ser realizada, mas também para permitir o manejo rotativo dos leitões, de modo que todos tenham acesso ao colostro; assim, os primeiros nascidos realizam o consumo primeiro e vão revezando com os nascidos posteriormente.

Identificado o parto distócico, os manejos intervencionais devem ocorrer da forma mais branda, isto é, menos invasiva, para a mais invasiva. Caso seja observada a presença de contrações uterinas, inicia-se a intervenção apenas com massagens na região das mamas, em sentido craniocaudal. Após o movimento, também é possível instigar as fêmeas a se levantarem e logo se deitarem novamente em outra posição. Em último caso, pode-se, com as mãos devidamente higienizadas e com uso de luvas estéreis, realizar uma cautelosa palpação pelo aparelho vaginal, visando identificar e remover quaisquer obstruções que possam estar impedindo a passagem dos fetos. Apesar de ser uma alternativa que de fato consegue identificar e solucionar obstruções, ainda sim possui alto risco de lesão ao aparelho reprodutivo, bem como de infecções uterinas.

Quanto aos protocolos hormonais para regulação e indução do parto, três grandes agentes se destacam. A indução do parto por prostaglandinas, em especial a PGF2α, é um excelente método para auxiliar durante o processo, uma vez que não só permite a luteólise, mas também auxilia na estimulação de contrações miometriais. Ademais, as prostaglandinas permitem maior atividade da relaxina, que estica os ligamentos pélvicos, facilitando a passagem dos fetos pela cérvix do animal. Usualmente, é o primeiro hormônio a ser aplicado no animal que está sob trabalho de parto. Caso não esteja responsivo, o uso de gluconato de cálcio é uma possibilidade, sendo sua principal função estimular a força das contrações miometriais, uma vez que o cálcio disponível nos sarcômeros dos músculos uterinos pode estar depletado, sendo necessária a suplementação para estimular as contrações.[9] Após ambas as aplicações não demonstrarem sucesso, e identificados problemas em relação a hipotonia ou atonia uterina, pode-se realizar o uso da ocitocina. Como o animal estará com um *pool* de cálcio disponível pelo uso do gluconato, a ação da ocitocina é de simplesmente aumentar a frequência das contrações uterinas, estimulando, portanto, a passagem dos fetos pelo aparelho reprodutivo. Em caso de altas temperaturas no galpão durante o momento do parto, pode-se tanto dar um banho nos animais quanto aplicar anti-inflamatórios, no intuito de promover um efeito antipirético.

O Altrenogest®, um análogo sintético da prostaglandina, também pode ser utilizado no intuito não só de prevenir possíveis partos precoces, mas também sincronizar as fêmeas de um mesmo lote, possibilitando datas de parto próximas, aumentando a eficiência do manejo nas granjas. É relatado um aumento do número de leitões nascidos vivos e de taxa de prenhez e parição após a administração de protocolos de Altrenogest®.[10]

O cloprostenol sódico também é um análogo sintético da PGF2α, mais conhecido por sua potente indução do parto em até 28 horas após administração, bem como diminuição do tempo total de parto e do intervalo desmame-estro, maior número de nascidos vivos e aumento na produção total de leite pela porca.[11]

Cuidados iniciais com os neonatos

O período mais crítico da vida de um suíno se dá nas primeiras horas de vida do animal. Logo após o nascimento, o leitão se encontra em um ambiente com diversos fatores estressantes, como a temperatura ambiental e a alta carga microbiana presente. Desse modo, é crucial garantir um alto nível de atenção aos neonatos nessa fase, para que possam progredir com sucesso no restante do ciclo produtivo.

O objetivo principal após o nascimento deve ser, o quanto antes, direcionar o animal até a fonte de alimentação – o colostro – e reduzir sua perda de calor corporal. Desse modo, logo após a expulsão do canal vaginal, deve-se coletar o animal e desobstruir suas vias áreas, removendo as membranas fetais que estão em contato com a boca e narinas, que podem impedir a correta respiração pelo neonato. Além das membranas fetais, os fluidos que permeiam o animal no momento da expulsão são responsáveis por aumentar a umidade no corpo do leitão, aumentando as perdas de calor para o meio, sendo necessária a realização de secagem. Ao nascer, o leitão não apresenta reserva de gordura ou energia significativas que permitam sua resistência à temperatura ambiental, muito inferior à temperatura de conforto do animal, que permeia os 32 °C. Também não apresentam tecido adiposo marrom, responsável, em outros mamíferos, pela geração de calor.[12] Essa secagem pode ser realizada com pó secante, enquanto a desobstrução das vias é feita manualmente com o uso de papel toalha.

Após a secagem, a cura do umbigo deve ser realizada, posicionando o cordão umbilical a dois dedos de distância do abdome, amarrando a região com cordão de algodão, e realizando o corte imediatamente abaixo do barbante com tesoura limpa e desinfetada. Após o corte, embebeda-se o cordão umbilical em solução antisséptica apropriada, como iodopovidona ou tintura de iodo 5-7%. Esse passo é de extrema importância para reduzir a carga microbiana presente na região do umbigo, que pode vir a causar infecções e onfalites, bem como reduzir a perda de sangue através do cordão, que poderia resultar em anemia.

Após os devidos manejos iniciais, simultaneamente se estimula a ingestão do colostro e o aquecimento térmico, feito por meio de campânula acessória, posicionada acima do aparelho mamário da porca, providenciando o devido conforto térmico enquanto os animais ingerem o colostro. Essa etapa é de extrema importância, haja vista a forte correlação entre a temperatura corporal do animal durante as primeiras horas após o nascimento e a sobrevivência na primeira semana de vida, que por si está associada com o peso final ao abate.[13] Além da campânula, resistência, lâmpadas de aquecimento e tapetes aquecidos também podem ser utilizados próximo ao tecido mamário, além de espaço separado dedicado ao escamoteador. Como mencionado previamente, é possível realizar o rodízio dos animais pela ordem de nascimentos. Conforme o número de tetos disponíveis vai sendo preenchido, os primeiros nascidos são retirados e separados no escamoteador, dando lugar aos nascidos por último.

A importância de uma colostragem eficiente é nítida, uma vez que é a base para transferência de diversos fatores bioativos e componentes da imunidade passiva humoral e celular, sendo a principal causa de morte nas primeiras horas de vida.[14] Diversos autores demonstram que a maioria dos animais que morrem em até 4 dias após o nascimento são aqueles que não ingeriram quantidades suficientes de colostro, permitindo o desenvolvimento do trato gastrintestinal e garantindo uma base para defesa imunológica. Além de conter carboidratos, ácidos graxos e proteínas, servindo de base nutricional como o primeiro alimento dos neonatos, o colostro contém enzimas e fatores de crescimento responsáveis por promover um amadurecimento e desenvolvimento do trato gastrintestinal, modulando sua morfologia e permitindo aumento da superfície de absorção e crescimento das microvilosidades. Também contém células efetoras do sistema imune, como linfócitos T e B, macrófagos, neutrófilos e células dendríticas, atuando como defesa inicial e população primária de células de memória.[15] Componentes da imunidade passiva humoral, as imunoglobulinas também estão presentes, garantindo não só a proteção das mucosas intestinais logo após ingestão, através da IgA, mas também absorção e proteção em níveis de opsonização de patógenos e padrões moleculares, através das imunoglobulinas G e M.[16] A transferência de imunidade passiva nos suínos ocorre exclusivamente pela ingestão de colostro, visto que a placenta do tipo epiteliocorial difusa impede a passagem de células e fatores solúveis para o feto. No entanto, é de extrema importância que a ingestão se dê o mais rápido possível após o parto, uma vez que há enorme perda na concentração dos fatores componentes da imunidade passiva no colostro ingerido oito horas após o parto.[16]

MANEJO DE LEITÕES ATÉ O DESMAME

Manejo na primeira semana

Antes de iniciar o primeiro alojamento dos leitões recém-nascidos, é altamente recomendável realizar uma uniformização da leitegada. Tal uniformização, ou *cross-fostering*, visa transferir leitões entre diferentes leitegadas, de modo que cada leitegada fique com o mesmo número de leitões, de tamanhos similares. Ao realizar esse procedimento, diminui-se o risco de leitegadas muito numerosas, que poderiam causar muita competição entre os leitões, bem como impede que leitões maiores sejam naturalmente dominantes e agressivos com os menores, permitindo que todos tenham uma boa condição de sobrevivência e desenvolvimento. É importante pontuar que não necessariamente é feita a pesagem dos animais, mas sim uma inspeção visual, tentando agrupar leitões de tamanhos similares uns com os outros.

A realização desse procedimento é indicada entre 6 e 24 horas pós-parto: após seis horas, para permitir que todos os animais tenham acesso ao colostro, e antes de 24 horas para que os leitões não definam seu teto de preferência na mãe biológica, o que resultaria em competição após a uniformização.[17]

Antes de alcançarem o terceiro dia de vida, alguns manejos também devem ser realizados visando a um melhor desempenho da fase pré-desmame, bem como para diminuir fenômenos de agressividade e canibalismo durante essa etapa. Um dos manejos realizados é a aplicação de ferro, sendo 200 mg uma dose ideal para suprir os requerimentos do animal até o desmame. A reserva fisiológica de ferro no momento do nascimento é de apenas 37 mg, e o leite materno não consegue suprir a necessidade do animal.[18] Essa medida visa garantir um *pool* do mineral até o momento do desmame, no qual recebe ferro através da ração, impedindo o desenvolvimento de anemia tipo hipocrômica e microcítica durante as primeiras semanas de vida do animal. É interessante mencionar que a aplicação, apesar de geralmente ser feita através de seringa agulhada, apresenta a mesma eficácia ao utilizar injetores do tipo *needle-free,* tanto reduzindo o estresse da aplicação e promovendo maior bem-estar, como aumentando a segurança tanto para o animal quanto para o aplicador.[18]

Alguns estudos que demonstraram que os animais apresentam sinais de dor e/ou desconforto durante os manejos da primeira semana estão descritos na Tabela 1.

TABELA 1 Evidências de dor e/ou desconforto causados por procedimentos de rotina na primeira semana de vida dos leitões

Manejo	Sinais de dor e/ou desconforto	Observação	Referência
Caudectomia	Contração muscular facial (escala Grimace), movimento de cauda, rigidez, tremor corporal e vocalização	Uso de buprenorfina aliviou os sinais de dor no procedimento	Viscardi e Turner, 2014[19]
Caudectomia	Vocalização – grito (aumento de decibéis comparado ao grupo placebo) Ausência de relaxamento muscular, rigidez corporal, movimento de membros anteriores e rotação corporal	Animais não caudectomizados apresentam mais lesões de cauda	Tallet et al., 2019[20]
Caudectomia	Movimento de cauda, tremor corporal e vocalização		Torrey et al., 2009[21]
Caudectomia e retirada de dente	Aumento da frequência cardíaca, isolamento e redução da interação social		Fu et al., 2019[22]
Caudectomia	Presença de secreção lacrimal	Redução da temperatura do galpão resultou em aumento de comportamento social negativo (agressão e canibalismo)	Vitali et al., 2020[23]
Castração cirúrgica e caudectomia	Coceira e irritação em até 4 dias de pós-operatório e movimento de cauda		Hay et al., 2003[24]
Castração cirúrgica	Vocalização mais longa e frequente	Anestesia com procaína reduziu, mas não eliminou, os sinais de dor	Leidig et al., 2009[25]

continua

TABELA 1 Evidências de dor e/ou desconforto causados por procedimentos de rotina na primeira semana de vida dos leitões (*Continuação*)

Manejo	Sinais de dor e/ou desconforto	Observação	Referência
Castração cirúrgica	Movimentação de membros, defecação, micção, tremor corporal		Keita et al., 2010[26]
Castração cirúrgica e caudectomia	Aumento do cortisol sérico		Byrd et al., 2020[27]
Desgaste dentário	90% dos animais avaliados apresentavam pelo menos um dente com polpa à mostra após procedimento		Hessling-Zeinen, 2015[28]
Desgaste dentário	Demora para voltar a mamar, mastigar e com lesões de lábios	Animais sem desgaste machucaram as porcas	Lewis et al, 2005[29]
Mossa	Vocalização intensa e duradoura		Cordeiro et al., 2018[30]
Mossa	Vigoroso balanço de cabeça e tremor de orelhas		Noonan, 1994[31]

O procedimento de desgaste do ápice dentário é comumente realizado como um manejo de rotina em granjas comerciais. Contudo, estudos recentes vêm demonstrando diversas desvantagens associadas com o uso indevido dessa prática, incluindo menor ganho de peso, uma vez que a técnica não é estritamente uniforme, variando de acordo com cada operador, assim como é um manejo que causa dor e, consequentemente, diminui a ingestão de leite.[32] A indicação oficial, como ditada pela Instrução Normativa (IN) n. 113, de 16 de dezembro de 2020, prevê o desgaste apenas do terço final dos dentes e apenas nos casos devidamente avaliados por médico-veterinário, nos casos em que se observam lesões nas faces ou no aparelho mamário dos animais, como uma medida corretiva para mitigar as lesões.

Outra medida comumente realizada durante a primeira semana de vida dos animais é a caudectomia, o corte ou desgaste da porção final da cauda dos animais, visando eliminar um possível alvo de interesse para canibalismo, a caudofagia. Não é realizada em todas as granjas comerciais, uma vez que há forte pressão da sociedade para inibir ou proibir a prática, caracterizada como extremamente dolorosa aos animais.[19] O Conselho Federal de Medicina Veterinária, em sua Resolução 877, de 15 de fevereiro de 2008, não faz a recomendação do uso da técnica. A IN n. 113 prevê que a realização seja evitada, exceto quando recomendada por médico-veterinário, sendo realizado o corte apenas do terço final da cauda do animal. Recomenda-se o uso de um alicate que consiga realizar a cauterização simultaneamente ao corte, no intuito de prevenir possíveis hemorragias.

A identificação dos animais pode ser realizada ou não, a depender dos manejos de rotina realizados pela granja, visando à identificação para procedimentos e à rastreabilidade no momento que o animal deixa a granja. Atualmente, o uso de brinco, mossa ou tatuagem é permitido, porém o uso da mossa fica proibido a partir de 2030 pela IN n. 113. Todos os três processos mencionados podem causar dor aos animais, em diferentes graus. A mossa, ou marcação pelo sistema australiano, é feita através de ferramenta própria que realiza marcações correspondentes a valores específicos, a depender da região em que o corte é realizado, permitindo que um observador faça a soma dos valores para identificar o animal. Apesar de facilitar a identificação, é caracterizada como o mais doloroso dos três procedimentos.[30] O uso de brincos também é comumente realizado, uma vez que se realiza apenas um único furo na orelha do animal para sua colocação. No entanto, alguns problemas estão atrelados a seu uso, como a possibilidade de o brinco se desprender da orelha do animal à medida que ele cresce, bem como de perder sua visibilidade em sistemas com acesso à terra. O método da tatuagem é menos utilizado, pois, apesar de promover menor intensidade dolorosa, é mais difícil de ser visualizada, sendo usualmente necessária a contenção do animal para a limpeza da região.

O odor de "macho inteiro" é característico e desagradável para o consumidor, apresentando-se na carne de cerca de 10% dos machos não castrados. Em virtude dessa perda de possível mercado consumidor, a castração geralmente é realizada na primeira semana, antes dos 5 dias de vida do leitão. O odor é determinado por dois componentes principais: a androstenona, um hormônio sexual que acaba inibindo a metabolização do escatol, um dos principais metabólitos da microbiota intestinal dos suínos.[33] Para inibir esse efeito residual indesejável na carne suína, as técnicas de castração cirúrgica ou de imunocastração podem ser empregadas, uma vez que inibiriam a liberação da androstenona. Por pressões sociopolíticas dos consumidores, diversos países, principalmente na Europa, vêm realizando o banimento da técnica de castração sem o uso de anestesia, como é comumente feita em granjas comerciais. A IN n. 113 também preconiza que, a partir de 2030, todos os procedimentos de castração, independentemente da idade, sejam realizados com o uso devido de anestesia e analgesia. Além do benefício de amenizar a deposição de compostos causadores de odor na carne, a castração tem como efeitos uma diminuição na incidência de comportamentos violentos e sexuais. É geralmente realizada posicionando-se o leitão entre as pernas do operador, voltado com a cabeça em direção ao chão, e então realizando-se uma incisão única na porção medial do escroto. Após a incisão, realiza-se uma incisão em cada túnica dos testículos, removendo-os, e então aplicando antibióticos por via aerossol. Trata-se de um procedimento extremamente doloroso e estressante quando realizado sem o uso de fármacos analgésicos.

Manejo do desmame

Um dos períodos mais críticos e estressantes da vida de um leitão é o momento do desmame. Além da separação dos outros leitões, com os quais vinha tendo contato há semanas, e a colocação com um novo grupo estranho, a troca da alimentação líquida e do conforto da baia de maternidade pela ração sólida na fase de creche são fatores que devem ser levados em consideração ao realizar o manejo desses animais, de forma a mitigar as consequências do estresse e promover uma entrada tranquila e produtiva na fase de creche.

Estudos indicam uma forte correlação entre o peso do leitão desmamado com o peso na saída da fase de creche,[34] sendo os animais mais pesados no momento do desmame aqueles que terão mais peso ao entrar na fase de crescimento e terminação, resultando também em maior peso de abate. Além disso, autores afirmam que leitões mais pesados no momento do desmame apresentam maior resistência à diarreia na fase pós-desmame, uma das incidências mais comuns em granjas comerciais.[35] Dessa forma, se mostra imprescindível fazer uso de técnicas de manejo que permitam reduzir os impactos negativos dos fatores estressantes do desmame, assegurando um maior peso dos animais no momento da transição para creche.

Alguns dos principais fatores estressantes desencadeados no momento do desmame possuem forte destaque e formas alternativas de manejo podem ser empregadas para mitigar seus efeitos. Dentre esses fatores, temos a formação de uma nova divisão social e a transferência entre grupos, uma vez que, visando à uniformidade e à garantia de que todos os animais tenham uma chance de se desenvolver adequadamente sem competição desigual entre pares, é realizado outro procedimento de transferência de animais e reformulação de grupos, buscando agrupar nas mesmas baias de creche animais de tamanhos e condição corporal similares, não sendo necessariamente os mesmos animais com os quais o leitão vinha tendo contato desde a transferência (*cross-foster*) na maternidade. Esse contato com animais alheios e a reinicialização forçada da hierarquia que já havia sido previamente definida são associados a medo e angústia, e geralmente resultam em agressividade entre os leitões para estabelecer nova hierarquia entre um mesmo grupo. Tais brigas, além de causarem lesões e até mesmo morte de animais, acabam promovendo forte perda de peso, uma vez que muitos entram em estado de alerta e apatia, recusando o consumo de alimento.

Entretanto, tal fator pode ser mitigado em níveis benéficos dentro da granja. Autores demonstraram que o enriquecimento, principalmente quando incluído na granja por meio de um estímulo de condicionamento, como um paradigma de Pavlov, resultou em uma drástica diminuição dos comportamentos agressivos no período pós-desmame, assim como um aumento da interação social positiva entre os leitões, como brincadeiras entre os animais.[36] O uso de enriquecimento por si só é capaz de promover tais efeitos, porém o uso do ambiente enriquecido associado a um som específico toda vez que os animais teriam acesso ao espaço foi capaz de promover redução ainda maior da agressividade, uma vez que o fator de previsibilidade do ambiente se mostra positivo para os animais. Outros autores também demonstram que o uso de enriquecimento ambiental antes do desmame, mantendo os objetos após o desmame, não só aumentou o consumo de ração durante a fase pós-desmame, mas também reduziu comportamentos agressivos, como mordedura de cauda e orelha, além de diminuir o percentual de lesões de pele nos leitões.[37]

Além do estresse do procedimento de transferência entre grupos, a troca da alimentação, antes totalmente líquida, baseada puramente no leite materno, para uma ração sólida à base de milho e soja, também demonstra forte impacto negativo nos leitões em fase de desmame. O animal não só terá que procurar novas fontes de alimento, uma vez que não tem mais o reconhecimento visual do aparelho mamário da porca, mas também procurar uma fonte viável de suplementação hídrica nos bebedouros, uma vez que antes também era feita pelo leite materno. Portanto, visando minimizar o estresse causado por estranheza e medo de perder a fonte de alimento, medidas como o *creep-feeding* podem ser utilizadas nas semanas que antecedem o desmame propriamente dito. Essa prática se baseia no fornecimento de uma ração altamente palatável e atrativa para os leitões, fazendo-se uso de aditivos alimentares sensoriais, visando aprimorar as propriedades organolépticas da ração por meio de seu aroma e sabor. É fornecida de forma complementar à amamentação materna, ainda na fase pré-desmame, de modo que os animais possam se acostumar e conhecer o alimento sólido, já amadurecendo o sistema gastrintestinal conforme se alimentam e buscam conhecer a ração, tornando mais tranquila a transição para dieta totalmente sólida. Além de a adaptação aprimorar o consumo na fase de creche, estudos demonstram uma maior média de peso corporal no momento do desmame, extremamente desejável pela correlação com o peso final de abate já mencionada,[38] além de maior peso corporal na saída da creche, demonstrando a eficácia da técnica de manejo.[39]

Pensando na competição dos animais e redefinição de hierarquias, também é interessante fazer uso de pelo menos um comedouro adicional por baia durante a primeira semana pós-desmame, proporcionando ao animal mais opções e menos agrupamento no comedouro para comer. Os funcionários devem ser devidamente instruídos para estimularem o consumo dos animais e sua ida ao cocho em diversos momentos do dia. O uso de comedouros do tipo prancha também é recomendado durante esse período. O consumo mais rápido de ração nesse período não só otimiza a produtividade, aumentando o ganho de peso, mas também promove o desenvolvimento das microvilosidades intestinais, aumentando a absorção de nutrientes do lúmen e reduzindo, portanto, a incidência de diarreias.

MANEJO DE CRESCIMENTO ATÉ A ENGORDA

Manejo na fase de creche

A fase de creche possui uma etapa crítica e turbulenta dentro do sistema de produção de suínos: a primeira semana pós-desmame. Como mencionado anteriormente, brigas, inapetência, diarreia e outros fenômenos são comuns nesse período, gerando perdas inerentes de produtividade. Além dos fatores estressantes que promovem redução da imunidade, uma vez que há liberação de hormônios imunossupressores, como o cortisol, também é um momento em que há queda da imunidade passiva transferida através da colostragem, tornando o animal mais suscetível a doenças e infecções. Desse modo, é imprescindível manter boas práticas de produção nas granjas, de modo a fazer essa transição de forma serena e equilibrada. O manejo deve ser pensado de forma a maximizar o consumo dos leitões, tanto de água quanto de ração, abrindo mão de ferramentas de monitoramento e auxílio ao consumo, que serão descritas nesta seção.

Pensando na alta taxa de incidência de diarreia nessa fase, tanto pelo baixo desenvolvimento das microvilosidades intestinais e por diferença em relação ao pH intestinal quanto pela possível presença de bactérias patogênicas produtoras de enterotoxinas, como *Escherichia coli*, as rações nessa fase são geralmente acrescidas de antibióticos melhoradores de crescimento e, principalmente, de óxido de zinco. Esse aditivo zootécnico atua de forma a combater o crescimento de bactérias patogênicas, porém com o efeito indesejável de alta contaminação ambiental, uma vez que não é totalmente absorvido pelo suíno, sendo excretado nas fezes.

Passada a primeira semana, o produtor deve considerar como grande objetivo da fase de creche obter, ao final do período, um animal de 30 kg com cerca de 70 dias de idade. Portanto, os principais aspectos a serem considerados nessa etapa são: consumo de água e ração, ambiência e sanidade. Sobre o fornecimento de água, deve-se considerar sua qualidade, de modo que, antes da transferência, é recomendado fazer a limpeza ou *flushing* das linhas de água, preferencialmente com detergente ácido. A temperatura da água deve estar abaixo de 22 °C, de modo a ser também um mecanismo de termorregulação acessório ao animal, podendo amenizar possíveis condições estressantes geradas pelo excesso de calor. O fluxo de água deve ser de 0,45 L/min, garantindo que todos tenham acesso com alta vazão, além da necessidade de uma média de um bebedouro a cada dez animais, no caso de bebedouros do tipo chupeta. Há, nessa fase, a possibilidade de inclusão de ácidos orgânicos ou aditivos acidificantes na água de bebida, de forma a diminuir o pH intestinal. Após o desmame, o pH intestinal gira em torno de 4,5, e o desejável para a digestão de proteínas é por volta de 2. Assim, a inclusão garante essa redução, aumentando a digestibilidade do alimento pelos animais e aumentando a taxa de eficácia ótima de enzimas digestivas, não só permitindo melhor aproveitamento da ração, mas também impedindo sua fermentação, que resultaria na incidência de diarreia. Também é interessante reduzir o uso de ingredientes com poder tamponante, isto é, capazes de manter o pH, em contraste aos acidificantes. Entre os ingredientes de alta capacidade tamponante temos o farelo de soja, que pode ser substituído por outras fontes proteicas, e o calcário calcítico, sendo interessante sua substituição por sulfato de cálcio.

Para estimular o consumo de alimento, o uso de aditivos palatabilizantes, aromatizantes e pigmentantes não deve ser negligenciado. Nessa etapa, devem ser utilizadas rações complexas, fazendo uso de ingredientes pouco usuais, considerando a enorme quantidade de papilas gustativas presentes na língua e mucosa oral do suíno. Podem ser adicionados produtos como melaço, leite em pó, plasma sanguíneo desidratado, farinha de peixe, leveduras, fontes de gordura, lactose, entre outros diversos ingredientes e aditivos. A partir da segunda semana, a ração deve ser fornecida sempre à vontade, porém, na primeira semana, é possível fazer uma mistura de duas partes de ração para uma de água, estimulando um aspecto visualmente atrativo, mas ao mesmo tempo garantindo maior hidratação. Cuidado adicional deve ser tomado com o uso desse manejo, uma vez que a ração se torna mais fermentável após a adição de água. É importante ressaltar também que a altura de comedouros/cocho e bebedouros deve ser ajustada constantemente, à medida que os animais ganham peso e crescem, de modo a acompanhar esse crescimento.

Manejo nas fases de crescimento e terminação

O momento de vida que compreende a saída do leitão descrechado até o abate é dividido em duas fases, que, em muitas granjas, a depender do sistema produtivo e de práticas logísticas, acabam se convergindo em uma única fase. Nesse período, os cuidados com ambiência e enfermidades são os principais a serem tomados e com atenção redobrada, pensando sempre em manter uma boa conversão alimentar, sendo o custo da ração o mais alto durante ambas as etapas de vida discutidas nesta seção.

Obtido um animal com 28 a 32 kg ao final da fase de creche, o produtor deve ter como objetivo principal para guiar seus esforços a obtenção, aos 120 dias de idade, de um animal com 72 a 78 kg, e com 100 a 115 kg aos 150 dias. Alguns parâmetros são utilizados de forma acessória para indicar o nível de sucesso da granja em cumprir esse objetivo e determinar se haverá um bom rendimento do lote no momento do abate, como a taxa de mortalidade, desejável como ≤ 0,5%, a espessura de toucinho, desejável como ≤ 1 cm, e principalmente o índice de conversão alimentar, que não deve exceder a razão de 3.

Nessa etapa da vida do suíno, a quantidade de gordura subcutânea é superior à encontrada nas fases anteriores, de modo que seu mecanismo de termorregulação fique mais ineficaz em realizar as trocas de calor. Desse modo, a água possui uma importância fundamental em auxiliar o animal a perder calor para o ambiente. Deve ser fornecida à vontade, em temperatura ideal de 12 a 17 °C e com vazão aumentada em relação à fase de creche, de 1,5 L/min, atentando-se nessa fase pela limpeza diária das instalações e de duas a três vezes por dia dos bebedouros. A altura deve ser monitorada, de modo que todos consigam consumir sem que haja desperdício, o que também representa um alto gasto para o produtor. É importante ressaltar que a restrição do fornecimento de ração não pode ser realizada antes de o animal alcançar uma média de 80 kg, uma vez que resultaria em perda de desempenho antes de alcançar um peso ideal de abate. Após os 80 kg, a restrição pode ser feita no intuito de diminuir a deposição de gordura na carcaça, consequentemente aumentando seu rendimento e poupando gastos em relação à alta taxa de conversão alimentar desse período. No entanto, deve ser feita de modo a garantir que todos tenham acesso ao cocho no mesmo período.

A estrutura das baias também deve ser pensada não pelos animais de entrada, isto é, de saída de creche, mas sim pelo tamanho final que vão alcançar ao final da terminação, pois, caso as baias não sejam bem dimensionadas, respeitando o espaço de 0,7 a 1 m^2 por animal, pode haver lesões, desconforto e principalmente dificuldade de manejo. Um bom dimensionamento e planejamento das baias também permite que o embarque dos animais para o abate seja feito de forma segura e tranquila para os funcionários e animais, o qual será discutido de forma mais aprofundada em outro capítulo.

CONSIDERAÇÕES FINAIS

Em suma, uma ampla gama de práticas, manejos e técnicas de rotina, pautadas em experiência de granjas e com embasamento científico, estão disponíveis para uso e aplicação na criação de suínos, visando contornar as principais dificuldades encontradas em cada fase de vida dos animais e promovendo um melhor desempenho atrelado aos mais recentes princípios e recomendações de bem-estar animal. É imprescindível atentar-se às necessidades e demandas do animal em cada fase de vida e a como o ambiente pode afetar as decisões a serem tomadas. Assim, os manejos a serem aplicados devem considerar os fatores estressantes presentes no ciclo produtivo e como mitigá-los em prol de um desenvolvimento sustentável na produção suinícola.

REFERÊNCIAS

1. Otten W, Kanitz E, Tuchscherer M. The impact of pre-natal stress on offspring development in pigs. J Agric Sci. 2015;153(5):907-19.
2. Merlot E, Pastorelli H, Prunier A, Père MC, Louveau I, Lefaucheur L, et al. Sow environment during gestation: Part I. Influence on maternal physiology and lacteal secretions in relation with neonatal survival. Animal. 2019;13(7):1432-9.
3. Ajat A, Chauhan A, Vaishnav S, Rani C, Kumar B, De UK, et al. Impact of body condition on sow and litter performance, postpartum physiological, hematological, and biochemical parameters in Landlly crossbred pigs. Trop Anim Health Prod. 2023;55(6).
4. Thongkhuy S et al. Effect of backfat thickness during late gestation on farrowing duration, piglet birth weight, colostrum yield, milk yield and reproductive performance of sows', *Livestock Science*, 2020. 234, p. 103983.
5. Knoxfollow RV, Follow JS, Kirkwood R. The signs of farrowing: physiology and sow behaviour. Disponível em: https://www.pig333.com/articles/the-signs-of-farrowing-physiology-and-sow-behaviour_18367/. Acesso em: 19 abr. 2024.
6. Peltoniemi O, Oliviero C, Yun J, Grahofer A, Björkman S. Management practices to optimize the parturition process in the hyperprolific sow. J Anim Sci. 2020;98(Supplement_1).
7. Walls A, Hatze B, Lomax S, Bathgate R. Defining "normal" in pig parturition. Animals. 2022; 12(20):2754.
8. Nam NH, Sukon P. Risk factors associated with dystocia in swine. Vet World. 2021:1835-9.
9. Chutia T, Ahmed FA, Kalita G, Lalrintluanga K. Management of uterine inertia and post farrowing complicacy in sow: a case report. *Haryana vet*, v. 57, n. 2, p. 232-233, 2018.
10. Wang Z et al. Effects of altrenogest on reproductive performance of gilts and sows: A meta-analysis', *Animal Reproduction Science*, 197, pp. 10-21. 2018; doi:10.1016/j.anireprosci.2018.08.035.
11. Zhu X, Zhang X, Zhang Y, Li J, Li S, Zhang S, et al. Cloprostenol sodium improves reproductive performance of multiparous sows during lactation. Front Vet Sci. 2024;11.
12. Hou L, Hu CY and Wang C. Pig has no brown adipose tissue, *The FASEB Journal*, 31(S1); 2017.
13. Camp Montoro J, Manzanilla EG, Solà-Oriol D, Muns R, Gasa J, Clear O, Calderón Díaz JA. Predicting productive performance in grow-finisher pigs using birth and weaning body weight. Animals. 2020;10(6):1017.
14. Decaluwé R, Maes D, Wuyts B, Cools A, Piepers S, Janssens GPJ. Piglets' colostrum intake associates with daily weight gain and survival until weaning. Livestock Sci. 2014;162:185-92.
15. Keel BN et al. Characterization and comparative analysis of transcriptional profiles of porcine colostrum and mature milk across multiple parities; 2020.
16. Segura M, Martínez-Miró S, López MJ, Madrid J, Hernández F. Effect of parity on reproductive performance and composition of sow colostrum during first 24 h postpartum. Animals. 2020; 10(10):1853.

17. Heim G, Mellagi APG, Bierhals T, de Souza LP, de Fries HCC, Piuco P, et al. Effects of cross-fostering within 24H after birth on pre-weaning behaviour, growth performance and survival rate of biological and adopted piglets. Livestock Sci. 2012;150(1-3):121-7.
18. Tobias TJ, Vernooij JC and van Nes A. Comparison of efficacy of needle-free injection versus injection by needle for iron supplementation of Piglets: A double blind randomized controlled trial', *Porcine Health Management*, 2023;9(1).
19. Viscardi A, Turner P. Use of meloxicam, buprenorphine, and Maxilene® to assess a multimodal approach for Piglet Pain Management, part 2: Tail-docking. Anim Welfare. 2019;28(4):499-510.
20. Tallet C, Rakotomahandry M, Herlemont S, Prunier A. Evidence of pain, stress, and fear of humans during tail docking and the next four weeks in piglets (*Sus scrofa domesticus*). Front Vet Sci. 2019;6.
21. Torrey S, Devillers N, Lessard M, Farmer C, Widowski T. Effect of age on the behavioral and physiological responses of piglets to tail docking and ear notching. J Anim Sci. 2009;87(5):1778-86.
22. Fu LL, Zhou B, Li HZ, Liang TT, Chu QP, Schinckel AP, et al. Effects of tail docking and/or teeth clipping on behavior, lesions, and physiological indicators of sows and their piglets. Anim Sci J. 2019;90(9):1320-32.
23. Vitali M, Santacroce E, Correa F, Salvarani C, Maramotti FP, Padalino B, Trevisi P. On-farm welfare assessment protocol for suckling piglets: a pilot study. Animals. 2020;10(6):1016.
24. Hay M, Vulin A, Génin S, Sales P, Prunier A. Assessment of pain induced by castration in piglets: behavioral and physiological responses over the subsequent 5 days. Appl Anim Behav Sci. 2003; 82(3):201-18.
25. Leidig MS, Hertrampf B, Failing K, Schumann A, Reiner G. Pain and discomfort in male piglets during surgical castration with and without local anaesthesia as determined by vocalisation and defence behaviour. Appl Anim Behav Sci. 2009;116(2-4):174-8.
26. Keita A, Pagot E, Prunier A, Guidarini C. Pre-emptive meloxicam for postoperative analgesia in piglets undergoing surgical castration. Vet Anaesth Analg. 2010;37(4):367-74.
27. Byrd C, Radcliffe J, Craig B, Eicher S, Lay D. Measuring piglet castration pain using linear and non-linear measures of heart rate variability. Anim Welfare. 2020;29(3):257-69.
28. Hessling-Zeinen, 2015.
29. Lewis E, Boyle LA, Brophy P, O'Doherty JV, Lynch PB. The effect of two piglet teeth resection procedures on the welfare of sows in farrowing crates. Part 2. Appl Anim Behav Sci. 2005;90(3-4):251-64.
30. Cordeiro AFS, Nääs IA, Baracho MS, Jacob FG, Moura DJ. The use of vocalization signals to estimate the level of pain in piglets. Eng Agric. 2018;38(4):486-90.
31. Noonan GJ, Rand JS, Priest J, Ainscow J, Blackshaw JK. Behavioural observations of piglets undergoing tail docking, teeth clipping and ear notching. Appl Anim Behav Sci. 1994;39(3-4):203-13.
32. Schmid e Steinhoff-Wagner, 2022.
33. Squires EJ, Bone C, Cameron J. Pork production with entire males: directions for control of Boar taint. Animals. 2020;10(9):1665.
34. Smith AL, Stalder KJ, Serenius TV, Baas TJ, Mabry JW. Effect of piglet birth weight on weights at weaning and 42 days' post weaning. J Swine Health Prod. 2007;15(4):213-8.
35. Madec F, Bridoux N, Bounaix S, Jestin A. Measurement of digestive disorders in the piglet at weaning and related risk factors. Prev Vet Med. 1998;35(1):53-72.
36. Dudink S, Simonse H, Marks I, de Jonge FH, Spruijt BM. Announcing the arrival of enrichment increases play behaviour and reduces weaning-stress-induced behaviours of piglets directly after weaning. Appl Anim Behav Sci. 2006;101(1-2):86-101.
37. Lee J, Oh S, Kim M. Impact of environmental enrichment on growth, behavior, and welfare of weanling piglets from pre-weaning to 6 weeks of age. J Anim Sci Technol. 2024.
38. Lee SI, Kim IH. Creep feeding improves growth performance of suckling piglets. Rev Bras Zootec. 2018;47.
39. Shea J, Beaulieu D. Creep feeding in the farrowing room: do the outcomes depend on weaning age? 33nd Centralia Swine Research Update, Kirkton Ontario 29 January 2014.

12

Formulação de ração para suínos

Daniel Emygdio de Faria Filho

INTRODUÇÃO

A nutrição balanceada é fundamental para que se obtenha bom desempenho e características de carcaça, resultados econômicos, bem-estar animal, e para a diminuição do impacto ambiental nos empreendimentos zootécnicos. A alimentação representa a maior parte do custo de produção de suínos. Conforme dados da Empresa Brasileira de Pesquisa Agropecuária (Embrapa),[1] o custo de alimentação expresso como percentagem do custo total, média dos meses de janeiro e fevereiro de 2024, foi de 72,97% no Paraná, de 73,26% no Rio Grande do Sul e de 73,53% em Santa Catarina, sendo esses os principais estados produtores do Brasil. Com isso, é importante ter conhecimentos sólidos em formulação de ração para que se consiga otimizar tanto os aspectos técnicos quanto os econômicos, a sustentabilidade ambiental e o bem-estar animal na suinocultura.

Ração se define, conforme o Ministério da Agricultura e Pecuária (Mapa), da seguinte forma: "É a mistura composta por ingredientes e aditivos, destinada à alimentação de animais de produção, que constitua um produto de pronto fornecimento e capaz de atender às exigências nutricionais dos animais a que se destine".[2]

Portanto, para obter a ração, é necessário conhecer sobre os "ingredientes e aditivos" e as "exigências nutricionais" das categorias animais que se pretende alimentar. Também se devem considerar as peculiaridades da fisiologia e do metabolismo da categoria animal para a qual a ração será formulada. De posse dessas informações, deve-se usar algum procedimento matemático para obter a ração. Normalmente, a indústria de formulação de ração usa o método da programação linear chamado Simplex para obter a ração de custo mínimo. Ou seja, é a mistura de ingredientes e aditivos que atende à exigência nutricional da categoria animal que se pretende alimentar, com o menor custo possível. Uma apresentação detalhada dessa metodologia pode ser obtida em Faria Filho.[3] Portanto, a formulação de ração é uma atividade complexa que envolve o conhecimento sobre ingredientes, aditivos, especificidades fisiológicas e metabólicas da espécie, programas de alimentação, exigências nutricionais e métodos matemáticos.

Com isso, o presente capítulo tem por objetivo discutir os aspectos que dão base à formulação de ração aplicada para suínos, para que o leitor possa tomar suas decisões e formular suas próprias rações. Portanto, não se tem a pretensão de indicar rações, mas sim de ensinar os aspectos importantes que devem ser considerados no momento da formulação de ração. Os tópicos abordados serão:

- Ingredientes e aditivos.
- Programas de alimentação.
- Exigências nutricionais.
- Formulação de ração com o uso de concentrados.
- Formulação de ração com o uso de núcleos.
- Formulação de ração com o uso de premixes.
- Análise de sensibilidade.

O aprimoramento da habilidade de formular rações requer prática. Assim, encorajo o leitor a mergulhar profundamente nos conceitos e estratégias apresentadas, adotando qualquer programa de formulação de custo mínimo que use o algoritmo Simplex para otimização. Os resultados que você obterá serão idênticos aos obtidos neste capítulo, pois o Simplex é um método exato. Também sugiro fortemente que se testem outras opções, por meio de modificações nos ingredientes, nos preços, na matriz nutricional e nas exigências nutricionais. Isso será importante para o aprendizado efetivo. As planilhas serão disponibilizadas na plataforma digital do livro, que pode ser acessada pelo QR code abaixo.

VOUCHER: producaosuinos

INGREDIENTES E ADITIVOS

Ingrediente ou matéria-prima se define, conforme o Mapa, como:

> [...] o componente ou constituinte de qualquer combinação ou mistura utilizado na alimentação animal, que tenha ou não valor nutricional, podendo ser de origem vegetal, animal, mineral, além de outras substâncias orgânicas e inorgânicas.[2]

Aditivos são definidos, conforme o Mapa, como:

> Substância, micro-organismo ou produto formulado, adicionado intencionalmente, que não é utilizada normalmente como ingrediente, tenha ou não valor nutritivo e que melhore as características dos produtos destinados à alimentação animal ou dos produtos animais, melhore o desempenho dos animais sadios, atenda às necessidades nutricionais ou tenha efeito anticoccidiano.[4]

Portanto, os ingredientes e aditivos são os constituintes básicos da ração e de outros produtos comerciais, como os concentrados, os núcleos e os premixes; estes três últimos serão abordados neste capítulo.

Os ingredientes, aditivos e produtos comerciais que serão utilizados nesse material estão listados na Tabela 1. Observe que todo item tem um preço associado, pois será formulada a ração de custo mínimo que fundamentalmente depende dessa informação. O preço é obtido diretamente no mercado e deve estar atualizado. Igualmente importante é a composição nutricional, muitas vezes referida como matriz nutricional. Na Tabela 1, montou-se uma matriz nutricional com os nutrientes básicos, ou seja, aqueles que devem ser observados em qualquer ração. Contudo, para casos especiais pode ser necessário considerar outros nutrientes.

É importante perceber que alguns nutrientes não dependem da categoria animal que vai se alimentar, mas de fatores relacionados com a própria produção do ingrediente, como fertilidade do solo, clima, armazenamento, processamento e genética utilizada. É o caso de proteína bruta, cálcio, fósforo disponível e sódio. Por outro lado, energia metabolizável, lisina digestível e metionina + cistina digestíveis variam conforme a habilidade fisiológica e metabólica da categoria animal em aproveitar esses nutrientes. Portanto, o formulador deve estar atento em buscar a informação nutricional correta para a categoria animal à qual deseja formular a ração, para que a matriz nutricional seja o mais fidedigna possível.

As informações nutricionais podem ser obtidas por meio de análises laboratoriais, artigos científicos, artigos técnicos, livros, tabelas de composição nutricional, experimentos de avaliação biológica com animais, equações de predição, análise de NIR (espectroscopia no infravermelho próximo) e banco de dados de empresas e laboratórios. As tabelas de composição nutricional, como as do NRC[5] e de Rostagno et al.,[6] são um bom ponto de partida, normalmente compilando informações de experimentos científicos e de análises laboratoriais. Na tabela de Rostagno et al.,[6] para cada ingrediente, apresenta-se a quantidade de amostras que foram analisadas, assim como o desvio-padrão associado a cada nutriente. Essas informações permitem saber a precisão da composição nutricional apresentada. Em Rostagno et al.[6] também é possível encontrar para cada ingrediente o perfil nutricional completo, com os teores de energia, proteína e aminoácidos, macrominerais, microminerais, lipídeos e ácidos graxos. Além disso, no referido material, para cada ingrediente são apresentadas recomendações de níveis de inclusão práticos e máximos, para suínos em fase inicial, crescimento, terminação, gestação e lactação. Essas informações podem ser usadas como um balizador no momento da formulação de ração.

Além da composição nutricional, deve-se saber se o ingrediente apresenta algum fator antinutricional, que são substâncias presentes nos ingredientes que de alguma maneira interferem negativamente nos animais. Por exemplo, na Tabela 1 está listado o sorgo, que pode conter tanino, um fator antinutricional, que tem sabor adstringente, diminuindo a palatabilidade, além de prejudicar a digestão e absorção de carboidratos e de proteínas para suínos. Portanto, deve-se assegurar que o sorgo utilizado tenha baixo teor de tanino. Caso contrário, o sorgo será alto em taninos e deverá ser utilizado de forma restrita, ou seja, em inclusões menores do que a que se empregaria para o sorgo com baixo tanino.

Conforme Faria Filho,[3] os ingredientes podem conter fatores que limitam sua utilização, mas que não são fatores antinutricionais. Por exemplo, a farinha de carne e ossos, também usada no presente material (Tabela 1), contém alto teor de cálcio e fósforo. Assim, a inclusão desse ingrediente na ração será permitida até que ocorra o atendimento da exigência desses macrominerais, o que resultará em inclusões relativamente baixas da farinha de carne e ossos. Portanto, as elevadas concentrações de cálcio e fósforo constituem um fator que limita a utilização da farinha de carne e ossos, mas não é um fator antinutricional. Ressalta-se que a farinha de carne e ossos é proibida na alimentação de ruminantes,[7] pois pode contribuir para a transmissão da encefalopatia espongiforme bovina, popularmente conhecida como doença da vaca louca. Contudo, esse ingrediente pode ser utilizado na alimentação de suínos.

É muito importante que, ao adquirir ingredientes para a preparação de ração, se tenha uma estratégia de controle de qualidade, que deve envolver análises químicas, físicas e microbiológicas. As análises necessárias variam conforme as características nutricionais e especificidades de cada ingrediente. Sobre esse tema, recomendo o Compêndio Brasileiro de Alimentação Animal (2023).[8]

A qualidade da ração formulada depende, em grande parte, da precisão com que a matriz nutricional é elaborada. Ou seja, se a composição nutricional usada não for fidedigna ao que se tem efetivamente nos ingredientes usados na fábrica de ração, a quantidade de nutrientes calculadas pelo nutricionista não corresponderá ao que se efetivamente tem. Nesse caso, podem ocorrer desbalanços nutricionais, tanto de excesso quanto de deficiência, o que pode gerar comprometimento técnico e econômico, piora no bem-estar animal e maior poluição ambiental. Portanto, o formulador de ração deve conhecer plenamente os ingredientes que serão utilizados e seus fornecedores, além de realizar controle de qualidade para garantir bons resultados.

Detalhes sobre o que são concentrados, núcleos e premix serão apresentados em tópicos adiante. Para o momento, ressalta-se que, nos premixes para as fases de gestação, lactação e crescimento (Tabela 1), foram atribuídos valores para proteína bruta, energia metabolizável, cálcio, fósforo disponível, sódio, lisina digestível e metionina + cistina digestíveis. De fato, esses premixes não contêm esses nutrientes, mas contêm fitase, uma enzima exógena que digere o fitato dos ingredientes de origem vegetal disponibilizando principalmente o fósforo, mas também os outros nutrientes mencionados. Com isso, ao considerar aqueles valores nutricionais, está se considerando que a fitase liberará aquela quantidade de nutrientes, se o premix for utilizado na dose recomendada.

PROGRAMAS DE ALIMENTAÇÃO

Os programas de alimentação para suínos devem ser elaborados a partir de estratégias planejadas visando ao atendimento da exigência nutricional da categoria animal que se pretende alimentar. Com isso, é importante que se considerem as especificidades da fase de desenvolvimento e estágio fisiológico, o desempenho desejado, sexo, genética, estado de saúde e estresse, desafio sanitário, clima e porte/nível tecnológico da granja.

A definição de quantas rações irão compor o programa de alimentação é uma tarefa difícil e que precisa considerar os aspectos técnicos, econômicos e logísticos de produção e distribuição de rações. Para auxiliar na tomada de decisão, a seguir, serão discutidas as vantagens e desvantagens de programas de alimentação com diferentes quantidades de rações. Nas Tabelas 2 e 3, têm-se programas de alimentação, com quatro e oito rações para suínos do nascimento ao abate, respectivamente. As mudanças de rações podem ser feitas tendo-se como critério o peso corporal ou a idade. O raciocínio será desenvolvido considerando a proteína bruta como exemplo, mas o conceito se aplica a qualquer nutriente. Os nomes dados para as rações (desmame, pré-inicial, inicial 1 etc.) foram estabelecidos pelo autor deste capítulo e podem variar conforme a literatura. O mais importante é entender como o programa de alimentação foi estabelecido, quais são as especificidades de cada categoria animal e quando deve ocorrer a troca de uma ração por outra. O nome em si é o menos importante.

TABELA 1 Composição nutricional e preço dos ingredientes, aditivos e produtos comerciais utilizados nas rações (na matéria natural)

Itens	Tipo	Classe	Preço (R$/kg)	PB (%)	EM (kcal/kg)	Ca (%)	P disp. (%)	Na (%)	Lis. dig. (%)	M + C dig (%)
Milho	Ingrediente	Energético	1,00	7,81	3.360	0,02	0,05	0,01	0,20	0,29
Sorgo	Ingrediente	Energético	0,90	8,65	3.358	0,03	0,07	0,02	0,16	0,26
Farelo de trigo	Ingrediente	Energético	0,65	15,2	2.370	0,14	0,49	0,02	0,43	0,41
Açúcar cristal	Ingrediente	Energético	3,50	–	3.737	–	–	–	–	–
Óleo de soja	Ingrediente	Energético	7,00	–	8.300	–	–	–	–	–
Farelo de soja	Ingrediente	Proteico	2,00	45,6	3.179	0,30	0,22	0,01	2,59	1,15
Farinha de carne e ossos 48	Ingrediente	Proteico	2,00	47,4	2.389	12,0	5,31	0,66	1,88	0,71
Fosfato bicálcico	Ingrediente	Mineral	3,50	–	–	24,0	18,5	–	–	–
Calcário calcítico	Ingrediente	Mineral	0,20	–	–	37,5	–	–	–	–
Sal comum	Ingrediente	Mineral	0,30	–	–	–	–	39,7	–	–
DL-metionina	Aditivo	Nutricional	25,0	85,81	4.546	–	–	–	–	–
L-lisina	Aditivo	Nutricional	20,0	58,67	5.477	–	–	–	–	–
Concentrado desmame (600 kg/ton)	Comercial	–	5,00	28,61	3.509	1,76	0,79	0,38	1,97	1,19
Concentrado pré-inicial (400 kg/ton)	Comercial	–	6,00	27,72	3.628	2,43	1,07	0,56	2,16	1,35
Concentrado inicial 1 (200 kg/ton)	Comercial	–	7,00	28,69	3.730	4,27	1,80	1,06	2,94	1,81
Concentrado inicial 2 (100 kg/ton)	Comercial	–	8,00	32,06	3.701	7,55	3,09	2,01	4,16	2,57
Núcleo crescimento 1 (50 kg/ton)	Comercial	–	9,00	–	–	12,57	5,08	3,62	4,92	3,21
Núcleo crescimento 2 (40 kg/ton)	Comercial	–	10,00	–	–	11,19	4,12	3,77	2,50	0,88
Núcleo terminação 1 (30 kg/ton)	Comercial	–	11,00	–	–	15,59	5,88	5,02	9,02	3,08
Núcleo terminação 2 (20 kg/ton)	Comercial	–	12,00	–	–	21,86	8,37	7,52	13,81	2,40
Premix fitase gestação (5 kg/ton)	Comercial	–	18,00	4	1.000	0,90	4,00	0,90	3,00	3,00
Premix fitase lactação (4 kg/ton)	Comercial	–	20,00	5	1.200	1,00	5,00	1,00	4,00	5,00
Premix fitase crescimento 1 (4 kg/ton)	Comercial	–	20,00	6	1.500	1,50	7,00	1,50	4,50	5,50

Composição nutricional conforme Rostagno et al., 2024.[6] Ca: cálcio; Comercial: produto comercial; EM: energia metabolizável; Lis. dig.: lisina digestível; M + C dig.: metionina + cistina digestíveis; Na: sódio; P disp.: fósforo disponível; PB: proteína bruta. – não contém.

No programa de alimentação com quatro rações, as mudanças no nível de proteína bruta entre as fases são abruptas. Na Tabela 2 constatam-se diferenças entre os níveis de proteína bruta de uma ração para a próxima ração do programa, variando de 10,51 a 29,98%. Isso pode gerar dificuldade de adaptação à nova ração, com consequente queda de desempenho e bem-estar animal. Esse efeito da mudança súbita de nível nutricional é mitigado no programa de alimentação com oito rações. Verifique na Tabela 3 que as diferenças entre os níveis de proteína bruta de uma ração para outra são substancialmente menores, variando entre 3,12 e 19,03%.

TABELA 2 Programa de alimentação com quatro rações para suínos do nascimento ao abate

Fase	Peso (kg)	Idade (dias)	Proteína bruta (%)	Diferença (%)
Pré-inicial	4,4-8,4	14-35	23,31	-
Inicial	8,5-27,0	36-63	20,86	10,51
Crescimento	27,1-77	64-119	17,11	17,98
Terminação	77,1-137	120-175	11,98	29,98

Fonte: adaptada de Rostagno et al., 2024.[6] Diferença: refere-se à diferença no teor de proteína bruta, expressa em percentagem, entre rações sucessivas no programa de alimentação.

TABELA 3 Programa de alimentação com oito rações para suínos do nascimento ao abate

Fase	Peso (kg)	Idade (dias)	Proteína bruta (%)	Diferença (%)
Desmame	4,4-6,2	14-21	23,68	-
Pré-inicial	6,3-8,4	22-35	22,94	3,12
Inicial 1	8,5-17,9	36-49	21,20	7,59
Inicial 2	18,0-27	50-63	20,51	3,25
Crescimento 1	27,1-50	64-91	18,35	10,53
Crescimento 2	50,1-77	92-119	15,87	13,51
Terminação 1	77,1-107	120-147	13,24	16,57
Terminação 2	107,1-137	147-175	10,72	19,03

Fonte: adaptada de Rostagno et al., 2024.[6] Diferença: refere-se à diferença no teor de proteína bruta, expressa em percentagem, entre rações sucessivas no programa de alimentação.

As Figuras 1 e 2 são representações gráficas dos programas de alimentação para suínos do nascimento ao abate, com quatro e oito rações, respectivamente. O nível de proteína bruta está plotado na vertical (eixo y) e a idade, na horizontal (eixo x). A linha preta é uma representação da exigência de proteína bruta ao longo do tempo, que, quando expressa de forma relativa, em percentagem, diminui com o avançar da idade. Nas Figuras 1 e 2, representou-se a exigência de proteína bruta diminuindo linearmente (reta) com a idade, o que é uma aproximação satisfatória, mas não reflete exatamente a exigência adaptada de Rostagno et al.[6] A linha cinza, paralela ao eixo x, representa o nível de proteína bruta adotado em cada ração. A variação abrupta no nível de proteína bruta de uma ração para a outra pode ser constatado nas figuras, de forma visual. É muito importante notar que, no dia da troca das rações, o fornecimento de nutrientes passa de excessivo para deficiente. Isso pode gerar um estresse fisiológico/metabólico, além do não atendimento da exigência nutricional, com consequências negativas para o desempenho técnico e econômico e para o bem-estar animal, inclusive aumentando o impacto ambiental. As Figuras 1 e 2 também deixam evidente outro aspecto importante. Constate que, durante a maior parte do tempo do fornecimento de determinada ração, o teor de proteína bruta da ração é deficiente (d) ou excessivo (e). Somente na intersecção entre as linhas cinzas (fornecido) com a linha preta (exigência) é que se tem atendimento pleno da exigência nutricional. O suíno pode lançar mão de diversos artifícios para suprir sua exigência, como aumentar o consumo de ração nos momentos em que o teor de proteína bruta estiver abaixo da exigência e diminuir o consumo quando o fornecimento for excessivo. O ideal seria fornecer uma ração por dia, para atender à exigência nutricional daquele dia. Contudo, embora já existam tecnologias que permitam que isso seja feito, o mais comum é a adoção dos programas de alimentação multifases.

Com base no exposto, fica evidente que, do ponto de vista técnico, de bem-estar e ambiental, quanto maior for o número de rações, melhor será o programa de alimentação. O ideal seria o fornecimento de uma ração diferente a cada dia, ou, melhor ainda, a cada visita do animal no comedouro. Dessa maneira se atende às exigências nutricionais de forma precisa, melhorando o desempenho e as características de carcaça, aumentando o aproveitamento de nutrientes com consequente diminuição do impacto e garantindo o bem-estar animal. Contudo, programas de alimentação com maior quantidade de ração requerem maior planejamento logístico para a produção e a distribuição da ração, o fator que normalmente determina sua viabilidade econômica e operacional. Portanto, na definição de quantas rações irão compor o programa de alimentação, devem-se considerar tanto os aspectos técnicos quanto os operacionais/econômicos. De forma geral, programas com menor quantidade de ração (4 rações, podendo variar) são mais adequados às granjas de pequeno porte com baixo nível tecnológico e os programas de alimentação com maior quantidade de ração (8 rações, podendo variar) são normalmente utilizados por suinoculturas de porte grande e com alto nível tecnológico.

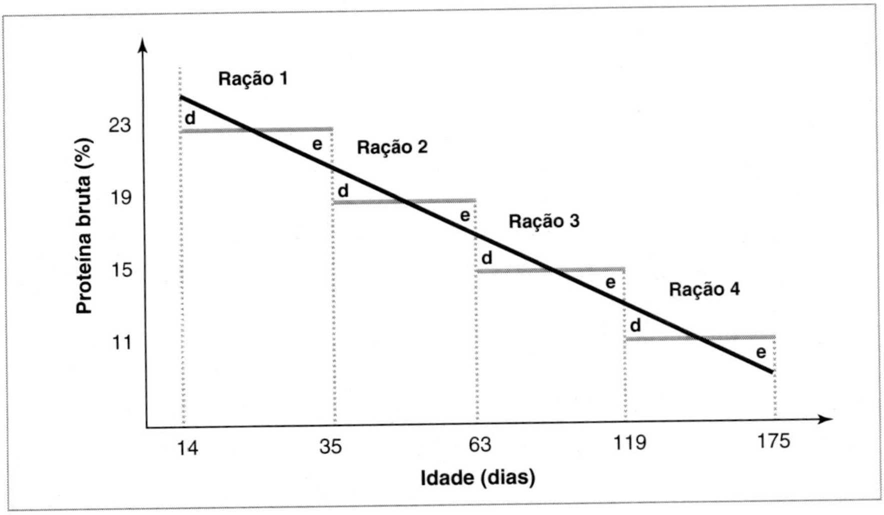

FIGURA 1 Representação de programa de alimentação com quatro rações para suínos do nascimento ao abate. A linha preta representa a exigência de proteína bruta ao longo do tempo. As linhas cinzas representam o teor de proteína bruta oferecida em cada ração. d: deficiência; e: excesso.

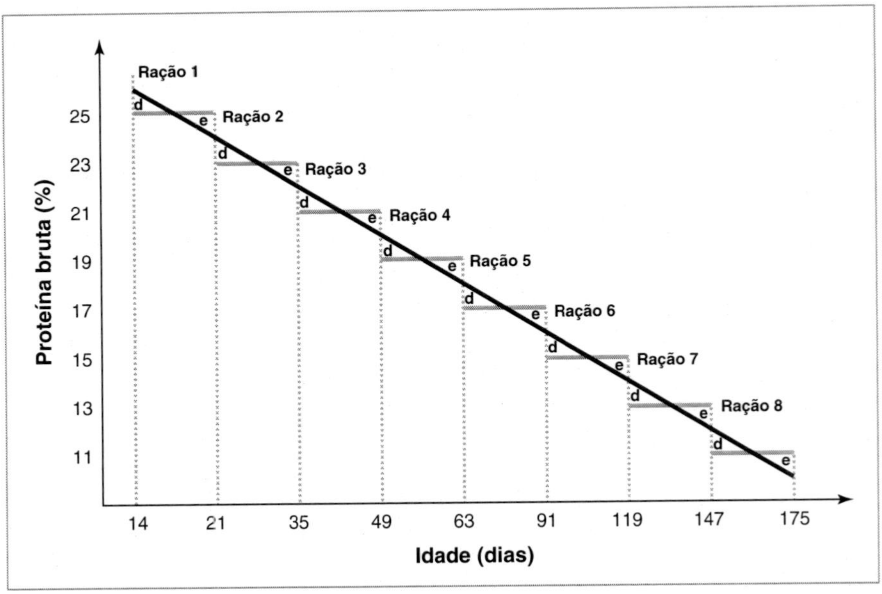

FIGURA 2 Representação de programa de alimentação com oito rações para suínos do nascimento ao abate. A linha preta representa a exigência de proteína bruta ao longo do tempo. As linhas cinzas representam o teor de proteína bruta oferecida em cada ração. d: deficiência; e: excesso.

EXIGÊNCIA NUTRICIONAL

A exigência nutricional varia conforme a categoria animal. Dentro de uma mesma categoria animal ainda há variação de acordo com linhagem, desempenho pretendido, sexo, temperatura ambiente, desafio sanitário, *status* imunológico, manejo, instalações, equipamentos e estresse.

A exigência nutricional pode ser obtida nas literaturas científica e técnica, em livros, nos manuais de manejo das linhagens, em tabelas de exigências nutricionais e da própria indústria. Os manuais de manejo são ótimas opções, pois trazem informações específicas para as linhagens. As tabelas de exigências nutricionais como as do NRC[5] e de Rostagno et al.,[6] são bons pontos de partida, sendo esta última referência a que será usada neste capítulo. É importante o leitor saber que a exigência nutricional, assim como as rações que serão apresentadas, foram elaboradas com propósito meramente didático, para explanar os conceitos usados em formulação de ração. Portanto, essas rações podem não ser as adequadas para sua situação de campo. É necessário que cada granja, por meio de assistência técnica especializada, estabeleça seu programa de alimentação com a respectiva exigência nutricional.

Rostagno et al.[6] trazem modelos matemáticos para a estimativa da exigência nutricional de suínos do nascimento ao abate e para porcas em gestação e lactação. Nesses modelos, é possível determinar o nível de desempenho que se deseja atingir, considerar especificidades da categoria animal, ajustar as exigências conforme a temperatura ambiente e estimar as exigências para qualquer programa de alimentação. Ou seja, o uso desses modelos matemáticos é uma ferramenta que permite a customização das exigências nutricionais para as mais variadas condições de campo. Contudo, esse uso não é comum, e os usuários normalmente ficam restritos aos valores previamente calculados e tabulados naquele material. Considerando todos os benefícios que isso pode trazer, encorajo os leitores ao entendimento e à aplicação dos modelos matemáticos para estimativa das exigências nutricionais propostos por Rostagno et al.[6]

Os nutrientes considerados neste capítulo serão: proteína bruta, energia metabolizável, fósforo disponível, cálcio, sódio, lisina digestível e metionina + cistina digestíveis. Esses nutrientes serão balanceados usando apropriadamente os ingredientes e aditivos listados na Tabela 1, por meio da formulação de ração de custo mínimo, com o uso da programação linear com o uso do algoritmo Simplex. As vitaminas (A, D_3, E, K_3, B_1, B_2, B_6, B_{12}, ácido fólico, ácido nicotínico, biotina, ácido pantotênico e colina) e os microminerais (cobre, ferro, iodo, manganês, selênio e zinco) e outros aditivos serão incorporados na ração por meio dos produtos comerciais: concentrados, núcleos ou premixes. Outros nutrientes poderiam ser considerados, como outros aminoácidos (treonina, triptofano, valina, glutamina, ácido glutâmico, dentre outros), ácido linoleico, potássio, cloro e equilíbrio eletrolítico. Contudo, para as rações deste capítulo, a base de milho e farelo de soja, além dos nutrientes mencionados, são suficientes. Caso se deseje formular rações com a utilização de ingredientes alternativos, pode ser necessário considerar outros nutrientes, de acordo com as características nutricionais específicas do(s) ingrediente(s) que se pretende utilizar.

As exigências nutricionais para leitões do desmame até a fase inicial estão apresentadas na Tabela 4, as para suínos nas fases de crescimento e terminação estão na Tabela 5 e as para porcas em gestação e lactação estão na Tabela 6. No tópico "Formulação de ração", serão discutidas as especificidades de cada fase de criação.

TABELA 4 Exigências nutricionais para leitões, fêmeas, de alto potencial genético e de desempenho superior, nas fases de desmame, pré-inicial e inicial

Fase	Unidcade	Desmame	Pré-inicial	Inicial	
				1	2
Idade	Dias	14-21	22-35	36-49	50-63
Proteína bruta	%	23,68	22,94	21,2	20,51
Energia metabolizável	kcal/kg	3.450	3.450	3.400	3.350
Cálcio	%	1,09	1,04	0,94	0,85
Fósforo disponível	%	0,51	0,49	0,44	0,40
Sódio	%	0,23	0,23	0,22	0,21
Lisina digestível	%	1,49	1,45	1,34	1,25
Metionina + cistina digestível	%	0,90	0,87	0,80	0,75

Fonte: adaptada de Rostagno et al., 2024.[6]

TABELA 5 Exigências nutricionais para suínos, fêmeas, de alto potencial genético e de desempenho superior, nas fases de crescimento e terminação

Fase	Unidade	Crescimento		Terminação	
		1	2	1	2
Idade	Dias	64-91	92-119	120-147	147-175
Proteína bruta	%	18,35	15,87	13,24	10,72
Energia metabolizável	kcal/kg	3.350	3.350	3.350	3.350
Cálcio	%	0,73	0,61	0,53	0,48
Fósforo disponível	%	0,35	0,29	0,25	0,23
Sódio	%	0,19	0,18	0,16	0,16
Lisina digestível	%	1,14	0,99	0,83	0,67
Metionina + cistina digestível	%	0,68	0,59	0,5	0,4

Fonte: adaptado de Rostagno et al., 2024.[6]

TABELA 6 Exigências nutricionais para porcas em gestação e lactação

	Unidade	Gestação 1	Gestação 2	Lactação
Ordem de parto		2	2	2
Peso	kg/dia	188	214	210
Idade	dias	0-85	86-115	–
Ganho de peso da leitegada	kg/dia	–	–	3,100
Perda de peso da porca	kg/dia	–	–	0,639
Consumo de ração	g/dia	2.163	2.532	6.539
Níveis nutricionais				
Proteína bruta	%	9,57	16,53	18,88
Energia metabolizável	kcal/kg	3.100	3.100	3.400
Cálcio	%	0,83	0,77	0,30
Fósforo disponível	%	0,44	0,41	0,43
Sódio	%	0,21	0,19	0,20
Lisina digestível	%	0,45	0,74	1,08
Metionina + cistina digestível	%	0,31	0,52	0,61

– não se aplica.

Fonte: adaptada de Rostagno et al., 2024.[6]

FORMULAÇÃO DE RAÇÕES

Formulação de ração é o ato de obter a ração. Ou seja, emprega-se algum método matemático para obter a mistura de ingredientes e aditivos que atenda à exigência nutricional de alguma categoria nutricional dos animais de produção. A indústria de suínos e de formulação de ração, na maior parte das vezes, adota a formulação de ração de custo mínimo, usando a técnica matemática chamada de programação linear, cujo algoritmo principal é o Simplex. Para um entendimento desse método, recomendo que se consulte Faria Filho.[3]

No presente capítulo, adotou-se a programação linear na planilha eletrônica Microsoft Excel® por meio do suplemento Solver®. Como o algoritmo Simplex é exato, os mesmos resultados obtidos nesse material podem ser replicados em qualquer programa de formulação de ração de custo mínimo. Para isso, basta abastecê-lo com os ingredientes, aditivos e produtos comerciais (Tabela 1), com as exigências nutricionais (Tabelas 4, 5, 6), proceder à inclusão de restrições corretamente e solicitar a otimização da ração para obter rações iguais às deste material. Para entendimento de como montar e usar uma planilha eletrônica do Microsoft Excel® para formulação de ração de custo mínimo, consulte o canal do YouTube Formulação de Ração, na *playlist* Formulação de Ração com o

Microsoft Excel.[9] Caso queira uma cópia da planilha completa usada para a formulação das rações de custo mínimo usadas neste capítulo, sem qualquer custo, basta acessar a plataforma digital exclusiva da Editora e ingressar no ambiente virtual, utilizando o QR code abaixo.

VOUCHER: producaosuinos

A formulação de ração para suínos, na maioria das vezes, só envolve ingredientes secos, com cerca de 90% de matéria seca. Com isso, as rações são elaboradas diretamente na matéria natural, pois já existe uma "padronização natural" na quantidade de matéria seca dos ingredientes, não havendo a necessidade de se formular na matéria seca. As fórmulas na matéria natural são as que serão misturadas na fábrica de ração, sem a necessidade de qualquer modificação na base centesimal.

AQUISIÇÃO DE RAÇÃO PRONTA

É importante destacar que, para algumas situações, pode ser mais vantajoso comprar a ração pronta, em vez de formular e produzir a própria ração. Pequenos produtores rurais que não têm estrutura de pesagem e mistura de ingredientes, mão de obra disponível para formulação e produção da ração e que adquirem quantidades relativamente pequenas de ingredientes podem não conseguir produzir sua própria ração de forma economicamente viável, sendo nesse caso mais recomendado comprar a ração pronta. Outra situação refere-se às rações para leitões nos primeiros dias de vida. Como nessas rações se adotam ingredientes não convencionais, de alta digestibilidade e palatabilidade, tem-se uma complexidade adicional de aquisição e controle de qualidade desses ingredientes. Somado a isso, essas rações representam pouco em termos de consumo de ração total da criação, portanto, serão produzidas em quantidades relativamente pequenas, o que tem implicação na logística tanto de aquisição de ingredientes quanto na de produção de ração. Então, em algumas situações a melhor alternativa é adquirir as rações para leitões prontas. Contudo, antes de decidir, deve-se fazer uma análise da viabilidade operacional e econômica da produção dessas rações. No caso de aquisição de rações, deve-se buscar por empresas que comprovadamente produzam rações com qualidade.

As vantagens da aquisição da ração pronta

A ração pronta não necessita de processamento adicional, bastando ao produtor oferecê-la aos animais nas quantidades recomendadas em rótulo ou por profissionais especializados. Portanto, não requer do produtor mão de obra de formulação, aquisição de insumos, preparo, equipamentos de pesagem e mistura. É um produto muito prático, bastando adquirir e usar.

As desvantagens da aquisição da ração pronta

O preço da ração pronta pode ser uma desvantagem pois, em alguns casos, produzir a própria ração pode ficar mais barato.

RAÇÕES OBTIDAS A PARTIR DE CONCENTRADO

Para a formulação de rações a partir de concentrados, serão usadas as rações para leitões até 63 dias, conforme o programa de alimentação e exigências nutricionais apresentadas na Tabela 4.

As rações para leitões precisam proporcionar transição suave entre os períodos de amamentação e desmame, garantindo adaptação do trato digestório à mudança na fonte de alimentação, do leite para a ração sólida, normalmente à base de milho e farelo de soja. Com isso, as rações dos leitões até aproximadamente 63 dias de idade são complexas, necessitando da inclusão de ingredientes de altas digestibilidade e palatabilidade. Nessas rações também são usados aditivos que promovam boa digestão, absorção e metabolismo de nutrientes, como prebióticos, probióticos, glutamina, ácido glutâmico, fitase, carboidrases, proteases, lipases e outras enzimas exógenas, emulsificantes, melhoradores de desempenho, anticoccidianos, dentre muitas outras possibilidades de aditivos que podem auxiliar os leitões nos primeiros dias de vida. Quanto mais novo for o leitão, maior será a complexidade da ração, com maiores inclusões de ingredientes como leite em pó integral, leite em pó desnatado, soro de leite em pó, lactose, milho pré-gelatinizado, proteína isolada da soja e outras opções que sejam altamente digestíveis para os leitões que nascem com o trato digestório pronto para digerir o leite. Também se utilizam ingredientes palatáveis para estimular o consumo de ração e acelerar o processo de adaptação. O açúcar cristal é comumente usado para essa finalidade, mas pode ser substituído por outro ingrediente ou aditivo com sabor doce, que é o de preferência dos suínos. A inclusão desses ingredientes diminui gradativamente com o avançar da idade e as concentrações de milho e farelo de soja vão aumentando. Até que, a partir dos 63 dias de idade, nas fases de crescimento e terminação, os suínos receberão rações à base de milho e farelo de soja, com seus tratos digestórios plenamente adaptados. Sobre o fornecimento de ração, já na primeira semana pode-se iniciar o fornecimento de ração, em comedouro em que a porca em lactação não consiga alcançar. Essa ração pode ser oferecida até uma semana após o desmame, pois esse manejo em si só é estressante, portanto prolongar um pouco o uso dessa ração ajudará a minimizar o estresse.

A maior dificuldade com as rações para leitões está na aquisição desses ingredientes não convencionais de altas digestibilidade e palatabilidade. Essas rações são consumidas em quantidades pequenas se comparadas com as demais fases do ciclo (discussão adiante), portanto comprar quantidades pequenas desses ingredientes especiais pode não ser economicamente eficaz. Além disso, haverá a necessidade de realizar controle de qualidade e armazenamento adequado, o que demanda conhecimento técnico e investimentos adicionais. Assim, aquirir esses ingredientes não é a melhor opção para a maior parte dos produtores. Alternativamente, pode-se fazer uso de produtos comerciais, obtidos de empresas comprometidas com a qualidade e que contenham esses ingredientes diferenciados em suas composições. Para esses casos, o produto de escolha normalmente são os concentrados.

Concentrado se define, conforme o Mapa (2009), como: "...a mistura composta por ingredientes ou aditivos que, quando associada a outros ingredientes, em proporções adequadas, constitua uma ração".[2]

Como se constata na definição do Mapa,[2] os concentrados são produtos comerciais que não são de pronto fornecimento, necessitando da adição de outros ingredientes para obter a ração. Os concentrados contêm proteína bruta, energia metabolizável, macrominerais (cálcio, fósforo e sódio), vitaminas (A, D_3, E, K_3, B_1, B_2, B_6, B_{12}, ácido fólico, ácido nicotínico, biotina, ácido pantotênico e colina), microminerais (cobre, ferro, iodo, manganês, selênio e zinco) e aditivos.

Os concentrados serão usados aqui para exemplificar rações para leitões, mas esses produtos podem ser usados para qualquer categoria animal. Os concentrados para as outras categorias de suínos (crescimento, terminação, gestação e lactação) normalmente são produtos que somente não contêm a principal fonte de energia, o milho. Portanto, nesses casos, para obter a ração a partir de concentrados, basta misturar milho ao concentrado nas proporções adequadas.

Com o uso de concentrados para obter a ração, o nutricionista não tem margem para formulação, pois deve seguir estritamente as sugestões de fórmulas que estão no rótulo do produto. No uso de concentrados para as categorias de crescimento, terminação, gestação e lactação, o nutricionista ainda pode, caso julgue que seja técnica e economicamente viável, substituir o milho por algum ingrediente alternativo com características nutritivas semelhantes, como o sorgo de baixo tanino. Contudo, para leitões, em que se deseja adaptar rápida e plenamente o trato digestório à ração sólida, e passar pela fase de desmame com o menor estresse possível, a melhor alternativa é seguir rigorosamente as indicações do rótulo.

Na Tabela 7 estão apresentadas as rações para leitões até 63 dias de idade. Verifica-se que o concentrado usado na fase de desmame é de alta inclusão, de 600 kg/ton, o que equivale a 60%. A inclusão do concentrado diminui gradativamente nas fases pré-inicial (400 kg/ton), inicial 1 (200 kg/ton) e inicial 2 (100 kg/ton). Com isso, à medida que a idade avança, ocorre maior incorporação de milho e de farelo de soja, importante para a adaptação do trato digestório. O açúcar cristal foi usado em todas as rações para deixá-la palatável e estimular

TABELA 7 Rações para leitões, fêmeas, de alto potencial genético e de desempenho superior, do nascimento ao abate, nas fases de desmame, pré-inicial e inicial (na matéria natural)

Ingredientes	Desmame	Pré-inicial	Inicial 1	Inicial 2
	14-21 dias	22-35 dias	36-49 dias	50-63 dias
Milho	250	350	520	610
Açúcar cristal	50	50	30	15
Farelo de soja	100	200	250	275
Concentrado desmame* (600 kg/ton)	600	-	-	-
Concentrado pré-inicial* (400 kg/ton)	-	400	-	-
Concentrado inicial 1* (200 kg/ton)	-	-	200	-
Concentrado inicial 2* (100 kg/ton)	-	-	-	100
Total	**1.000**	**1.000**	**1.000**	**1.000**
Preço (R$/ton)	**3.625**	**3.325**	**2.525**	**2.013**
Níveis nutricionais calculados				
Proteína bruta (%)	23,68	22,94	21,2	20,51
Energia metabolizável (kcal/kg)	3.450	3.450	3.400	3.350
Cálcio (%)	1,09	1,04	0,94	0,85
Fósforo disponível (%)	0,51	0,49	0,44	0,4
Sódio (%)	0,23	0,23	0,22	0,21
Lisina digestível (%)	1,49	1,45	1,34	1,25
Metionina + cistina digestível (%)	0,90	0,87	0,8	0,75

*Contém proteína bruta, energia metabolizável, cálcio, fósforo, sódio, microminerais (cobre, ferro, iodo, selênio, manganês e zinco), vitaminas (A, D_3, E, K, B_1, B_2, B_6, B_{12}, ácido fólico, ácido nicotínico, biotina, ácido pantotênico e colina) e aditivos (lisina, metionina, ácido glutâmico, glutanina, fitase, carboidrase, lipase, protease, probiótico, prebiótico, melhorador de desempenho e anticoccidiano). A composição nutricional dos concentrados está apresentada na Tabela 1.

o consumo. Essa estratégia é fundamental para que o leitão mostre interesse pela ração e acelere a adaptação. A inclusão de açúcar cristal também foi maior para leitões mais novos e diminui com o avançar da idade.

O preço das rações para leitões até 63 dias é elevado se comparado com as rações de crescimento e terminação (Tabela 9). Contudo, como se constata na Tabela 8, a ingestão proporcional das rações de leitão é pequena, se comparada com as demais fases. Até os 63 dias, o consumo de ração dos leitões, somando-se as quatro fases (desmame, pré-inicial, inicial 1 e inicial 2), é de apenas 9% do consumo de ração total. O consumo de ração médio na fase de crescimento é de 33,2% e na fase de terminação é de 57,7% do consumo total. Quando se considera a representatividade no preço total de arraçoamento, as quatro fases para leitões somadas representam 13,2% do custo total, as de crescimento, 36,3%, e as de terminação somam 50,5% do custo total. Os valores absolutos e outros detalhes podem ser obtidos na Tabela 8.

Muito importante ressaltar que não só a inclusão dos concentrados muda com a idade, mas também sua composição nutricional, como se constata na Tabela 1. Existe uma ampla variedade desses produtos comerciais no mercado, além da possibilidade de solicitar concentrados personalizados, que atendam às especificações do cliente. Então, essas rações não estão apresentadas para serem utilizadas a campo, mas sim para ilustrar a "formulação" de ração com o uso de concentrado.

A composição nutricional calculada (Tabela 7) pode ser facilmente obtida usando-se a composição dos ingredientes e dos concentrados (Tabela 1) e as rações apresentadas na Tabela 7. Esses cálculos podem ser feitos manualmente, em planilha eletrônica ou em qualquer programa de formulação de ração de custo

TABELA 8 Consumo de ração esperado e custo com alimentação para suínos fêmeas, de alto potencial genético e de desempenho superior, do nascimento ao abate

Fase	Idade	Consumo de ração			Preço com alimentação		
	(dias)	kg/dia	kg/período	%	R$/kg	R$/período	%
Desmame	14-21	0,200*	1,40	0,48	3,625	5,1	1,02
Pré-inicial	22-35	0,388	5,04	1,72	3,325	16,8	3,36
Inicial 1	36-49	0,631	8,20	2,80	2,525	20,7	4,15
Inicial 2	50-63	0,893	11,61	3,96	2,013	23,4	4,68
Crescimento 1	64-91	1,412	38,12	13,00	1,956	74,6	14,95
Crescimento 2	92-119	2,198	59,35	20,24	1,792	106,3	21,31
Terminação 1	120-147	2,877	77,68	26,50	1,599	124,2	24,89
Terminação 2	147-175	3,277	91,76	31,30	1,394	127,9	25,63

* Estimativa.
Fonte: adaptada de Rostagno et al., 2024.[6]

mínimo. Caso queira uma cópia da planilha completa usada para a formulação das rações de custo mínimo usadas neste capítulo, sem qualquer custo, basta acessar a plataforma digital exclusiva da Editora e ingressar no ambiente virtual, utilizando o QR code disponível nas páginas iniciais deste livro.

Vantagens da formulação de ração com concentrado

Os concentrados reúnem boa parte dos nutrientes de que se necessita para obter a ração, sendo um produto de muito fácil utilização, pois basta misturá-lo com outros ingredientes, conforme especificações dos fabricantes. Os equipamentos necessários são os básicos de pesagem e mistura de macroingredientes. Normalmente, com o uso de concentrados, não haverá a necessidade de mão de obra especializada em formulação de ração, pois serão seguidas as sugestões de rótulo. Quando se compara a opção de comprar a ração pronta com a opção de usar concentrado para obter a ração, o produtor pode conseguir a ração final em preços menores com o uso de concentrados, pois poderá adquirir à parte os ingredientes que serão misturados ao concentrado, conseguindo preços competitivos e barateando a ração.

Desvantagens da formulação de ração com concentrado

Com o uso de concentrados, o nutricionista não tem margem para formular a ração, portanto, não pode adotar os níveis nutricionais que deseja. Isso pode ser mitigado pela aquisição de concentrados com a composição nutricional personalizada, e, nesse caso, a composição nutricional da ração obtida a partir do concentrado será a que o nutricionista deseja.

RAÇÕES OBTIDAS A PARTIR DE NÚCLEO

Para a formulação de rações a partir de núcleos, serão usadas as rações para suínos em crescimento e terminação, conforme o programa de alimentação e exigências nutricionais apresentados na Tabela 5. Nessas fases, espera-se que os suínos já estejam totalmente adaptados às rações à base de milho e farelo de soja.

Núcleo se define, conforme o Mapa, como: "...a pré-mistura composta por aditivos e macrominerais contendo ou não veículo ou excipiente, que facilita a dispersão em grandes misturas, que não pode ser fornecido diretamente aos animais.[2]

Como se constata na definição do Mapa,[2] os núcleos são produtos comerciais que não são de pronto fornecimento, necessitando da adição de outros ingredientes e aditivos para obter a ração. Os núcleos contêm macrominerais (cálcio, fósforo e sódio), vitaminas (A, D_3, E, K_3, B_1, B_2, B_6, B_{12}, ácido fólico, ácido nicotínico, biotina, ácido pantotênico e colina), microminerais (cobre, ferro, iodo, manganês, selênio e zinco) e aditivos. É muito importante notar que os núcleos não contêm proteína bruta nem energia metabolizável, dando a oportunidade ao nutricionista de escolher esses níveis nutricionais, assim como os ingredientes energéticos e proteicos que serão utilizados. Normalmente no rótulo dos núcleos aparecem sugestões de fórmulas que podem ser seguidas por aqueles que não têm mão de obra especializada em formulação de ração.

Existe uma ampla variedade de núcleos no mercado, além da possibilidade de solicitar núcleos personalizados, com os níveis nutricionais e inclusão de aditivos conforme a demanda do cliente. É importante, antes de usar um núcleo, que se leia atentamente o rótulo, fazendo uma verificação minuciosa de suas características nutricionais e níveis de inclusão recomendados. Os núcleos devem ser incluídos na ração exatamente na dose recomendada no rótulo, pois é nessa dose de macrominerais, microminerais, vitaminas e aditivos que irá suprir a exigência nutricional. Doses acima do recomendado geram excessos e doses inferiores geram deficiência, sendo ambos os cenários indesejáveis. Novamente, com o uso do núcleo, o que o nutricionista pode fazer é estabelecer o nível de proteína bruta e de energia metabolizável, e escolher os ingredientes proteicos e energéticos que irá utilizar, mas não pode alterar a dose de inclusão do núcleo recomendada em rótulo. Os núcleos serão utilizados neste capítulo para a formulação de ração para suínos em crescimento e terminação, contudo, podem ser utilizados para qualquer categoria animal.

As rações elaboradas estão apresentadas na Tabela 9. Para cada fase, adotou-se um núcleo com características nutricionais específicas (Tabela 1) e os núcleos foram incluídos exatamente na dose indicada no rótulo (Tabela 9). Com o avançar da idade, os níveis nutricionais adotados, quando expressos de forma relativa, vão diminuindo, pois as exigências nutricionais diminuem em relação ao consumo de ração. Além disso, os animais mais velhos apresentam menores taxas de crescimento que os mais novos e, consequentemente, o requerimento nutricional também diminui. Exceção é feita à energia metabolizável, cuja exigência não se altera com a idade, permanecendo por volta de 3.350 kcal/kg de ração. Como o teor de proteína bruta diminui com o avançar da idade, a inclusão de farelo de soja diminui, dando espaço para maior inclusão de milho. Com a maior inclusão de milho, há menor necessidade de utilização de óleo de soja como fonte de energia nas rações dos animais mais velhos. Como o farelo de soja e o óleo de soja são ingredientes caros e vão diminuindo nas rações, o preço da ração diminui também. Ressalta-se que a fase que mais demanda ração é a de terminação (57,7% do consumo total), seguida da de crescimento (33,2% do consumo total); como consequência, nessas fases é que se têm os maiores custos com a alimentação, como se constata na Tabela 8.

TABELA 9 Rações para suínos fêmeas, de alto potencial genético e de desempenho superior, nas fases de crescimento e terminação (na matéria natural)

Ingredientes	Crescimento		Terminação	
	1	2	1	2
	64-91 dias	92-119 dias	120-147 dias	147-175 dias
Milho	609	698	791	881
Farelo de soja	298	228	155	84
Óleo de soja	43	34	24	15
Núcleo crescimento 1* (50 kg/ton)	50	–	–	–
Núcleo crescimento 2* (40 kg/ton)	–	40	–	–
Núcleo terminação 1* (30 kg/ton)	–	–	30	–
Núcleo terminação 2* (20 kg/ton)	–	–	–	20
Total	**1.000**	**1.000**	**1.000**	**1.000**
Preço (R$/ton)	**1.956**	**1.792**	**1.599**	**1.394**
Níveis nutricionais calculados				
Proteína bruta (%)	18,34	15,85	13,25	10,71
Energia metabolizável (kcal/kg)	3.350	3.352	3.350	3.352
Cálcio (%)	0,73	0,61	0,53	0,48
Fósforo disponível (%)	0,35	0,29	0,25	0,23
Sódio (%)	0,19	0,18	0,16	0,16
Lisina digestível (%)	1,14	0,99	0,83	0,67
Metionina + cistina digestível (%)	0,68	0,59	0,50	0,40

* Contém cálcio, fósforo, sódio, microminerais (cobre, ferro, iodo, selênio, manganês e zinco), vitaminas (A, D_3, E, K, B_1, B_2, B_6, B_{12}, ácido fólico, ácido nicotínico, biotina, ácido pantotênico e colina) e aditivos (lisina, metionina, fitase, melhorador de desempenho e anticoccidiano). A composição nutricional dos núcleos está apresentada na Tabela 1.

Vantagens da formulação de ração com núcleo

Os núcleos contêm em sua composição macrominerais, microminerais, vitaminas, aminoácidos e outros aditivos. Portanto, para obter a ração, será necessário incorporar as fontes de proteína bruta e energia metabolizável. Portanto, ainda é um produto de fácil utilização, requerendo apenas a incorporação de milho, farelo de soja e óleo de soja na maior parte dos casos. Os equipamentos necessários são os básicos de pesagem e mistura de macroingredientes. Se o produtor for seguir as instruções do rótulo do núcleo, não haverá necessidade de mão de obra especializada em formulação de ração. A possibilidade de adotar os níveis de proteína bruta e energia metabolizável personalizados também constitui uma vantagem da utilização do núcleo em relação aos concentrados. Com a utilização do núcleo, o produtor pode conseguir a ração final em preços menores, pois poderá adquirir milho, farelo de soja e óleo de soja a preços competitivos, barateando a ração.

Desvantagens da formulação de ração com núcleo

Se, com o uso do núcleo, o produtor optar por balancear sua própria ração, com níveis personalizados de proteína bruta e energia metabolizável, haverá a necessidade de assistência técnica especializada em formulação de ração. Se o núcleo utilizado não tiver sido feito sob demanda para o produtor, não haverá controle sobre os níveis de macrominerais, microminerais, vitaminas, aminoácidos e aditivos gerais.

RAÇÕES OBTIDAS A PARTIR DE PREMIX

Para formulação de rações a partir de premix, serão usadas as rações para porcas em gestação e lactação, conforme o programa de alimentação e exigências nutricionais apresentado na Tabela 6.

Premix se define, conforme o Mapa, como: "...a pré-mistura de aditivos e veículo ou excipiente, que facilita a dispersão em grandes misturas, que não pode ser fornecida diretamente aos animais".[2]

Na prática, conforme apresentado por Faria Filho,[3] os premixes são misturas contendo vitaminas e/ou microminerais e/ou aminoácidos e/ou outros aditivos. São algumas possibilidades, dentre muitas outras:

- Vitaminas sem colina.
- Vitaminas com colina.
- Microminerais.
- Vitaminas sem colina + microminerais.
- Vitaminas com colina + microminerais.
- Vitaminas sem colina + microminerais + aminoácidos.
- Vitaminas com colina + microminerais + aminoácidos.
- Vitaminas sem colina + microminerais + aminoácidos + outros aditivos.
- Vitaminas com colina + microminerais + aminoácidos + outros aditivos.

Ressalta-se que, pela grande quantidade de produtos disponíveis no mercado, é importante verificar as informações de rótulo para utilizar o premix de maneira correta. Os premixes podem ser personalizados, conforme as especificações dos clientes, que podem customizar os níveis de vitaminas, microminerais e aditivos que serão usados. Em qualquer caso, a dose de inclusão do premix deve ser exatamente a que aparece no rótulo do produto, pois só assim se garantirá o atendimento preciso das exigências nutricionais. Também é muito importante comprar esse produto de empresa que comprovadamente o produza com qualidade.

Ao usar premix para formular rações, o nutricionista tem um controle maior sobre os níveis nutricionais que serão adotados, assim como pode escolher os ingredientes que serão usados. As rações elaboradas neste tópico (Tabela 10) são à base de milho e farelo de soja e, no tópico "Análise de sensibilidade", serão incorporados ingredientes alternativos e discutidos os aspectos econômicos relacionados à sua utilização.

No programa de alimentação apresentado na Tabela 10, a gestação está dividida em duas fases, sendo a primeira de 0 a 85 dias de idade (gestação 1) e a segunda, de 86 a 115 dias (gestação 2).

TABELA 10 Rações para porcas em gestação e lactação (na matéria natural)

Ingredientes	Gestação 1	Gestação 2	Lactação
	0-85 dias	86-115 dias	
Milho	795,2	634,9	587,0
Farelo de soja	23,0	212,9	309,4
Farelo de trigo	143,2	119,7	–
Óleo de soja	–	–	37,8
Açúcar cristal	–	–	30,0
Fosfato bicálcico	16,5	13,7	16,9
Calcário calcítico	10,3	9,2	7,6
Sal comum	4,9	4,4	4,7
DL-metionina	–	0,3	0,7
L-lisina	2,0	–	1,9
Premix gestação* (5 kg/ton)	5,0	5,0	–
Premix lactação* (4 kg/ton)	–	–	4,0
Total	**1.000**	**1.000**	**1.000**
Preço (R$/ton)	**1.125**	**1.286**	**1.771**
Níveis nutricionais calculados			
Proteína bruta (%)	9,57	16,53	18,88
Energia metabolizável (kcal/kg)	3.100	3.100	3.400
Cálcio (%)	0,83	0,77	0,80
Fósforo disponível (%)	0,44	0,41	0,43
Sódio (%)	0,21	0,19	0,20
Lisina digestível (%)	0,45	0,74	1,08
Metionina + cistina digestível (%)	0,33	0,52	0,61

* Contém microminerais (cobre, ferro, iodo, selênio, manganês e zinco), vitaminas (A, D_3, E, K, B_1, B_2, B_6, B_{12}, ácido fólico, ácido nicotínico, biotina, ácido pantotênico e colina) e aditivos (fitase, melhorador de desempenho, anticoccidiano, dentre outros). A composição nutricional dos premixes está apresentada na Tabela 1.

Na gestação 1, o desenvolvimento dos fetos ainda é pequeno, portanto, a exigência nutricional é relativamente baixa. Observe, na Tabela 10, que a exigência de proteína bruta é de 9,57% e a energia metabolizável é de 3.100 kcal/kg de ração. Sem dúvida essa é a ração de menor densidade nutricional dentre as categorias animais tratadas neste capítulo. Nessa fase, o foco deve estar em recuperar a condição corporal das fêmeas que tenham vindo de lactações, uma fase de alta demanda fisiológica, metabólica e nutricional, que normalmente resulta em perda de peso. Isso é feito por meio de ajustes na quantidade de ração fornecida, cujo valor de referência, de 2.163 g/dia, está apresentado na Tabela 6. A quantidade de referência deve ser aumentada caso a fêmea precise recuperar o peso corporal, até que as metas de peso e escore corporal sejam atingidas. Embora menos provável, caso haja a necessidade de perder peso, deve-se diminuir o fornecimento de ração até obter peso e escore corporal desejados.

Na fase de gestação 2, o crescimento dos fetos aumenta, com o consequente aumento na exigência nutricional. A exigência de proteína bruta passa de 9,57% para 16,53% e a exigência de energia metabolizável permanece em 3.100 kcal/kg de ração. A exigência dos demais nutrientes na gestação 2 aumenta em relação à ração de gestação 1. O ajuste na quantidade de ração deve continuar conforme a condição corporal da fêmea. O programa de alimentação apresentado é uma possibilidade dentre muitas e que neste capítulo serve para ilustrar a formulação de ração, mas não é recomendação. Seria possível, por exemplo, adotar uma ração pré-parto, para ser utilizada alguns dias antes do parto, e oferecer uma transição suave entre as rações de gestação de baixa densidade nutricional e a ração de lactação de alta densidade nutricional.

Nas rações de gestação (Tabela 10), usou-se farelo de trigo, um ingrediente não tão energético quanto o milho, nem tão proteico quanto o farelo de soja, e que ainda contêm teor relativamente elevado de fibra bruta. Com isso, esse ingrediente tem uma densidade nutricional compatível com as características da ração de gestação. Além disso, o maior teor de fibra na ração de gestação favorece a saciedade, mantém boa motilidade intestinal, prevenindo a constipação das porcas gestantes, e prepara o trato digestório para as maiores quantidades de ração que serão ingeridas na lactação. A inclusão dos demais ingredientes foi o necessário para atender à exigência nutricional com o menor custo possível. É importante notar que, com o uso de premix para formular ração, neste caso, foi necessário usar, além das fontes de proteína bruta e de energia metabolizável, fontes de cálcio, fósforo e sódio, além do premix, cuja composição nutricional está apresentada na Tabela 1.

A fase de lactação é de grande demanda por nutrientes, principalmente para que a fêmea consiga suprir toda a demanda para a produção de leite.

O consumo de ração da porca lactante precisa ser alto para que ocorra ingestão adequada de nutrientes. De acordo com a Associação Brasileira de Criadores de Suínos, o Mapa e a Embrapa,[10] uma matriz ao final da primeira semana de lactação irá consumir o equivalente a 2,0 kg/dia de ração fixa mais 0,5 kg/dia por leitão lactente. Supondo uma amamentação de 12 leitões, tem-se um consumo estimado de 8 kg de ração por dia (2 + (0,5 × 12)). Conseguir que a fêmea lactente consuma essa quantidade de ração pode ser desafiador, sobretudo considerando o clima quente, predominante na maior parte do ano no Brasil. No escopo da formulação de ração, o que pode ser feito para estimular o consumo é usar ingredientes e aditivos que sejam palatáveis ao suíno. Por isso, na ração de lactação (Tabela 10), inseriu-se 3% de açúcar cristal. Pela alta densidade nutricional, há a necessidade da inclusão de óleo de soja na ração de lactação. Por tudo isso, essa ração é cara, mas absolutamente necessária para a manutenção de bons resultados técnicos e econômicos da suinocultura.

Neste capítulo, o foco é nas características associadas à formulação de ração. Contudo, o manejo alimentar é um tópico relacionado que deve ser minuciosamente ajustado. Sobre esse tema, recomendo que os leitores consultem Associação Brasileira de Criadores de Suínos, Mapa e Embrapa[10] e Associação Brasileira de Criadores de Suínos.[11]

Vantagens da formulação de ração com premix

Existe uma ampla variedade de premixes no mercado, podendo conter microminerais e/ou vitaminas e/ou aminoácidos e/ou aditivos. Portanto, o nutricionista tem maior controle sobre a ração final que será obtida, podendo estabelecer os níveis nutricionais desejados, incluir eventual ingrediente alternativo e incorporar aditivos que não estejam no premix. A grande vantagem é esse controle total da composição da ração que será formulada. Com a utilização de premix para obter a ração em relação à ração obtida com núcleo, o produtor pode conseguir a ração final em preços menores, pois poderá adquirir a maior parte dos ingredientes e aditivos. Se os preços para aquisição de ingredientes e aditivos forem competitivos, o preço da ração ficará menor, sendo essa a tendência.

Desvantagens da formulação de ração com premix

Há a necessidade de assistência técnica especializada em formulação de ração. Também é necessário providenciar aquisição, controle de qualidade e estoque de quantidade maior de ingredientes e aditivos, assim como equipamentos para pesagem e mistura de microingredientes, como aminoácidos, enzimas, sal comum, calcário calcítico e fosfato bicálcico, além de mão de obra especializada no preparo de ração.

ANÁLISE DE SENSIBILIDADE

A análise de sensibilidade, no contexto da programação linear aplicada à formulação de ração de custo mínimo, é um procedimento analítico empregado para examinar o impacto das alterações nos parâmetros de entrada do modelo, como preços dos ingredientes, matriz nutricional e exigências nutricionais, sobre a ração ótima encontrada. Essencialmente, a análise de sensibilidade avalia a robustez da solução ótima diante de variações nos dados do modelo, permitindo identificar quais parâmetros têm maior influência na solução e até que ponto essa solução permanece válida diante de mudanças. Este método é crucial para a tomada de decisões informadas, especialmente em ambientes onde pode haver mudanças nos parâmetros de entrada.

Os programas comerciais de formulação de ração de custo mínimo normalmente oferecem a análise de sensibilidade. No Microsoft Excel®, o formulador deve otimizar a fórmula no "Solver" e, na janela "Resultados do Solver", escolher o "Relatório de Sensibilidade". Com isso, o Solver irá gerar uma nova guia contendo a análise de sensibilidade completa.

Para ilustrar a análise de sensibilidade, foi elaborada uma ração (Tabela 11) para suínos na fase de crescimento 1 em que as exigências nutricionais foram mostradas na Tabela 5. Os ingredientes, aditivos e premixes usados, com seus preços e composição nutricional, estão apresentados na Tabela 1. Essas informações são importantes para formulação de ração e para análise de sensibilidade. Cada resultado apresentado para a análise de sensibilidade só é válido para o contexto em que a ração foi obtida.

Parametrização da ração

Para a elaboração da ração, todos os ingredientes listados na Tabela 11 foram disponibilizados. O premix foi fixo em 4 kg/ton, que é a dose recomendada pelo fabricante. Para a farinha de carne e ossos, estabeleceu-se um limite máximo de 30 kg/ton (= 3%) para impedir a entrada desse ingrediente em níveis que gerassem excesso de cálcio e fósforo. Os níveis nutricionais foram estabelecidos nos limites mínimos e os limites máximos ficaram livres.

A ração foi otimizada com o algoritmo Simplex, e o resultado é apresentado na Tabela 11. Verifique que o milho não entrou na ração de custo mínimo, que custou 1.521 reais/ton. Os níveis nutricionais atingidos foram os mínimos estabelecidos.

TABELA 11 Análise de sensibilidade para a ração crescimento 1 (na matéria natural)

Ingredientes	Ração
Milho	–
Sorgo	698,7
Farelo de soja	228,5
Farinha de carne e ossos 48	30,0
Óleo de soja	19,9
Fosfato bicálcico	3,4
Calcário calcítico	5,1
Sal comum	3,7
DL-metionina	2,0
L-lisina	4,6
Premix com fitase crescimento 1* (4 kg/ton)	4,0
Total	**1.000**
Preço (R$/ton)	**1.521**
Níveis nutricionais calculados	
Proteína bruta (%)	18,35
Energia metabolizável (kcal/kg)	3.350
Cálcio (%)	0,73
Fósforo disponível (%)	0,35
Sódio (%)	0,19
Lisina digestível (%)	1,14
Metionina + cistina digestível (%)	0,68
Custo reduzido (R$/kg)	
Milho	0,103107
Sorgo	0
Farinha de carne e ossos	−1,334187
Preço sombra (R$/unidade)	
Proteína bruta (%)	0,01572
Energia metabolizável (kcal/kg)	0,00128
Cálcio (%)	0,10297
Fósforo disponível (%)	0,25352
Sódio (%)	0,09978
Lisina digestível (%)	0,20133
Metionina + cistina digestível (%)	0,21911

* Contém microminerais (cobre, ferro, iodo, selênio, manganês e zinco), vitaminas (A, D_3, E, K, B_1, B_2, B_6, B_{12}, ácido fólico, ácido nicotínico, biotina, ácido pantotênico e colina) e aditivos (fitase, melhorador de desempenho, anticoccidiano, dentre outros). A composição nutricional dos premixes está apresentada na Tabela 1.

Interpretação para o custo reduzido

Estão apresentados os custos reduzidos para o milho, o sorgo e a farinha de carne e ossos (Tabela 11). O custo reduzido, nesse contexto de formulação de ração de custo mínimo, se **positivo**, é o valor, em reais/kg, que o ingrediente precisa baixar no seu preço atual para fazer parte da fórmula, e, se **negativo**, é o valor, em reais/kg, que o ingrediente precisa aumentar no seu preço atual para sair da fórmula.

Portanto, as interpretações são:

- **Milho:** o custo reduzido é de 0,103107 reais/kg, sendo esse o valor que o milho precisa baixar no seu preço atual de 1,00 real/kg para fazer parte da fórmula. Portanto, o preço a partir do qual o milho ficará viável e entrará na fórmula é de 1,00 - 0,103107 = 0,896893 reais/kg. Trata-se de uma ferramenta importante na tomada de decisão, pois o nutricionista de antemão sabe em que preço determinado ingrediente que não faz parte da fórmula passará a fazer.
- **Sorgo:** como o sorgo entrou livremente, seu custo reduzido é zero, pois, no momento, não há nenhuma restrição em relação ao seu uso.
- **Farinha de carne e ossos:** o custo reduzido é de −1,334187 reais/kg, sendo esse o valor que a farinha de carne e ossos precisa aumentar no seu preço atual de 2,00 reais/kg para deixar de fazer parte da fórmula. Portanto, o preço a partir do qual a farinha de carne e ossos não será mais viável é de 2,00 + 1,334187 = 3,334187 reais/kg. Conforme preestabelecido, a farinha de carne e ossos teve sua inclusão limitada ao máximo de 30 kg/ton e esse máximo foi atingido. A análise de sensibilidade nos mostra que, se o limite máximo de inclusão desse ingrediente for aumentado, ele continuará entrando na fórmula e baixando o preço da ração. E, para que a farinha de carne e ossos não seja mais viável economicamente e não faça mais parte da fórmula, seu preço deve ser maior que 3,334187 reais/kg.

O custo reduzido é uma ferramenta importantíssima para a tomada de decisão, pois o nutricionista determina de antemão em que preço os ingredientes que não fazem parte da fórmula passarão a fazer, ou verifica o preço que um ingrediente economicamente viável deve aumentar para sair da fórmula.

Interpretação para o preço-sombra

O preço-sombra, no contexto da programação linear aplicado à formulação de ração, refere-se ao valor que indica quanto o preço da ração melhoraria ou pioraria como resultado de um aumento unitário na exigência de um nutriente, mantendo constantes todos os outros nutrientes. Ou seja, o preço-sombra mostra o preço unitário de cada nutriente, mostrando ao nutricionista o impacto de variações na exigência nutricional no preço final da ração.

Estão apresentados os preços-sombra para os nutrientes considerados na elaboração dessa fórmula. O preço-sombra, nesse contexto de formulação de ração de custo mínimo, se **positivo,** é o quanto custa cada unidade do nutriente em reais. Por estar positivo, indica que aumentos nos níveis nutricionais irão aumentar o preço da ração ou que a diminuição nos níveis nutricionais irá diminuir o preço da ração. Caso seja **negativo**, é o quanto custa cada unidade do nutriente em reais. Por estar negativo, indica que aumentos nos níveis nutricionais irão diminuir o preço da ração ou que diminuições nos níveis nutricionais irão aumentar o preço.

Para exemplificar, os preços-sombra para proteína bruta e energia metabolizável serão utilizados. Para os demais nutrientes, o raciocínio é o mesmo.

- **Proteína bruta:** o preço-sombra é de 0,01572 reais/kg para cada unidade de proteína bruta, sendo que cada unidade corresponde a 1 ponto percentual, pois a unidade da proteína bruta é a percentagem. Dessa forma, supondo que se deseje alterar o teor de proteína bruta da ração de em 0,35 pontos percentuais, para cima ou para baixo, qual será a mudança no preço da ração? Pode-se resolver com regra de três simples:

1 ponto percentual ------ 0,01572 reais/kg
0,35 ponto percentual ------ × = **0,005502 reais/kg**

A mudança no preço da ração será de 0,005502 reais/kg, o que equivale a 5,502 reais/ton. O preço da ração atual é de 1.521 reais/ton. Se o teor de proteína bruta for elevado de 18,35% para 18,70%, o novo preço da ração será de 1.526,502 reais/ton. Por outro lado, se o teor de proteína bruta da ração for reduzido de 18,35% para 18,00%, o novo preço da ração será 1.515,498 reais/ton.

- **Energia metabolizável:** o preço-sombra é de 0,00128 reais/kg para cada unidade de energia metabolizável, e cada unidade corresponde a 1 kcal/kg, pois essa é a unidade do referido nutriente. Dessa forma, supondo que se deseje alterar o teor de energia metabolizável da ração de em 50 kcal/kg, para cima ou para baixo, qual será a mudança no preço da ração? Pode-se resolver com regra de três simples:

1 kcal/kg ------ 0,00128 reais/kg
50 kcal/kg ------ × = **0,064 reais/kg**

A mudança no preço da ração será de 0,064 reais/kg, o que equivale a 64 reais/ton. O preço da ração atual é de 1.521 reais/ton. Se o teor de energia metabolizável for elevado de 3.350 kcal/kg para 3.400 kcal/kg, o novo preço da ração será de 1.585 reais/ton. Por outro lado, se o teor de energia metabolizável da ração diminuir de 3.350 kcal/kg para 3.300 kcal/kg, o novo preço da ração será de 1.457 reais/ton.

Portanto, a análise do preço-sombra permite ao nutricionista antever o impacto de mudanças nos níveis nutricionais no preço da ração. A mudança de nível nutricional, para cima ou para baixo, é uma decisão que precisa considerar os aspectos técnicos, ambientais, de bem-estar animal e econômicos.

CONSIDERAÇÕES FINAIS

A alimentação exerce forte impacto sobre os aspectos técnicos, ambientais e de bem-estar. Além disso, representa a maior parte do custo de produção, sendo atualmente mais de 70% do custo total. Com isso, ter base sólida em formulação de ração é fundamental para otimização do sistema produtivo. A formulação de ração não é uma atividade simples, exigindo conhecimentos em diversas áreas do saber, como sobre ingredientes e aditivos, produtos comerciais disponíveis, programas de alimentação e exigências nutricionais, métodos de otimização linear e uso de *softwares*, especificidades fisiológicas/metabólicas das categorias animais para as quais se vai formular a ração e a interpretação e aplicação de parâmetros avançados, como custo reduzido e preço-sombra da análise de sensibilidade.

Neste capítulo, foram apresentados os elementos necessários para formulação de ração para suínos. Para bom aproveitamento, sugere-se aos leitores que se pratique a formulação de ração nos cenários propostos e em outros. Ressaltando que as rações apresentadas, apesar de serem práticas e aplicáveis, têm finalidade apenas didática, e não são recomendações. Cada granja deve avaliar seu contexto de produção e formular rações personalizadas.

Caso o leitor deseje se aprofundar no uso da programação linear aplicada à formulação de ração, eu encorajo a consulta de Faria Filho[3] e para saber mais sobre o uso do Microsoft Excel® aplicado à formulação de ração, eu recomendo o canal Formulação de Ração.[9]

REFERÊNCIAS

1. Empresa Brasileira de Pesquisa Agropecuária (Embrapa). CIAS – Central de Inteligência de Aves e Suínos. Disponível em: https://www.embrapa.br/suinos-e-aves/cias/custos/icpsuino. Acesso em: 28 mar. 2024.

2. Ministério da Agricultura, Pecuária e Abastecimento (Mapa). Instrução Normativa Mapa n. 15, de 26 de maio de 2009. Regulamenta o registro dos estabelecimentos e dos produtos destinados à alimentação animal. Diário Oficial [da] República Federativa do Brasil. 2009.
3. Faria Filho DE. Métodos de formulação de ração. São Paulo: Edusp; 2024 (no prelo).
4. Ministério da Agricultura, Pecuária e Abastecimento (Mapa). Instrução Normativa Mapa n. 13, de 30 de novembro de 2004. Regulamento técnico sobre aditivos para produtos destinados à alimentação animal. Diário Oficial [da] República Federativa do Brasil. 2004.
5. National Research Council (NRC). Nutrient requirements of swine. 11. ed. Washington: The National Academies Press; 2012.
6. Rostagno HS, Albino LFT. Tabelas brasileiras para aves e suínos: composição de alimentos e exigências nutricionais. 5. ed. Visconde do Rio Branco, MG: Suprema; 2024. 531p.
7. Ministério da Agricultura, Pecuária e Abastecimento (Mapa). Instrução Normativa Mapa n. 8, de 25 de março de 2004. Proibir em todo o território nacional a produção, a comercialização e a utilização de produtos destinados à alimentação de ruminantes que contenham em sua composição proteínas e gorduras de origem animal. Diário Oficial [da] República Federativa do Brasil. 2004.
8. Sindicato Nacional da Indústria de Alimentação Animal (Sindirações). Compêndio brasileiro de alimentação animal. São Paulo: Sindirações; 2023.
9. Formulação de Ração. Formulação de ração com o Microsoft Excel. Disponível em: https://youtube.com/playlist?list=PLCkdIs8fbbDc4Ons2U2vksWEw7yeeTb5u. 2021. Acesso em: 05 abr. 2024.
10. Associação Brasileira de Criadores de Suínos (ABCS)/Ministério da Agricultura, Pecuária e Abastecimento (Mapa)/Embrapa Suínos e Aves. Manual brasileiro de boas práticas agropecuárias na produção de suínos. Brasília: ABCS/Mapa; Concórdia: Embrapa Suínos e Aves; 2011. 140p.
11. Associação Brasileira de Criadores de Suínos (ABCS). Produção de suínos: teoria e prática. Brasília: ABCS; 2014.

13

Uso de antimicrobianos na suinocultura

Heytor Henrique Garcia Borges

INTRODUÇÃO

O Brasil segue sendo um importante produtor de carne suína, ocupando a quarta posição no cenário mundial, com a produção de 5 milhões de toneladas em 2022. Além disso, o consumo *per capita* de carne suína no Brasil atualmente é de 18 kg, valor que representa um aumento de quase 20% comparado a 2015, segundo as informações divulgadas pela Associação Brasileira de Proteína Animal (ABPA).[1] Segundo o Departamento de Agricultura dos Estados Unidos, em 2022, a produção mundial de suínos foi de aproximadamente 110,8 milhões de toneladas.

A suinocultura brasileira tem intensificado o sistema de produção e aumentado o número e a densidade de animais. Com isso, cresceram os desafios, principalmente sanitários, e, consequentemente, a necessidade do uso responsável das tecnologias para prevenção, controle e tratamento das doenças.[2]

As ferramentas que compreendem os protocolos de biosseguridade são fundamentais para a prevenção das doenças, mas, quando essa barreira é quebrada e as doenças se instalam, o uso de antimicrobianos, principalmente os antibióticos, é indispensável para a preservação da saúde e do bem-estar dos animais. Além do uso terapêutico, os antibióticos podem ser utilizados de forma profilática, metafilática ou como melhoradores de desempenho (também conhecidos como promotores de crescimento). Neste último caso, os antibióticos são utilizados em doses subterapêuticas para o controle dos enteropatógenos, com o intuito de promover o desempenho zootécnico. Depois de muitos anos de uso na nutrição animal, os antibióticos passaram a ser vistos como um fator de risco para a saúde humana pela possibilidade de resistência cruzada com bactérias patogênicas para humanos. Em razão disso, as políticas para o uso dos antimicrobianos têm se intensificado, restringindo seu uso como promotor de crescimento e profilático e adotando normas mais prudentes e responsáveis no uso metafilático e terapêutico.[2-5]

Quando se trata do uso como promotor de crescimento, os antibióticos não são os únicos antimicrobianos que podem ser utilizados. Atualmente existem diversos aditivos não antibióticos que são empregados como substitutos aos melhoradores de desempenho antibiótico com a capacidade de promover saúde e integridade intestinal e que demonstram excelente ação sobre os principais microrganismos enteropatogênicos, gerando excelentes resultados zootécnicos.[6]

ANTIBIOTICOTERAPIA EM SUÍNOS

Conceitualmente, os antimicrobianos utilizados para o tratamento das doenças infecciosas podem ser divididos em antibióticos obtidos de microrganismos e os quimioterápicos obtidos não naturalmente, apresentando compostos químicos sintéticos e semissintéticos. No entanto, de maneira prática, chamamos todos de antibióticos.[7]

Quando ocorrem as infecções bacterianas, o emprego dos antibióticos torna-se necessário para a garantia de saúde e bem-estar dos animais. Devem-se considerar alguns fatores para a escolha do medicamento a ser utilizado:

- Diagnóstico.
- Via de administração.
- Período de tratamento.
- Período de carência.
- Farmacocinética e farmacodinâmica.
- Antibiograma.
- Contraindicações e efeitos adversos.

O primeiro passo é o correto diagnóstico. Ele é fundamental para a escolha do antibiótico mais adequado e para que o tratamento seja o mais assertivo possível. Em casos de falhas terapêuticas, um dos motivos pode ser justamente a escolha inadequada do fármaco pelo diagnóstico incorreto.

As vias de administração mais utilizadas para a antibioticoterapia na suinocultura são oral (incluída na ração ou diluída na água de bebida) e injetável.

As vias de administração variam de acordo com as condições locais, a disponibilidade de cada molécula e a finalidade de uso. Atualmente, as autoridades da área contraindicam a utilização dos antibióticos como profiláticos e recomendam que os usos metafilático e terapêutico sejam responsáveis. Independentemente da via de administração, é importante respeitar a dose, o período de tratamento e o período de carência de cada medicamento.

- Via injetável: utilizada principalmente nos tratamentos terapêuticos, é uma via na qual se garante a dose administrada em cada um dos animais e apenas os animais selecionados são medicados. Requer maior mão de obra.
- Via água de bebida: normalmente utilizada nos tratamentos terapêuticos e metafiláticos, é uma das principais vias utilizadas, pela flexibilidade e versatilidade quando comparada ao uso dos medicamentos na ração ou via injetável. Independentemente do tipo de antibiótico usado, é importante que o medicamento seja administrado por pelo menos seis horas para que todos os animais consumam a água medicada, conforme mostrado na Tabela 1. A qualidade da água influenciará diretamente a diluição e degradação dos medicamentos: recomenda-se que o pH da água esteja entre 5,5 e 7 e a temperatura, entre 12 e 18 °C. A temperatura da água tem grande influência sobre o consumo (Tabela 1). Quando administrados em caixa d'água, recomenda-se a pré-diluição em um recipiente de plástico ou acrílico (os recipientes metálicos são contraindicados). Para a pré-diluição de medicamentos com baixa solubilidade, é recomendado o uso de água morna. Alguns medicamentos são amargos, caso em que deverão ser diluídos em uma maior quantidade de água, pois os suínos possuem muitas papilas gustativas e poderão refugar o consumo.
- Via ração: pode ser utilizada também para os tratamentos profiláticos, metafilático e terapêutico (não é a melhor opção terapêutica, pelo tempo necessário para o consumo). É importante lembrar que animais doentes tendem a reduzir o consumo de alimento.

É fundamental conhecer a farmacocinética (absorção, distribuição, metabolismo e eliminação) e a farmacodinâmica (mecanismo de ação) dos fármacos. Embora exista a ação de determinado antibiótico sobre determinada bactéria, é importante saber se o medicamento tem a capacidade de chegar com a

TABELA 1 Consumo de água

Temperatura da água	Temperatura ambiente	
	Frio (22 °C)	Quente (32/35 °C)
Água fresca (11 °C)	3,3 litros/dia	10,5 litros/dia
Água quente (30 °C)	3,9 litros/dia	6,6 litros/dia

Fonte: Brooks, 1994.[8]

concentração inibitória mínima (CIM) no tecido-alvo ou local da infecção. Os antibióticos podem ser mais ou menos absorvidos; os mais absorvidos são distribuídos em concentrações diferentes, dependendo da afinidade que cada um tem pelos tecidos corporais, e ainda podem ser excretados na forma ativa, atuando no trato gastrintestinal. Além das característica de cada molécula, os medicamentos possuem um veículo em sua formulação e esse veículo pode alterar a farmacocinética dos antibióticos. Sendo assim, é indispensável ler e respeitar a bula de cada um dos medicamentos e, se houver dúvidas, entrar em contato com o fabricante.

Os antibióticos podem ser classificados em tempo-dependentes ou dose-dependentes. Os tempo-dependentes são fármacos que precisam se manter acima da CIM durante o tratamento para que tenham ação terapêutica adequada. Já os dose-dependentes precisam alcançar de 8 a 10 vezes a CIM no soro para que tenham uma resposta clínica adequada, independentemente se a concentração sérica não se sustenta acima da CIM ao longo do tempo, porque essas drogas exibem efeito pós-antibiótico prolongado. Quando utilizados via água de bebida com a diluição na caixa d'água, é importante se atentar à qualidade da água e à correta diluição do medicamento, além de ser ofertado aos animais por pelo menos 10 a 12 horas (caso dos tempo-dependentes) e 6 a 8 horas (caso dos dose-dependentes). Em casos de administração com dosador automático, mantém-se o tempo para os dose-dependentes e considera-se a diluição para o consumo em 24 horas para os tempo-dependentes.

TABELA 2 Percentual de leitões que visitaram o bebedouro pelo menos uma vez em um período de seis horas

Dia	Número de leitões	Sexo	Tempo		
			7-9 h (2 horas)	7-11 h (4 horas)	7-13 h (6 horas)
1	23	**M**	**91**	**96**	100
	26	**F**	100	100	100
	23	**M**	**87**	100	100
	25	**F**	**92**	100	100
2	25	**F**	100	100	100
	24	**M**	**79**	100	100
	24	**F**	**96**	100	100
	26	**M**	100	100	100
% médio de leitões que visitaram o bebedouro			93,1	99,5	100

Fonte: Johnson et al., 2007.

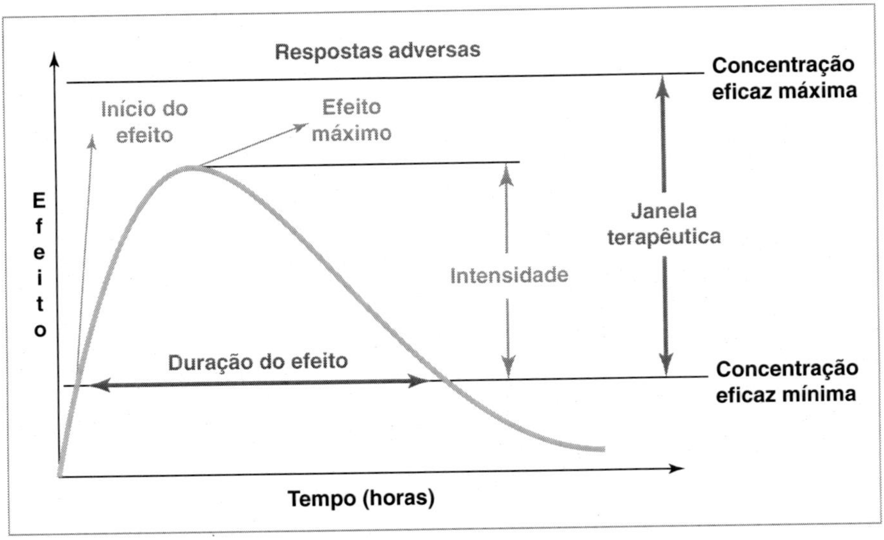

FIGURA 1 Dinâmica do perfil farmacocinético dos antibióticos.

Os antibióticos também podem ser classificados como bacteriostáticos ou bactericidas. Os antibióticos bacteriostáticos são aqueles que impedem a replicação bacteriana; em casos de imunossupressão, não são as melhores escolhas. Já os antibióticos bactericidas são aqueles capazes de causar a morte bacteriana.

A realização regular do antibiograma nos ajuda a compreender a sensibilidade das bactérias diante das diferentes moléculas antibióticas. Essa informação é valiosa para a escolha correta do tratamento e a preservação dos antibióticos, reduzindo os riscos de resistência.

Outro ponto que se deve considerar na escolha dos medicamentos são as contraindicações e os efeitos adversos (Figura 1). Alguns medicamentos possuem efeitos adversos que impedem seu uso em alguns casos. Em outras situações, os efeitos adversos ocorrem apenas quando utilizados em dosagens tóxicas.

A associação de medicamentos pode acontecer, entretanto, é importante conhecer as interações medicamentosas. Quando ocorre uma relação positiva entre os fármacos, chamamos de sinergismo, que pode ser por adição (quando o mecanismo de ação de cada um dos medicamentos é somado) ou potenciação (quando o efeito dos dois medicamentos é maior que a soma dos dois isoladamente). Quando os fármacos interagem de maneira negativa, um anulando o efeito do outro, chamamos de antagonismo. Algumas interações medicamentosas são ineficazes, gerando gastos desnecessários com as medicações, ou podem causar algum problema maior, intoxicando os animais e até mesmo casando mortalidade.

USO RACIONAL, PRUDENTE E RESPONSÁVEL DE ANTIBIÓTICOS

O uso de antibióticos na produção animal como promotores de crescimento foi um dos grandes responsáveis pelo alto desempenho produtivo. Entretanto, de forma geral, o presenciamos para corrigir falhas de manejo e na biosseguridade ou até mesmo uso excessivo, falta ou falhas de diagnóstico, uso sem prescrição veterinária, prescrições equivocadas, subdosagens, falta ou disponibilidade limitada de alternativas, uso como promotor de crescimento e falta de conscientização e educação para o uso mais adequado dessa ferramenta. Depois de muitos anos de uso na nutrição animal, os antibióticos passaram a ser vistos como um fator de risco para a saúde humana pela possibilidade de resistência cruzada com bactérias patogênicas para humanos. Por isso, diversas entidades nacionais e internacionais defendem o controle do uso de antibióticos e, nos últimos anos, diversos países, incluindo o Brasil, revisaram suas políticas para o uso de antibióticos como melhoradores de desempenho. Assim, várias moléculas tiveram seu uso proibido para essa finalidade, podendo apenas serem utilizadas como terapêuticas. Essas ações estão de acordo com as instruções dadas pela Organização Mundial da Saúde (OMS) e Organização Mundial da Saúde Animal (OMSA).

No Brasil, as mudanças mais recentes foram as proibições da colistina em 2016 e da tilosina, tiamulina e lincomicina em 2020 como promotores de crescimento (Tabela 3). Atualmente, os antibióticos aprovados como promotores de crescimento são halquinol, enramicina, bacitracina, virginamicina, avilamicina e flavomicina (Tabela 3). Contribuindo para o uso responsável de antibióticos, o Ministério da Agricultura e Pecuária (MAPA), em 24 de novembro de 2006, publicou a Instrução Normativa n. 65, conhecida como IN 65, que estabeleceu o regulamento técnico sobre os procedimentos para a fabricação e o emprego de rações, suplementos, *premixes*, núcleos ou concentrados com medicamentos para os animais de produção. Essa IN passou por algumas alterações e adequações ao longo do tempo e, em 10 de maio de 2023, o MAPA publicou a Portaria SDA n. 798, ainda chamada popularmente de IN 65, que estabelece os critérios mínimos e os procedimentos para fabricação, transferência da propriedade, posse ou detenção e emprego de produtos destinados à alimentação animal com medicamentos de uso veterinário. Em resumo, os critérios estabelecidos pela Portaria SDA n. 798 visam a um maior controle do uso de antibióticos na alimentação animal, com a necessidade do receituário veterinário e a execução de procedimentos fabris que garantam a correta inclusão dos medicamentos nos alimentos e que previnam ou mitiguem ao máximo a presença de resíduos de medicamentos em rações não medicadas.

TABELA 3 Antimicrobianos promotores de crescimento em suínos e respectiva legislação nacional referente ao seu uso

Ativo	Espécie	Legislação
Avilamicina	Suínos e aves	Permitido
Bacitracina	Suíno, aves e bovinos	Permitido – Port. nº 171, 13/12/2018
Carbadox	Suínos	Proibido – IN nº 35, 14/11/2005
Ceftiofur	Suínos	Proibido – IN nº 26, 09/07/2009
Clorexidina	Suínos e aves	Permitido – Port. SDA nº 428/2009
Colistina	Suínos	Proibido – IN nº 45, 22/11/2016
Diidrostreptomicina	Suíno, galinhas e bovinos	Proibido – IN nº 26, 09/07/2009
Enramicina	Suínos e aves	Permitido
Eritromicina	Suíno, aves e peixes	Proibido – IN nº 14, 17/05/2012
Espiramicina	Suíno, aves e bovinos	Proibido – IN nº 14, 17/05/2012
Flavomicina	Suíno, aves e peixes	Permitido
Florfenicol	Suínos	Proibido – IN nº 9, 27/06/2003
Halquinol	Suínos e aves	Permitido – Port. SDA nº 428/2009
Lincomicina	Suíno, aves e peixes	Proibido – IN nº 01, 13/01/2020
Nitrovin	Suínos, galinhas e bovinos	Proibido – IN nº 9, 27/06/2003
Olanquindox	Suínos, galinhas e bovinos	Proibido – IN nº 11, 24/11/2004
Salinomicina	Suínos e aves	Permitido
Spectromicina	Suíno, galinha, bovino e peixes	Proibido – IN nº 26, 09/07/2009
Sulfato de colistina	Suínos, aves e bovinos	Proibido – IN nº 26, 09/07/2009
Tiamulina	Suíno, galinhas e bovinos	Proibido – IN nº 01, 13/01/2020
Tilosina	Suíno, aves e peixes	Proibido – IN nº 01, 13/01/2020
Virginiamicina	Suíno, galinhas e bovinos	Permitido – Port. nº 171, 13/12/2018

Com o aumento das discussões e a preocupação sobre o tema, o grupo de especialistas sobre uso de antimicrobianos e resistência antimicrobiana da Organização das Nações Unidas para a Alimentação e a Agricultura (FAO), OMSA e OMS recomendou que a OMSA deveria desenvolver uma lista de agentes antimicrobianos de importância crítica na medicina veterinária e que a OMS deveria desenvolver uma lista de agentes antimicrobianos de importância crítica na medicina humana.

A OMSA classificou os antibióticos em três categorias:

- Agente antimicrobiano importante (VIA, do inglês *veterinary important antimicrobial agents*).
- Agente antimicrobiano altamente importante (VHIA, do inglês *veterinary highly important antimicrobials*).
- Agente antimicrobiano criticamente importante (VCIA, do inglês *veterinary critically important antimicrobials*).

Dentre os VCIA da lista da OMSA, alguns são considerados de importância crítica tanto para a saúde humana quanto para a animal, atualmente o caso das fluoroquinolonas e da terceira e quarta geração de cefalosporinas. A colistina foi movida em 2016 para a categoria de antimicrobianos criticamente importantes de prioridade mais alta da OMS. Portanto, essas duas classes e a colistina devem ser usadas de acordo com as seguintes recomendações:

- Não devem ser usadas como tratamento preventivo aplicado por ração ou água na ausência de sinais clínicos.
- Não devem ser usadas como tratamento de primeira linha, exceto quando justificado. Quando usadas como tratamento de segunda linha, este deve ser idealmente baseado nos resultados de testes bacteriológicos.
- O uso *off-label* deve ser limitado e reservado para casos em que não há alternativas disponíveis. Tal utilização deverá estar de acordo com a legislação nacional vigente.
- Proibir urgentemente seu uso como promotores de crescimento.

O uso racional, prudente e responsável de antimicrobianos é uma evolução natural da cadeia produtiva. O assunto nos faz voltar a olhar para conceitos básicos, como a boa execução de um manejo básico e a biosseguridade. O uso de antimicrobianos de forma equivocada pode tornar o tratamento ineficaz, o que pode acarretar sérias consequências. O contrário também é verdadeiro: o uso racional pode contribuir para a manutenção da eficácia e ação dos antimicrobianos utilizados na cadeia produtiva, assim como proteger a saúde do consumidor, garantindo a segurança dos alimentos de origem animal em relação aos resíduos de antimicrobianos. A redução do uso de antibióticos na suinocultura contribui ainda para a sustentabilidade do setor.

A suinocultura tem evoluído nos últimos anos nesse tema, mas claro que, dados o tamanho e a complexidade da cadeia, considerando que ainda existem produtores sem um suporte veterinário adequado, ainda há oportunidades para evoluir ainda mais. A adoção do uso racional de antimicrobianos na suinocultura brasileira de forma geral é uma tarefa bem complexa, tendo em vista as distintas realidades e os distintos desafios entre produtores e empresas.

Na Tabela 4, constam os 10 pontos de atenção indispensáveis para avançar com o uso racional, prudente e responsável de antibióticos segundo a opinião de veterinários que atuam no setor suinícola.

Segundo a OMSA, todos têm um papel importante na preservação da eficácia dos antimicrobianos. Conheça e aplique os princípios da Regra dos cinco "somentes" para o uso prudente e consciente dos antimicrobianos:

1. Somente use antimicrobianos após diagnosticado e prescritos por um médico-veterinário.
2. Somente use antimicrobianos quando necessário, pois não curam toda infecção.
3. Somente use o antimicrobiano na dosagem prescrita e respeite a duração do tratamento e período de retirada (período de carência).
4. Somente adquira antimicrobianos de fontes e distribuidores autorizados.
5. Somente use antimicrobianos associados a boas práticas de manejo e biosseguridade.

O uso racional, prudente e responsável de antibióticos diz respeito à redução do uso, e não de sua eliminação. Os antimicrobianos vão continuar sendo uma ferramenta muito importante para promover a saúde e o bem-estar dos animais.

TABELA 4 Estratégias mais importantes para auxiliar no uso racional de antimicrobianos – respostas apenas de médicos veterinários

Estratégias	Média	*Ranking*	Desvio-padrão	Moda
Limpeza e desinfecção	4,33	1	0,98	5
Programa de vacinação	4,28	2	0,96	5
Manejos básicos bem executados	4,22	3	0,93	5
Biosseguridade	4,10	4	1,12	5
Disponibilidade e qualidade da água	4,10	5	1,10	5
Ambiência e qualidade do ar	4,06	6	1,14	5
Redução de origens e clusterização	4,05	7	1,13	5
Programa nutricional	3,94	8	1,08	5
Infraestrutura das granjas	3,64	9	1,13	5
Eubióticos	3,46	10	1,23	3

ALTERNATIVAS AOS ANTIBIÓTICOS PROMOTORES DE CRESCIMENTO

Uma das estratégias para a redução do uso de antibióticos na produção animal é a restrição de seu uso como promotores de crescimento. Quando utilizados para essa finalidade, os antibióticos são inseridos em doses subterapêuticas no alimento dos animais com o objetivo de controlar as bactérias enteropatogênicas e promover melhor desempenho zootécnico.

Com as restrições e proibições dos antibióticos como promotores de crescimento, o uso de prebióticos, probióticos, pós-bióticos, ácidos orgânicos, enzimas e extratos fitogênicos como aditivos alternativos e eventuais substitutos dos antibióticos vem aumentando. Esses aditivos já existem há algum tempo, mas recentemente, pela aplicação de tecnologias mais modernas na elaboração dos produtos comerciais e restrição de uso dos antibióticos, eles têm assumido o protagonismo como aditivos promotores da saúde e integridade intestinal. Esses produtos são capazes de melhorar os índices produtivos dos animais, como consequência do controle das enterobactérias patogênicas, modulação da microbiota intestinal e modulação do sistema imune intestinal. Cada um deles tem um mecanismo de ação diferente e pode ser trabalhado individualmente e de formas associadas (com efeito sinérgico em muitos casos), seja com a associação realizada no momento da fabricação do alimento/ração, seja na fabricação do produto comercial.[9-11]

As principais combinações são:

- Extratos fitogênicos ou óleos essenciais + ácidos orgânicos.
- Prebióticos + probióticos, combinação conhecida como simbiótico.
- Enzimas, caso em que se combinam diferentes enzimas.

Os estudos relacionados à microbiota já esclareceram a relação entre uma microbiota adequada e o bom desempenho produtivo. Por isso, o emprego dos prebióticos e probióticos demonstra excelente efetividade.[12]

Existem diversos ácidos orgânicos; de forma geral, o objetivo é obter o seu efeito antimicrobiano, mas, para que ele seja efetivo, deve estar protegido ou associado ao glicerol para que chegue em sua forma não dissociada (ativa) ao intestino. Os ácidos não protegidos ou livres acabam dissociando antes de chegar ao intestino. Além da ação antimicrobiana, alguns ácidos, como o butírico, fornecem energia ao enterócito, promovendo seu desenvolvimento e melhorando as junções de oclusão.

Dentre os extratos fitogênicos, existem os mais diversos produtos e princípios ativos. Os mecanismos de ação para a promoção da saúde e integridade intestinal estão entre o controle das bactérias enteropatogênicas, principalmente pela ação sobre a membrana celular das bactérias e modulação do sistema imune, reduzindo as respostas inflamatórias exacerbadas e aumentando a capacidade de ação das células envolvidas na resposta inflamatória. Como existem inúmeros produtos, com as mais diversas combinações, o melhor caminho para a escolha adequada é realizar o diagnóstico correto e entender que produto comercial se encaixa melhor em cada situação. Para isso, contamos com os estudos de eficácia apresentados pelas empresas, mas não descarte a possibilidade de fazer testes de campo, desde que bem delineados e acompanhados.

O uso das enzimas inicialmente era focado na otimização da digestão em benefício da maior disponibilidade de nutrientes para o animal, mas atualmente vai além disso. O aumento da disponibilidade promove a redução dos custos com os alimentos e reduz a quantidade de nutrientes não digeridos, que podem ser fonte de alimento para bactérias patogênicas. A redução de alimentos para essas bactérias reduz seu desenvolvimento e, como consequência, reduz os possíveis danos causados por elas.[6]

É importante lembrar que reduzir o uso dos antibióticos requer atenção de forma holística no sistema produtivo, desde a atenção em itens básicos como o manejo e a biosseguridade, quanto à qualidade das matérias-primas na fabricação do alimento/ração, até a escolha dos aditivos que comporão os programas sanitários. Os antibióticos foram, são e provavelmente serão ferramentas-chave para a saúde e o bem-estar dos animais. As discussões e reflexões sobre esse tema não são sobre a não utilização, mas sim sobre o uso prudente e responsável, para mantermos a funcionalidade dessa ferramenta.

TABELA 5 Categorização de antimicrobianos veterinários importantes para suínos

	Criticamente importantes	Altamente importantes	Importantes
Aminociclitol			
Espectinomicina	X		
Aminoglicosídeos			
Di-hidroestreptomicina	X		
Estreptomicina	X		
Aminoglicosídeos + 2 desoxistreptamina			
Apramicina	X		
Fortimicina	X		
Gentamicina	X		
Canamicina	X		
Neomicina	X		
Paromomicina	X		

continua

TABELA 5 Categorização de antimicrobianos veterinários importantes para suíno (*Continuação*)

	Criticamente importantes	Altamente importantes	Importantes
Anfenicóis			
Florfenicol	X		
Tianfenicol	X		
Ansamicina – rifamicinas			
Rifaximina		X	
Arsenical			
Nitarsona			X
Roxarsona			X
Biciclomicina			
Bicozamicina			X
Cefalosporinas 1ª geração			
Cefalexina		X	
Cefalosporinas 3ª geração			
Ceftiofur	X		
Ceftriaxona	X		
Cefalosporinas 4ª geração			
Cefquinoma	X		
Lincosamidas			
Lincomicina		X	
Pirlimicina		X	
Macrolídeos			
Eritromicina	X		
Tulatromicina	X		
Josamicina	X		
Kitasamicina	X		
Mirosamicina	X		
Espiramicina	X		
Terdecamicina	X		
Tildipirosina	X		
Tilmicosina	X		
Tilosina	X		
Tilvalosina	X		
Sedecamicina	X		

continua

TABELA 5 Categorização de antimicrobianos veterinários importantes para suíno (*Continuação*)

	Criticamente importantes	Altamente importantes	Importantes
Ortosomicinas			
Avilamicina			X
Penicilinas			
Benzilpenicilina	X		
Benzilpenicilina procaína/penicilina benzatina	X		
Amdinopenicilinas			
Mecilinam	X		
Aminopenicilinas			
Amoxicilina	X		
Ampicilina	X		
Aminopenicilina + inibidores de betalactamase			
Amoxicilina + ácido clavulânico	X		
Ampicilina + sulbactam	X		
Ureidopenicilina			
Aspoxicilina	X		
Fenoxipenicilinas			
Fenoximetilpenicilina	X		
Antistafilocócico penicilinas			
Cloxacilina			
Dicloxacilina	X		
Oxacilina	X		
Derivados do ácido fosfônico			
Fosfomicina		X	
Pleuromutilinas			
Tiamulina		X	
Valnemulina		X	
Polipeptídeos			
Bacitracina		X	
Enramicina		X	

continua

TABELA 5 Categorização de antimicrobianos veterinários importantes para suíno (*Continuação*)

	Criticamente importantes	Altamente importantes	Importantes
Quinolonas			
Flumequina		X	
Ácido oxolínico		X	
Ciprofloxacina	X		
Danofloxacina	X		
Difloxacina	X		
Enrofloxacina	X		
Marbofloxacina	X		
Norfloxacina	X		
Ofloxacina	X		
Orbifloxacina	X		
Quinoxalinas			
Carbadox			X
Olaquindox			X
Sulfonamidas			
Ftalilsulfatiazol	X		
Sulfaclorpiridazina	X		
Sulfadiazina	X		
Sulfadimetoxazol	X		
Sulfadimetoxina	X		
Sulfadimidina	X		
Sulfadoxina	X		
Sulfamerazina	X		
Sulfametoxina	X		
Sulfamometoxina	X		
Diaminopirimidinas			
Baquiloprim	X		
Trimetoprima	X		
Sulfonamidas + diaminopirimidinas			
Sulfametoxipiridazina	X		
Sulfonamida + trimetoprima	X		

continua

TABELA 5 Categorização de antimicrobianos veterinários importantes para suíno (*Continuação*)

	Criticamente importantes	Altamente importantes	Importantes
Estreptograminas			
Virginiamicina			X
Tetraciclinas			
Clortetraciclina	X		
Doxiciclina	X		
Oxitetraciclina	X		
Tetraciclina	X		
Tiostreptona			
Nosieptida			X

Fonte: adaptada de Lista de Antimicrobianos de Importância Veterinária da OIE/WOAH.

REFERÊNCIAS

1. Associação Brasileira de Proteína Animal (ABPA). Relatório Anual 2023. São Paulo: ABPA, 2023. Disponível em: https://abpa-br.org/noticias/abpa-lanca-seu-relatorio-anual-2023/. Acesso em: 14 mar. 2024.
2. Associação Brasileira dos Criadores de Suínos (ABCS). O uso prudente e eficaz de antibióticos na suínocultura: uma abordagem integrada. Brasília: ABCS, 2022.
3. Rasschaert G, Van Elst D, Colson L, Herman L, Ferreira HCC, Dewulf J, et al. Antibiotic residues and antibiotic-resistant bacteria in pig slurry used to fertilize agricultural fields. Antibiotics (Basel). 2020;9(1):34.
4. Brasil. Ministério da Agricultura, Pecuária e Abastecimento. Atualização sobre Uso Racional de Antimicrobianos e Boas Práticas de Produção. 2022.
5. Manaia CM, Donner E, Vaz-Moreira I, Hong P. Antibiotic Resistance in the Environment: A Worldwide Overview. Springer; 2020.
6. Albino LFT, Feres FA, Dionizio MA, Rostagno HS, Vargas Júnior GJ, Carvalho COD, et al. Uso de prebióticos à base de mananoligossacarídeo em rações para frangos de corte. Revista Brasileira de Zootecnia. 2006;35(3):742-9.
7. World Health Organization. Antimicrobial resistance: an emerging water, sanitation and hygiene issue. WHO/FWC/WSH/14.7, 2014.
8. Brooks PR. Water – Forgotten Nutrient and Novel Delivery System. In: X
9. Simposium of Biotechnology in The Feed Industry, 1994, Nottingham. Proceedings... Nottingham: Hardcover, 1994, p.30-54.
10. Attia YA, Zeweil HS, Alsaffar AA, El-Shafy AS. Effect of non-antibiotic feed additives as an alternative to flavomycin on productivity, meat quality and blood parameters in broilers. Archives Geflügelk. 2011;75:40-8.
11. Aristides LGA, Paiao FG, Murate LS, Oba A. The effects of biotic additives on growth performance and meat qualities in broiler chickens. Int J Poult Sci. 2012;11(9):599-604.
12. Cardinal K, Pires PGS, Ribeiro AML. Promotor de crescimento na produção de frangos e suínos. Pubvet. 2020;14(3).

13. Niewold TA. The nonantibiotic anti-inflammatory effect of antimicrobial growth promoters, the real mode of action? A hypothesis. Poult Sci. 2007;86(4):605-9.
14. Almond G. How much water do pigs need? In: IV North Carolina Healthy Hogs Seminar, 1995, Greenville. Proceedings... Greenville: ed College of Veterinary Medicine North Caroline State University, 1995, p.10-9.
15. Almond G, Monahan K. Water Mediction With Antibiotics In: X North Carolina Healthy Hogs Seminar, 2000, Greenville. Proceedings... Greenville: ed College of Veterinary Medicine North Caroline State University, 2000.
16. Associação Brasileira dos Criadores de Suínos (ABCS). Bem-estar animal na produção de suínos: da recepção no frigorífico até o abate com garantia de qualidade.
17. Barcellos DESN. Influência da qualidade da água sobre alguns parâmetros de produtividade e sanidade em suinocultura. In: VII Congresso Brasileiro de Veterinários Especialistas em Suínos. Anais 1995, p. 52-6.
18. Brasil. Diálogos Setoriais União Europeia – Brasil. Estratégias do SVO e Setor Privado para Adoção de Gestação Coletiva de Matrizes Suínas. 2016.
19. Johnson AK, Edler RA, Holck JT, Lawrence BV, Baker RG. Drinking behavior of nurserypigs for oral vaccine administration. Iowa State University Animal Industry Report. 2007.
20. Majumder MAA, Rahman S, Cohall D, Bharatha A, Singh K, Haque M, et al. Antimicrobial Stewardship: Fighting Antimicrobial Resistance and Protecting Global Public Health. Infect Drug Resist. 2020;13:4713-38.
21. Mendéz MSC, Silva AM, Andretta I, Hauschild L. Uso de ácidos orgânicos na nutrição de suínos nas fases de creche, crescimento e terminação: uma revisão. In: Oelke CA, Moraes GF, Galati RL, organizadores. Zootecnia: pesquisa e práticas contemporâneas. São Paulo: Científica Digital; 2022. p. 218-31.
22. Taylor G, Roese G, Brewster C. Water medication for pigs. Primefact. 2006.
23. United States Department of Agriculture (USDA). PDS Online: Livestock and Poultry. 12 de julho de 2022. Disponível em https://apps.fas.usda.gov/psdonline/app/index.html#/app/downloads. Acesso em: 09 set. 2023.
24. World Health Organization. Five key points to consider for the development and optimal use of new antibiotics. 2021.
25. World Health Organization. WHO Critically Important Antimicrobials for Human Medicine 6th Revision. Geneva: WHO; 2019.
26. World Organization for Animal Health. Lista de Agentes Antimicrobianos Importantes para La Medicina Veterinaria. 2021. Disponível em: https://www.woah.org/app/uploads/2021/06/e-oie-lista-antimicrobianos-junio2021.pdf. Acesso em: 10 mar. 2024.

14

Guia prático para elaboração de um Plano de Produção de uma Granja de Suínos

Ricardo Josué Cogo

PLANO DE PRODUÇÃO

O Plano de Produção de uma Granja de Suínos (PPGS) é o primeiro passo para a elaboração de um projeto técnico de uma granja a ser construída.

O plano de produção servirá de base para que os engenheiros definam as dimensões necessárias da construção, como os projetos civil, hidráulico e elétrico.

Para elaborar um bom plano de produção, é necessária a definição de algumas premissas iniciais, as quais serão descritas a seguir.

Modelo de produção

O modelo de produção define o produto que se deseja comercializar na exploração de suínos, podendo ser de leitões desmamados, leitões descrechados e animais terminados, subdivididos em grupos pelas fases de produção, de acordo com a Figura 1.

Modelos de produção

Unidade de Produção de leitões Desmamados

Unidade de Produção de leitões Desmamados (UPD) é a estrutura dentro da cadeia de produção de suínos que contém as matrizes em reprodução com todas as estruturas necessárias para a produção de leitões desmamados.

As áreas físicas a serem definidas nesse modelo são de reprodução, que engloba os setores Recria de Leitoas, Gestação e Maternidade.

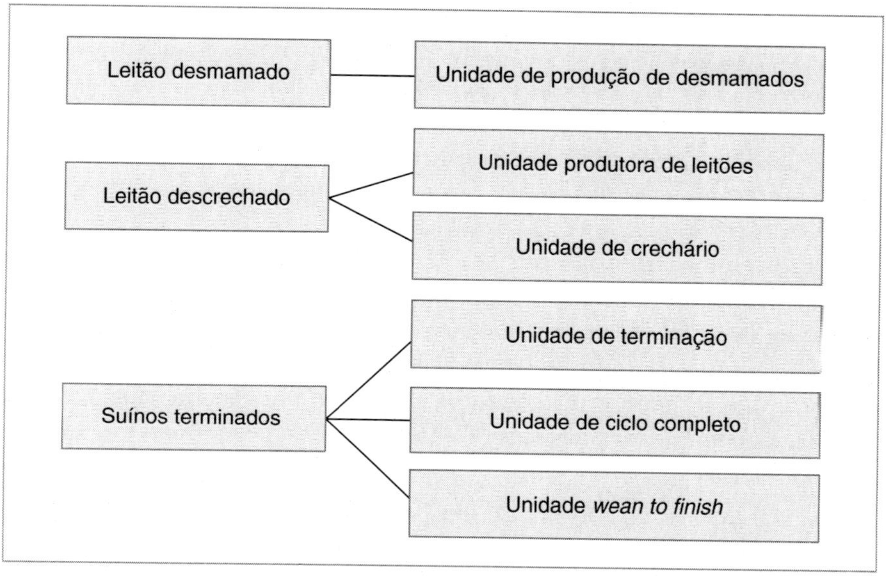

FIGURA 1 Esquema de produção por exploração de suínos.

O produto nesse modelo de produção são leitões de 7 a 8 kg, com aproximadamente 28 dias de idade.

Unidade de Produção de Leitões descrechados

A Unidade de Produção de Leitões descrechados (UPL) é uma estrutura que conta com as categorias de animais de uma unidade de UPD e mais a fase de creche no mesmo sítio, ou seja, na mesma área de biossegurança onde o fluxo é contínuo.

Nesse modelo, o produto são leitões de 20 a 25 kg e aproximadamente 63 a 70 dias de vida.

Crechário

A unidade de crechários é composta somente pela fase de creche, onde os animais são oriundos de outra localidade e enviados para esse sistema. Finalizada a fase de creche, os animais reproduzidos são destinados a unidades de engorda ou terminação.

Os crechários são muito utilizados quando se deseja verticalizar sistemas integrados de produção de suínos, onde existem muitas granjas UPD de médio e pequeno porte fornecendo leitões para o sistema.

O principal objetivo da utilização do crechário é buscar a maturação e a equalização do sistema imunológico dos leitões por meio de programas vacinais, medicamentosos e nutricionais adequados, favorecendo o desenvolvimento de uma microbiota adequada para o melhor desenvolvimento dos animais nas fases subsequentes e, principalmente, evitando altas mortalidades.

O ambiente da creche é considerado de transição, onde o leitão deve ser preparado de acordo com seu desenvolvimento. A temperatura nesse ambiente deve variar com a idade dos animais para que seu sistema termorregulador seja competente na fase seguinte.

A dieta também deve ser adaptativa. No início da fase de creche, a dieta é rica em ingredientes de digestibilidade alta, como derivados lácteos e proteínas de origem animal como plasma sanguíneo. Com a evolução do sistema digestivo, o aumento do consumo e a melhora na capacidade absortiva, as dietas vão sendo compostas por outros ingredientes de menor digestibilidade e menos complexas, com menor custo, preparando os leitões para as dietas na fase de engorda e terminação.

Unidade de Terminação

A Unidade de Terminação (UT) é composta pela fase que vai de aproximadamente 20 a 25 kg de peso (final de creche) até o peso desejado de abate. A determinação do peso final para abate é fundamental para que a granja seja eficiente; quanto maior o peso final de abate, maior o espaço necessário para alojar os suínos.

A fase de terminação/engorda tem o objetivo de proporcionar ao suíno todas as condições ideais de temperatura, nutrição e sanidade para o máximo desenvolvimento e expressão genética.

É nessa fase que temos os maiores custos de produção e as maiores oportunidades para buscar um bom resultado econômico da atividade.

Unidade de Ciclo Completo

As Unidades de Ciclo Completo são comuns em regiões onde a suinocultura se caracteriza por produtores independentes, ou seja, que não estão ligados a agroindústrias integradoras. Esse modelo de produção está sofrendo uma redução nos últimos anos.

Nesse modelo, todas as fases de produção estão presentes em uma mesma área de biossegurança.

Unidade *Wean-to-Finish*

A Unidade *Wean-to-Finish* foi criada em sistemas que possuem alojamento em unidades com uma única origem, mas apropriado a granjas UPD de grande porte, em que o custo logístico no transporte dos animais é alto e muito estressante aos animais, proporcionando alto grau de tecnologia em climatização.[4]

Consiste em uma instalação mista, com condições de proporcionar aos suínos conforto térmico exigido na fase de creche e terminação, visto que recebe animais desmamados e fornece animais terminados ao mercado.

O sistema de alimentação também deve ser compatível com a fase de desenvolvimento dos suínos e capaz de regulagem adequada para leitões desmamados e terminados.

É muito comum nesse sistema de produção o alojamento dos animais em metade da área útil com a densidade em dobro e, após finalizada a fase de creche, se realiza o desdobramento para todos os galpões. Esse manejo é justificado pela maior necessidade de calor na fase de creche, despendendo menor investimento em climatização nesse período específico.[3]

Os principais desafios enfrentados são os equipamentos que atendam ambas as fases de creche e terminação, colaboradores que possuam habilidade de trabalho em creche e terminação e maior gasto com aquecimento.

Definição do ciclo reprodutivo

O ciclo reprodutivo compreende os seguintes períodos:

Período gestacional + período lactacional + intervalo desmama-cio

Exemplo: 115 dias + 28 dias + 4 dias = 147 dias de ciclo reprodutivo (21 grupos de produção)

Definição de grupos de produção

Em toda unidade de produção de leitões que possui área de reprodução, as matrizes estão distribuídas em grupos. O número de grupos é definido pelo ciclo de produção, ou seja:

- **Semanal:** 21 grupos (Figura 2).
- **Quinzenal:** 10 grupos.
- **Trissemanal:** 7 grupos.
- **Mensal:** 5 grupos.

Ciclo de produção

O ciclo de produção é determinado pelo intervalo necessário para que cada grupo de produção esteja finalizado com toda a agregação de custo necessário.

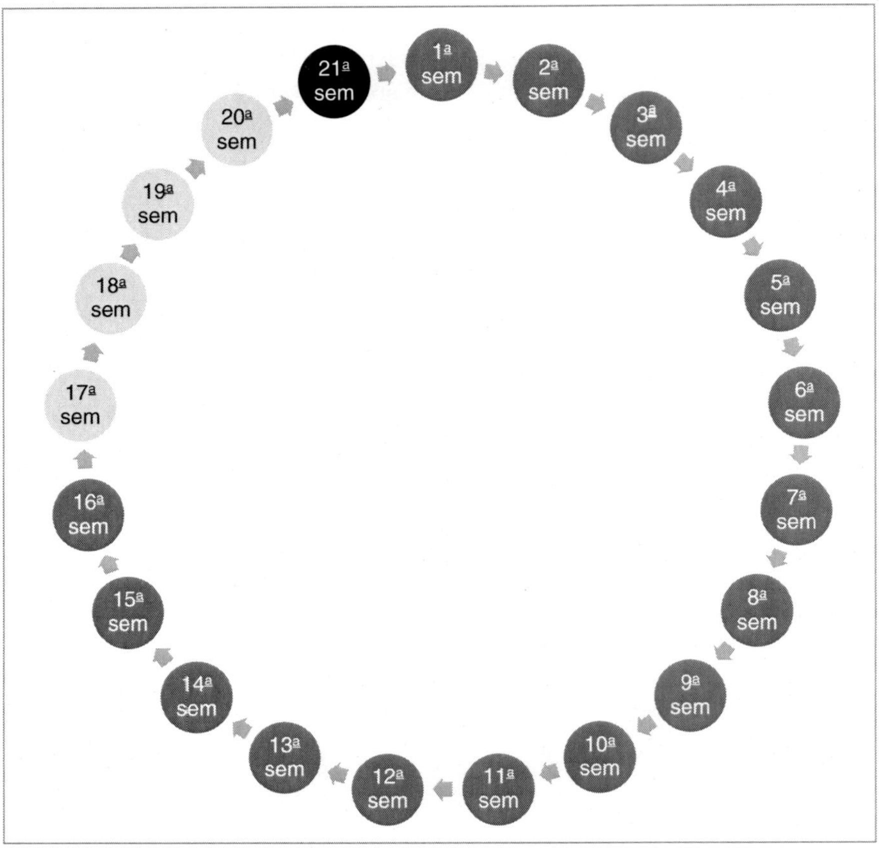

FIGURA 2 Exemplo de ciclo reprodutivo em manejo semanal. Cinza-escuro: fêmeas gestantes; cinza-claro: fêmeas lactantes; preto: fêmeas desmamadas.

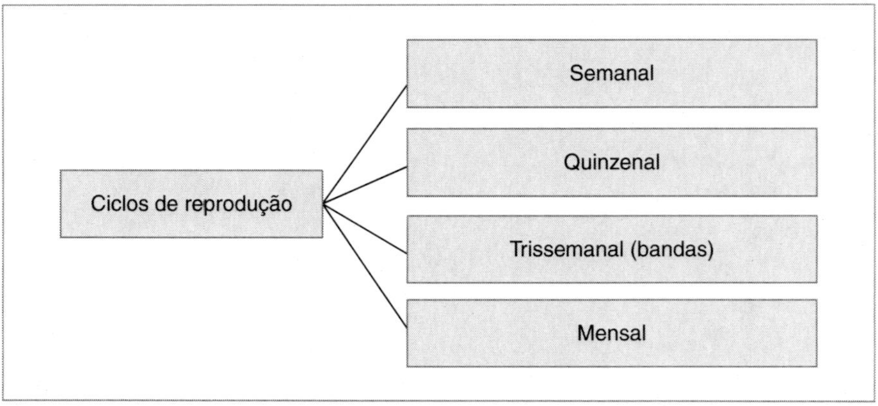

FIGURA 3 Tipos de ciclo de produção.

Para que o ciclo de produção seja compatível com a unidade produtora, deve-se determinar a idade média à desmama que se deseja aplicar, podendo ser de:

- 21 dias (em desuso devido ao bem-estar animal; prazo de adequação: 01/01/2045).
- 24 dias (mínimo permitido pela Instrução Normativa 265).
- 28 dias (mais indicado para fins de melhora reprodutiva e desenvolvimento de leitões, muito utilizado nos sistemas de UPD).

Semanal

Nesse ciclo de produção, semanalmente há atividades relacionadas a inseminação/coberturas, partos, desmamas e venda de animais. Esse ciclo é utilizado em granjas de grande porte, com equipes de trabalho especializadas em cada setor da granja. Esse sistema de produção funciona como uma linha de montagem, em que cada colaborador possui atividade suficiente para preencher toda a sua jornada de trabalho diária, e cada fase de produção possui um padrão de entrega, sejam elas fêmeas desmamadas em condição ideal, fêmeas inseminadas, fêmeas no pré-parto e leitões entregues em condições ideais. É um sistema que demanda maior disponibilidade de mão de obra.

Outro fato importante é a questão sanitária. Caso a exploração tenha um surto de alguma doença infecciosa, nesse modelo temos animais de todas as idades e o fluxo constante de pessoas nos setores, o que facilita a transmissão. Nesse caso, é mais difícil quebrar o ciclo da enfermidade, visto que a maioria dos animais possui uma característica de peso, idade e maturidade do sistema imune. Isso pode comprometer o vazio sanitário das instalações da granja.

Quinzenal e mensal

Os ciclos de produção quinzenal (14 dias) e mensal (28 dias) são mais adequados para granjas de médio e pequeno porte com o objetivo de concentrar a venda/entrega de leitões, porém nesse sistema ora temos manejos acontecendo simultaneamente, ora não, o que provoca períodos de maior sobrecarga das equipes de trabalho. Nesses ciclos de produção se valoriza o vazio sanitário em razão da saída de todos os animais de uma única vez, evitando a contaminação e quebrando o ciclo das enfermidades.

Ciclos de produção com mais de 28 dias podem ser realizados, porém são pouco utilizados.

Bandas (trissemanal)

O ciclo trissemanal (21 dias) ou bandas pode ser utilizado em qualquer tamanho de explanação, porém demanda maior investimento em estruturas, principalmente de maternidade, quando comparado com uma granja convencional de manejo semanal. Esse ciclo tem como principal objetivo o padrão sanitário do rebanho e está muito alinhado com as tendencias mundiais de utilização de antibióticos na produção animal.[6]

Nesse manejo, é possível concentrar as atividades em semanas distintas de produção, ou seja, semanas em que ocorrem inseminações, partos, desmamas. Nesse caso, as equipes de trabalho são capacitadas em várias atividades e desempenham funções diferentes a cada semana de trabalho (Tabela 1).

Esse modelo de produção oferece ganhos logísticos na transferência de animais, venda de leitões, recebimento de matrizes (marras) e entrega de sêmen.

TABELA 1 Resumo da distribuição dos trabalhos em uma granja conforme o intervalo entre lotes escolhido

Intervalo entre lotes				
	Semanal	14 dias	21 dias	28 dias
Semana 1	P, D, C	D, P	D	D, C
Semana 2	P, D, C	C	C	P
Semana 3	P, D, C	D, P	P	
Semana 4	P, D, C	C	D	
Semana 5	P, D, C	D, P	C	D, C
Semana 6	P, D, C	C	P	P
Semana 7	P, D, C	D, P	D	
Semana 8	P, D, C	C	C	

P: parto; D: desmama; C: cobertura.

Premissas técnicas (produtividade)

Antes de iniciar o esboço do sistema de produção, é necessário definir as premissas técnicas de produtividade da exploração suinícola. Elas serão fundamentais para a definição de todos os espaços para acomodar todos os animais e o período de higienização das instalações nos momentos de desocupação das áreas (vazio sanitário).

Definição do número de matrizes

Na análise da cadeia de suínos, para definir o número de matrizes necessárias e um bom dimensionamento da granja, primeiro é necessário determinar qual número de animais terminados se deseja produzir por semana e, a partir dessa premissa, definir os índices de produtividade desejados.

Na Figura 4, temos demonstrado uma análise macro na distribuiçãc da quantidade de animais por área de uma granja de ciclo completo ou modelo verticalizado de origem única. Definido o número de animais que se deseja produzir ao abate ou ao mercado, são aplicadas as taxas de perda em cada etapa, definindo a quantidade de animais que antecede, desdobrando-se assim até chegar ao volume necessário de matrizes.

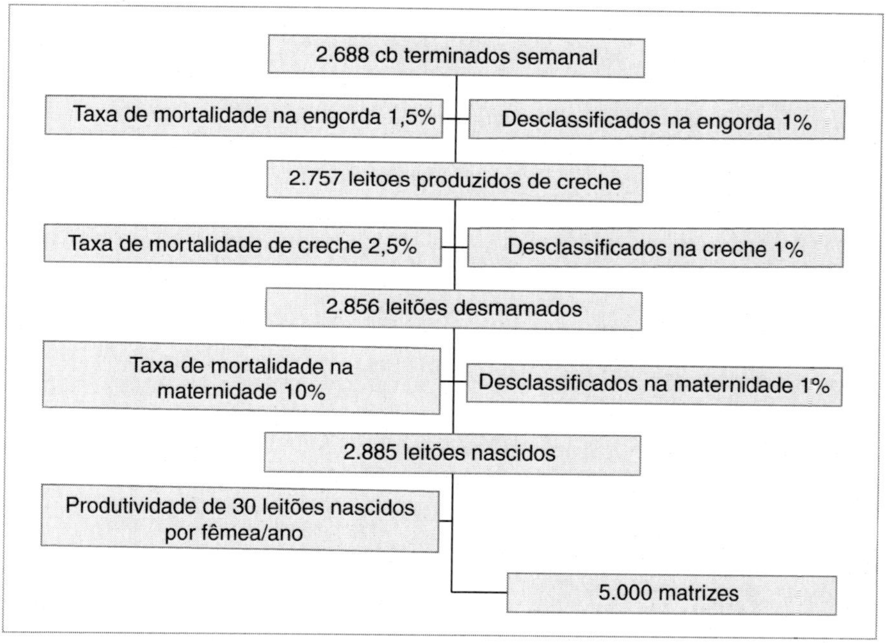

FIGURA 4 Exemplo de produção para uma granja de 5 mil matrizes.
cb: cabeças de animais

Premissas técnicas

As premissas técnicas são um detalhamento das perdas definidas no item anterior, em que serão aplicados os alvos de peso de animais para cada categoria de produção. As premissas técnicas também serão utilizadas como metas para produtividade da granja.

Índices zootécnicos

Junto às premissas de produção, os índices zootécnicos devem ser considerados como alvo de eficiência para a exploração suinícola, expressando o potencial genético e das instalações da exploração de suínos.

TABELA 2 Exemplo de premissas técnicas para uma granja de 5 mil matrizes

Premissas técnicas	Ciclo completo	
Matrizes	5.000,0	cb
Produção	30,0	DFA
Taxa de reposição do plantel	45,0	%
Mortalidade de matrizes	5,0	%
Mortalidade de leitões na maternidade	10,0	%
Taxa de classificação de maternidade	99,0	%
Mortalidade na creche	2,5	%
Taxa de classificação na creche	99,0	%
Mortalidade na engorda	1,5	%
Taxa de classificação na terminação	99,0	%
Peso inicial na creche	7,5	kg
Peso final na creche	23,0	kg
Peso inicial na terminação	23,0	kg
Peso final na terminação	130,0	kg

cb: cabeças de animais.
DFA: Desmamados Fêmea Ano.

Tendências genéticas atuais consideram em média um avanço de 0,3 leitões desmamados a mais por ano, ou seja, aproximadamente a cada 3 anos teremos um leitão a mais produzido e devemos considerar esse ganho na definição dos espaços necessários para maternidade, creche, recria e engorda dos animais, quando consideramos todo o ciclo de produção.

Períodos de ocupação e vazio sanitário

Cada área de produção de uma granja é ocupada por um grupo de animais determinado por um lote de produção.

O lote de produção pode ser definido por:

- **Categoria de animal:** matrizes, leitoas de reposição, leitões etc.
- **Idade:** leitões desmamados, leitões de creche e suínos de terminação.
- **Período reprodutivo:** matrizes em gestação, matrizes em lactação e matrizes vazias.

Para a elaboração do plano de produção, é necessário definir o tamanho dos grupos de animais, o período de permanência na área de ocupação e o período de vazio sanitário necessário para higienização das instalações e possíveis manutenções preventivas dos equipamentos.

TABELA 3 Exemplo de índices zootécnicos para uma granja de 5 mil matrizes

Índices zootécnicos		
Partos por fêmea/ano	2,43	
Intervalo entre partos	150	dias
Nascidos totais	14,42	cb
Nascidos vivos	13,56	cb
Desmamados	12,33	cb
Produção anual	150.000	cb
Produção semanal UPL	2.885	cb
Desclassificados na maternidade	29	cb
Fornecimento semanal para crechários	2.856	cb
Desclassificados na saída de creche	29	cb
Fornecimento semanal para engorda	2.757	cb
Desclassificados na saída de engorda	28	cb
Fornecimento anual ao abate	139.778	cb
Fornecimento semanal ao abate	2.688	cb
Fornecimento diário ao abate	**538**	**cb**

TABELA 4 Exemplo de períodos de ocupação e vazio sanitário de uma granja de 5 mil matrizes

Períodos de ocupação		
Período de recria	87	dias
Vazio sanitário	7	dias
Período de preparação de marras	80	dias
Vazio sanitário	7	dias
Período de gestação	115	dias
Período de gaiola	28	dias
Vazio sanitário de gaiola	7	dias
Período de baia	87	dias
Vazio sanitário de baia	7	dias
Período de lactação	28	dias
Vazio sanitário	7	dias
Intervalo desmama-cobertura	7	dias
Período de creche	42	dias
Vazio sanitário	7	dias
Período de terminação	115	dias
Vazio sanitário	7	dias

Áreas de construção e equipamentos

Em uma exploração de suínos, todas as categorias animais possuem uma definição clara de espaço necessário para a promoção de bem-estar animal definido por lei. A Instrução Normativa n. 113, de 16 de dezembro de 2020, é o documento oficial vigente que estabelece as boas práticas de manejo nas granjas de suínos de criação comercial. Nesse documento estão contidas as premissas de condições necessárias de espaço físico, contato positivo, práticas de enriquecimento ambiental e eutanásia de animais, regulamentando que os sistemas de criação devem ser projetados, construídos e regularmente inspecionados de forma a reduzir o risco de lesões, doenças ou estresse para os suínos, permitindo o manejo seguro e a movimentação dos animais.

Na definição da área construída, deve-se levar em consideração que o espaço definido deve ser suficiente para que todos possam descansar simultaneamente, para que cada animal consiga se deitar, levantar e se mover livremente e que haja espaço suficiente para acesso a alimentação e água em quantidade e qualidade suficiente para seu desenvolvimento, independentemente da quantidade de animais do grupo de produção, minimizando interações agonistas (brigas).

TABELA 5 Regras de espaçamento mínimo por animal segundo a Instrução Normativa n. 113[2]

Categoria animal	Tipo de alojamento	Densidade/condição
Marras pré-cobertura	Coletivo	1,30 m²
Marras gestantes	Coletivo	1,50 m²
Matrizes gestantes e vazias	Coletivo	> 2,00 m²
Matrizes em cobertura e até 35 dias de gestação	Individual	Poder se levantar sem encostar simultaneamente nos dois lados e na barra superior da gaiola
Matrizes em lactação	Individual	Poder se levantar sem encostar simultaneamente nos dois lados e na barra superior da gaiola
Cachaços adultos	Baias	> 6,00 m²
Leitões de creche até 30 kg de peso vivo	Coletivo	> 0,27 m²
Leitões de creche com mais de 30 kg de peso vivo e recria	Coletivo	100 kg por 1,00 m²
Animais de terminação até 100 kg de peso vivo	Coletivo	> 0,90 m²
Animais de terminação com mais de 100 kg de peso vivo	Coletivo	Área = 0,036 × PV × 0,667

Todas as áreas de produção conforme a categoria animal devem conter área hospitalar para recuperação dos suínos doentes ou machucados, com sistemas de fornecimento de calor para as categorias de maternidade e creche.

Os embarcadouros/desembarcadouros de animais devem ter uma inclinação máxima de 25° do nível do solo e dar condições de conforto sem causar lesões, escorregões e quedas, facilitando a movimentação dos animais e estar posicionados junto à cerca de isolamento.

Todas as áreas de produção devem conter alguma forma de enriquecimento ambiental, como palha, feno, cordas, correntes, madeira, maravalha, borracha, plástico.

O sítio de produção deve conter estruturas que promovam a biossegurança, compatíveis com o tipo de exploração de acordo com a legislação vigente.

Outras condições importantes que devem ser respeitadas são: renovação constante de ar, incidência de luz natural, incidência de luz mínima de 8 horas durante o dia e período de escuro de no mínimo 6 horas, e sistema de controle térmico promovendo condições de conforto nas diferentes categorias.

Com base nas informações de dimensionamento e estruturas anexas que devem fazer parte de uma exploração de suínos e as premissas de produção, podemos determinar a área construída. A Tabela 6 mostra o exemplo de uma granja para 5 mil matrizes.

TABELA 6 Exemplo de área útil para um sistema de produção com 5 mil matrizes

Necessidades de área construída				
	Cb	Área útil/cb.	Area útil/total	Und.
Período de recria	538	1,00	537,77	m²
Vazio sanitário de recria	43	1,00	43,27	m²
Período de preparação de marras	495	1,80	890,11	m²
Vazio sanitário de recria	43	1,80	77,88	m²
Período de gestação	3.833		7.833,33	m²
Período de gaiola	933	Gaiolas		
Vazio sanitário	233	Gaiolas		
Período de baia	2.900	2,50	7.250,00	m²
Vazio sanitário	233	2,50	583,33	m²
Período de lactação	933	Gaiolas		
Vazio sanitário	233	Gaiolas		
Intervalo desmama-cobertura	233	Gaiolas		
Período de creche	19.990	0,33	6.596,83	m²
Período de terminação	48.042	1,30	62.455,12	m²
Total	74.065		86.267,65	m²

A seguir, temos um exemplo do detalhamento do cálculo para uma definição básica da área construída para uma granja de 5 mil matrizes com manejo semanal de produção, desmama de 28 dias e autorreposição de matrizes.

Período de recria de marras

O período de recria compreende o intervalo entre a idade de saída de creche das futuras matrizes até o período de seleção de marras, em que os animais são classificados pelo seu genótipo e fenótipo se estão aptos à reprodução.

Para a definição da área necessária para comportar as futuras matrizes em preparação, devem-se considerar o número total de matrizes produtivas, a taxa de reposição anual, a idade de início de recria, a idade de seleção de marras, o vazio sanitário ideal para a fase e a área útil necessária por matriz em preparação. Para todos os cálculos de área de animais em uma granja, quando não for um número inteiro, deve-se sempre arredondar para o próximo número inteiro.

Pode ser utilizada a seguinte fórmula:

$$A^1 = (((N_M * R)/52) \times (P/7)) * A^2$$
$$A^1 = (((5000 * 45\%)/52) * (94/7)) * 1$$
$$A^1 = 581{,}04 \sim 582 \text{ m}^2$$

Sendo:

A^1 = área útil total em metros quadrados.
N = número total de matrizes em unidades.
R = taxa de reposição anual de matrizes em percentual.
P = período de recria + período de vazio sanitário em dias.
A^2 = área útil por fêmea em recria em metros quadrados.

Para determinação do período de recria, utiliza-se a seguinte fórmula:

$$P = (IS - IC) + V$$
$$P = (150 - 63) + 7$$
$$P = 94 \text{ dias}$$

Sendo:

P = período de recria + período de vazio sanitário em dias.
IS = idade de seleção de marras em dias.
IC = idade de saída da creche em dias.
V = vazio sanitário adequado em dias.

Período de preparação de marras

O período de preparação de marras compreende o tempo necessário entre a seleção das marras para a reprodução e a idade média da primeira cobertura. Esse ambiente deve possuir sistema de alimentação e espaço suficiente para que as marras tenham um ganho de peso diário compatível com a recomendação da genética e o mínimo de perdas possíveis. Para o cálculo dessa área, levam-se em consideração o número de matrizes produtivas, a taxa de reposição anual do plantel, o período de preparação de marras e a área útil por marra em preparação.

Pode ser utilizada a seguinte fórmula:

$$A^1 = (((N_M * R)/52) \times (P/7)) * A^2$$
$$A^1 = (((5000 * 45\%)/52) * (87/7)) * 1{,}8$$
$$A^1 = 967{,}99 \sim 968 \text{ m}^2$$

Sendo:

A^1 = área útil total da preparação de marras em metros quadrados.
N = número total de matrizes em unidades.
R = taxa de reposição anual de matrizes em percentual.
P = período de preparação de marras + período de vazio sanitário em dias.
A^2 = área útil por fêmea em preparação de marras em metros quadrados.

Para determinação do período de preparação de marras, utiliza-se a seguinte fórmula:

$$P = (IS - IC) + V$$
$$P = (150 - 230) + 7$$
$$P = 87 \text{ dias}$$

Sendo:

P = período de preparação de marras em dias + período de vazio sanitário em dias.
IS = idade de seleção de marras em dias.
IC = idade média de cobertura em dias.
V = vazio sanitário adequado em dias.

Período de gestação

O período de gestação compreende o intervalo entre cobertura/inseminação e a transferência para o setor de maternidade. Esse período, de acordo com a legislação vigente, pode ocorrer no alojamento em gaiolas individuais de gestação até a confirmação da prenhez da matriz (máx. 35 dias); os demais dias de gestação devem ocorrer em ambientes coletivos.

Para determinar a área útil do ambiente coletivo de gestação, devem-se levar em consideração o número de matrizes produtivas, o período em ambiente coletivo e o intervalo entre partos, utilizando a seguinte fórmula:

$$A^1 = (P/I) * M) * A^2$$
$$A^1 = ((94/150) * 5000) * 2{,}5$$
$$A^1 = 7.833{,}33 \sim 7834\ m^2$$

Sendo:

A^1 = área de gestação coletiva em metros quadrados.
P = período de baia em dias + período de vazio sanitário em dias.
I = intervalo entre partos em dias.
M = matrizes produtivas em unidades.
A^2 = área útil por fêmea em metros quadrados.

Para determinação do período de baia + vazio sanitário, utiliza-se a seguinte fórmula:

$$P = (G - C) + V$$
$$P = (115 - 28) + 7$$
$$P = 94 \text{ dias}$$

Sendo:

P = período de baia + período de vazio sanitário em dias.
G = período de gestação em dias.
C = período de gaiolas individuais em dias.
V = vazio sanitário em dias.

Para determinação do número de gaiolas individuais, são necessários o número de matrizes produtivas, o período definido em gaiolas e o intervalo entre partos. Utiliza-se a fórmula:

$$G = ((P + V))/I) * M$$
$$G = ((28 + 7)/150) * 5000$$
$$G = 1.166{,}66 \sim 1167 \text{ gaiolas}$$

Sendo:

G = gaiolas necessárias em unidades.
P = período de permanência em gaiolas em dias.
V = vazio sanitário em dias.
I = intervalo entre partos em dias.
M = matrizes produtivas em unidades.

Para determinação do intervalo entre partos, são necessários o período de gestação, o período de lactação e o intervalo desmama-cio. Utiliza-se a fórmula:

$$I = G + L + I^2$$
$$I = 115 + 28 + 7$$
$$I = 150 \text{ dias}$$

Sendo:

I = intervalo entre partos em dias.
G = período de gestação em dias.
L = período de lactação em dias.
I^2 = intervalo desmama-cobertura em dias.

Período de creche

O período de creche compreende o intervalo entre a desmama e o início da fase de recria e engorda. Para determinar a área útil para essa fase, são necessários o período de permanência na creche, o vazio sanitário desejado e o fornecimento semanal de leitões, conforme a fórmula:

$$A^1 = F^* ((P + V)/7) * A^2$$
$$A^1 = 2856^*((42 + 7)/7) * 0{,}33$$
$$A^1 = 6596{,}83 \sim 6597 \text{ m}^2$$

Sendo:

A^1 = área útil total de creche em metros quadrados.
F = fornecimento semanal de leitões desmamados em unidades.
P = período de creche em dias.
V = vazio sanitário em dias.
A^2 = área útil por leitão em metros quadrados.

Período de recria e terminação

O período de recria e terminação compreende o intervalo entre a saída de creche e o abate. Para determinar a área útil para essa fase, são necessários o período de permanência na terminação, o vazio sanitário desejado e o fornecimento semanal de leitões descrechados, conforme a fórmula:

$$A^1 = F^* ((P + V)/7) * A^2$$
$$A^1 = 2.757^* ((115 + 7)/7) * 1{,}30$$
$$A^1 = 86.267{,}65 \sim 86.268 \text{ m}^2$$

Sendo:

A^1 = área útil total de recria e terminação em metros quadrados.
F = fornecimento semanal de leitões descrechados em unidades.
P = período de terminação em dias.
V = vazio sanitário em dias.
A^2 = área útil por leitão em metros quadrados.

Estruturas anexas ao sistema de produção e equipamentos

Em uma exploração de suínos, algumas estruturas não estão contempladas na área útil de ocupação dos animais, porém são essenciais para liberação e registro da exploração de suínos no Ministério da Agricultura e Pecuária (MAPA) para a promoção de biosseguridade. Essas condições estão ligadas diretamente à fiscalização das agências agropecuárias de cada estado; como exemplo, serão descritas as exigências da Agência de Defesa Agropecuária do Paraná (Adapar).[1]

Cerca de isolamento

A exploração de suínos deve conter uma barreira física (cerca) que delimite uma área limpa onde estão localizados os animais, insumos e equipamentos de manejo.

A cerca deve ter no mínimo 1,5 m de altura e na parte inferior no mínimo 1 m de tela, com malha de 6 cm e base sólida de 10 cm. Deve estar no mínimo a 5 metros das instalações e ter portão de acesso único, com sistema de desinfecção e controle de entrada por escrito. Para os galpões com ventilação natural, todas as suas aberturas devem conter telas para evitar a entrada de pássaros.

Barreira sanitária (escritório)

O escritório deve estar posicionado junto à cerca de isolamento, com área suja voltada para a parte externa, proporcionando um único acesso para a exploração de suínos. Entre a área suja e a área limpa, deve haver um sistema de higienização e troca de roupas e calçadas. A área limpa deve possuir espaço suficiente para armazenagem para medicamentos, sêmen e outros materiais.

O vestiário deve conter local apropriado para armazenagem de roupas externas e deve dispor de roupas de uso exclusivo interno para colaboradores e visitantes. Além disso, deve conter banheiro com chuveiro, lavatório e vaso sanitário.

O refeitório deve estar posicionado na área limpa e possuir um óculo para passagem dos alimentos.

Armazenamento de ração e insumos

A exploração de suínos deve conter estrutura necessária para armazenagem de ração suficiente para o consumo de todos os animais conforme a capacidade de fornecimento. As granjas que recebem ração a granel devem conter silos que devem estar localizados dentro da área limpa junto à cerca periférica e com condição de serem abastecidos pelos caminhões graneleiros pela área externa.

Para determinar a capacidade necessária de estocagem, deve-se considerar o consumo semanal de todas as categorias de animais e a capacidade de produção e transporte da fábrica de rações. Como exemplo, na Tabela 7 temos o consumo de ração de um sistema de produção de uma granja de 5 mil matrizes.

TABELA 7 Consumo de ração de um sistema de produção de 5 mil matrizes

Previsão de consumo de ração				
	Cb	Consumo/cb/dia	Consumo/dia	Und.
Período de recria	537,77	2,000	1.075,55	kg
Período de preparação de marras	494,51	2,500	1.236,26	kg
Período de gestação	3.833,33	2,200	8.433,33	kg
Período de lactação	933,33	4,500	4.200,00	kg
Intervalo desmama-cobertura	233,33	3,200	746,67	kg
Período de creche	17.134,62	0,595	10.195,10	kg
Período de terminação	45.285,87	2,200	99.628,92	kg
Total (kg)	68.453		125.515,82	kg
Total (ton)			125,52	Ton.

A capacidade de armazenagem deve ser compatível com o plano de produção da fábrica de ração multiplicando o consumo diário para a fase pelos dias necessários para armazenagem, conforme a fórmula:

$$\text{Capacidade mínima do silo} = \text{consumo diário de ração} \times \text{número de dias} + 1$$

Exemplo:

Consumo de ração de recria diário: 1.075,55 kg
Número de dias de armazenagem: 7

Capacidade mínima do silo = 1.075,55 × (7 + 1)
Capacidade mínima do silo = 8,60 toneladas

Sistema de processamento de animais mortos (compostagem)

O sistema de processamento de animais mortos deve ser dimensionado de acordo com o tipo e o tamanho da exploração suinícola e, quando localizado fora da área de biosseguridade da granja, deve ter barreira de isolamento própria.[5]

O dimensionamento do sistema de processamento deve levar em consideração primeiro a quantidade de massa anual de resíduo gerado. Para o cálculo, são utilizadas as premissas consideradas na Tabela 8.

TABELA 8 Informações necessárias para estimativa de quantidade, massa e volume de carcaça de animais mortos e resíduos de produção de uma granja de suínos

Granjas de terminação, creche e *wean-to-finish*	Granjas de ciclo completo UPD e UPL
Número de animais alojados	Número de matrizes (fêmeas)
Tempo de alojamento (lotes)	Número de reprodutores (machos)
Intervalo entre lotes (dias)	Tempo de alojamento por fase (dias)
Peso médio de carcaça (kg)	Número de partos por matriz/ano
Densidade de carcaça (kg/m³)	Número de leitões por parto
Taxa média de mortalidade (%)	Peso médio de carcaça por fase/categoria (kg/m³)
	Taxa média de mortalidade por fase/categoria (%)

UPD: Unidade de Produção de leitões Desmamados; UPL: Unidade de Produção de Leitões descrechados.

Definida a massa de resíduos produzido, deve-se dimensionar o tamanho e formato do sistema de compostagem.

CONSIDERAÇÕES FINAIS

O plano de produção de uma exploração de suínos deve ser a primeira tarefa a ser realizada, pois ele terá as informações básicas para que os engenheiros civis, mecânicos e elétricos executem os projetos com menor custo e maior eficiência.

Erros no projeto podem causar perdas produtivas e reprodutivas graves, portanto, essa fase deve ser executada por um time multidisciplinar experiente. Devem-se levar em consideração todas as variáveis locais, como clima, localização, disponibilidade de mão de obra, cultura local e outros fatores que mesmo indiretos possam interferir no projeto e, assim, todos os objetivos serão alcançados.

REFERÊNCIAS

1. Agência de Defesa Agropecuária do Paraná. Portaria n. 265, de 17 de setembro de 2018. Dispõe sobre biosseguridade mínima para estabelecimentos que produzem suínos para fins comerciais.
2. Brasil. Ministério da Agricultura, Pecuária e Abastecimento/Secretaria de Defesa Agropecuária. Instrução Normativa n. 113, de 16 de dezembro de 2020. Diário Oficial da União. 2020;242(1):5.
3. Consoni W, Cristani J, Klaumann F, Arruda PM, Zimmermann AT, Lorenzetti RG, et al. Análise produtiva e econômica de suínos criados nos sistemas wean-to-finish e convencional de produção. Arq Bras Med Vet Zootec. 2015 67(4):1087-95.
4. Medeiros BBL. Bem-estar e desempenho de suínos criados em sistema "wean to finish" [tese de doutorado]. Campinas: Faculdade de Engenharia Agrícola da Universidade Estadual de Campinas; 2013.
5. Nicoloso RS, Barros EC. Manual de dimensionamento e manejo de unidades de compostagem de animais mortos para granjas de suínos e aves. Concórdia: Embrapa Suínos e Aves, 2019.
6. Fontana D, Ulguim R, Dias AC, Feronato C. Manejo em bandas na suinocultura. Congresso ABRAVES; 2015. p. 159-66.

15

Nutrigenômica: uma nova perspectiva aplicada à suinocultura

Alanne Tenório Nunes
Guilherme Henrique Gebim Polizel
Miguel Henrique de Almeida Santana
Heidge Fukumasu

INTRODUÇÃO

Os animais de produção desempenham papel fundamental para alimentar a população humana. No ano de 2050, estima-se que a população mundial atingirá um total de 9,7 bilhões de pessoas[1] e a demanda por produtos de origem animal aumentará em 75% em relação ao consumo de carnes e ovos e 58% em produtos lácteos. Para atender a essa demanda, é fundamental aumentar a eficiência dos sistemas em produzir esses alimentos.

Considerando a produção de suínos, segundo a Associação Brasileira de Proteína Animal (ABPA), o Brasil produziu 5 milhões de toneladas em 2022, das quais 1,1 milhão foi exportada.[2] O consumo *per capita* nesse mesmo ano foi de 18 kg no país, o que consiste em um aumento de cerca de 1 kg em relação ao ano anterior. Esse aumento está associado à maior atratividade aos consumidores em razão do preço internacional da carne, bem como a uma mudança de cultura entre a população. Além disso, é um reflexo da estagnação do consumo da carne de frango e redução do consumo de carne bovina, cujos índices apresentaram os menores números desde 2004.[3]

Segundo a Associação Brasileira dos Criadores de Suínos (ABCS), o consumo de carne suína vem apresentando um aumento progressivo nos últimos 9 anos. Porém, para sustentar esse efeito nas próximas décadas, é necessário garantir o custo-benefício da produção. Para isso, diversas estratégias vêm sendo levantadas, destacando-se a necessidade de aumentar a produtividade e a sustentabilidade do sistema.

Dos 17 Objetivos de Desenvolvimento Sustentável (ODS) apresentados pela Organização das Nações Unidas até 2030, ao menos quatro deles estão associados à necessidade de aumentar a produtividade animal e reduzir o impacto ambiental de atividades agropecuárias. Segundo Godfray et al.,[4] o ideal seria alcançar uma "intensificação sustentável de produção agrícola", o que, em outras palavras, representaria aumentar a produção, fazendo uso de menos área e recursos, além de reduzir a competitividade de consumo de alimentos entre animais e humanos de maneira sustentável.

Em espécies economicamente importantes, como suínos (*Sus scrofa domesticus*), a trajetória de desenvolvimento ao longo do ciclo produtivo é impactada por uma série de eventos, os quais podem se refletir em um fenótipo adulto com potencial para desempenho e fertilidade. Bartol et al.[5] defendem que, uma vez que o fenótipo é um reflexo dinâmico do curso de desenvolvimento, um único genótipo pode produzir mais de um fenótipo, o que reforça a importância do manejo realizado nos ambientes de produção ao longo da vida útil sobre a sustentabilidade dos sistemas.

Nesse sentido, novas tecnologias deverão ser desenvolvidas para otimizar a eficiência dos sistemas de produção, com menor impacto ao meio ambiente. Essas tecnologias devem incluir inovações e melhorias na saúde, nutrição, melhoramento genético, reprodução e bem-estar animal, áreas que têm sido amplamente discutidas nas últimas décadas. No entanto, para desenvolver novas tecnologias visando a otimizar esses aspectos nos sistemas produtivos, é necessária uma compreensão holística da biologia animal.

Para tal, existem diversas ferramentas que estão relacionadas às ciências ômicas, destacando-se entre elas o campo da nutrigenômica. Essa área da ciência tem como objetivo avaliar o efeito da ingestão de nutrientes sobre a transcrição do genoma, com diversas possibilidades de aplicação, incluindo a seleção de fenótipos desejáveis em animais de produção.[6,7]

Os nutrientes e compostos bioativos interagem com o genoma para determinar as exigências nutricionais e o desempenho potencial de cada animal. Essa interação é dinâmica e pode ser modulada por meio de mudanças na expressão gênica em pontos-chave da vida de um animal em resposta a esses nutrientes e compostos. Portanto, é importante entender como dietas e seus componentes afetam a expressão gênica e como essas mudanças influenciam a expressão de proteínas, o metabolismo e a saúde, visando a melhorias na eficiência dos sistemas de produção animal.

PARTICULARIDADES BIOLÓGICAS DA ESPÉCIE SUÍNA

Suínos apresentam particularidades em relação a demais espécies de animais domésticos, as quais foram avaliadas no estudo de Ji et al.,[8] sendo destacada pelos autores a necessidade de levá-las em consideração para desenvolver métodos visando a melhorar o desempenho da espécie. Essas particularidades podem ser resumidas na Figura 1.

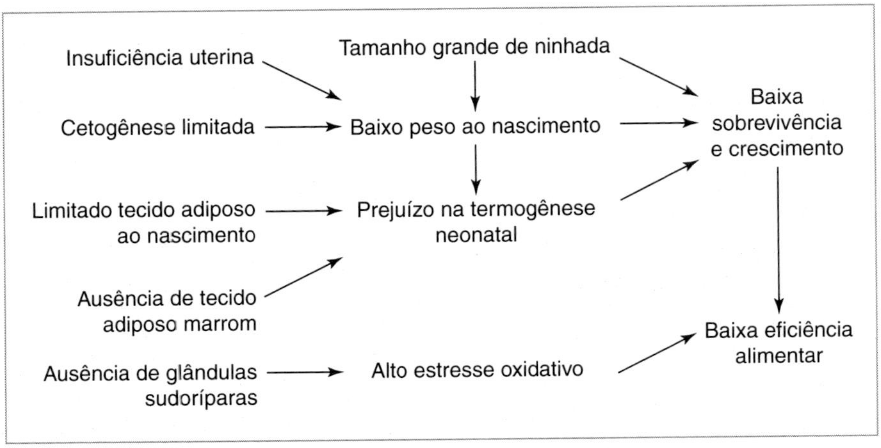

FIGURA 1 Particularidades da biologia de suínos.
Fonte: adaptado de Ji et al., 2017.[8]

Primeiro, os suínos apresentam ausência de tecido adiposo marrom, utilizado na oxidação de ácidos graxos de cadeia longa e glicose, o que se reflete em um maior risco de hipotermia e alta mortalidade em neonatos, especialmente em leitões que sofreram restrição de crescimento uterino.[9] Não obstante, porcas apresentam um ganho excessivo de tecido adiposo branco subcutâneo ao longo da gestação em condições de consumo de alimentos *ad libitum*, o que, embora assegure a manutenção de reservas corporais, aumenta o risco de mortalidade embrionária ou.[10,11]

Por isso, a fim de reduzir tais índices e evitar o efeito negativo do alto escore de condição corporal sobre o desempenho na lactação, produtores submetem porcas em gestação a uma restrição alimentar. Marrãs gestantes recebem cerca de 50% do que seria consumido em uma dieta *ad libitum*, o que consiste em um caso de subnutrição. Tal fato torna inadequado o fornecimento de aminoácidos ao longo da gestação, especialmente daqueles limitantes, como L-arginina, L-glutamina, glicina e L-prolina, o que afeta o crescimento e desenvolvimento fetais, afetando também as taxas de ganho de peso e eficiência alimentar pós-natal de suínos.[12]

Além disso, suínos apresentam uma limitação do processo de cetogênese, por consequência da baixa expressão da enzima 3-hidroxi-3-metilglutaril-CoA hepático (HMG-CoA) sintase, o que responde pelas baixas concentrações de corpos cetônicos no plasma em condições de privação de alimentos. Os corpos cetônicos são compostos usados para a produção de adenosina trifosfato em tecidos como cérebro, músculo esquelético, coração, rins e intestino delgado, mas em porcos contribui de forma muito pouco significativa para o suprimento de energia.[13]

Não obstante, suínos em fase fetal sintetizam ácidos graxos e triacilgliceróis de forma limitada, o que se reflete em um total de apenas 1% de lipídeos no corpo de leitões recém-nascidos, em comparação a mais de 10% observados em outros mamíferos recém-nascidos.[14,15] Por consequência, suínos utilizam glicose e aminoácidos como seus principais combustíveis metabólicos.[8]

Por fim, os suínos não possuem glândulas sudoríparas funcionais, fazendo uso da respiração na dissipação de calor, o que os torna altamente suscetíveis ao estresse térmico. Este resulta em estresse oxidativo, o que ocasiona maior produção de espécies reativas de oxigênio, afetando a utilização de nutrientes para ganho de peso e prejudicando a resposta imune e síntese de proteína muscular.[16-18]

CRESCIMENTO FETAL EM SUÍNOS

Estudos relatam a importância da condição de restrição de crescimento intrauterino em suínos, que consiste em uma condição de crescimento e desenvolvimento prejudicados no embrião, no feto ou em seus órgãos ao longo da gestação.[8] Esse processo é identificado quando se observa um peso ao nascer ou peso do feto inferior a dois desvios-padrão do peso corporal médio considerando a idade gestacional.[11]

Sabe-se que a condição uterina se torna um fator limitante para o crescimento fetal após os 35 dias de gestação, ainda que os fetos sejam distribuídos de maneira uniforme dentro de cada corno.[19] A restrição de crescimento uterino, além de levar ao nascimento de leitões com peso reduzido, afeta a estrutura de órgãos, o processo de adaptação dos neonatos, a sobrevivência pré-desmame e o crescimento pós-natal, além da eficiência alimentar e saúde ao longo da vida.[11,20]

Entre os principais fatores que contribuem para essa condição em suínos encontra-se a desnutrição materna. Quando ocorre antes do acasalamento ou durante o período periconceptual, afeta a qualidade do oócito, o desenvolvimento e a sobrevivência do neonato, além de afetar a saúde materna ao longo da lactação.[21] Quando ocorre ao longo da gestação, prejudica o crescimento e o desenvolvimento de embriões e fetos, especialmente quando envolve uma restrição na ingestão de energia e proteína, que são os principais fatores que afetam o crescimento fetal.[12,22,23] Esse quadro é agravado quando a desnutrição ocorre nas últimas três semanas de gestação, fase de maior crescimento fetal.[11]

Além disso, tem sido observada a presença de resistência à insulina materna na fase final da gestação, o que, apesar do potencial de aumentar a disponibilidade de glicose e aminoácidos para o feto, prejudica o fluxo sanguíneo placentário. Isso ocorre porque a insulina aumenta a síntese de proteínas no músculo, inibe a degradação de proteína muscular e aumenta o nível plasmático de metilargininas, o que inibe a síntese endotelial de óxido nítrico, reduzindo a entrega de nutrientes e oxigênio para o feto.[24]

Estudos têm demonstrado o efeito da desnutrição ao longo da gestação sobre o desenvolvimento de leitões. Além da redução do peso ao nascimento, foram demonstrados efeitos da desnutrição sobre a redução do peso de cérebro e fígado, além de prejuízos no desenvolvimento ósseo e de fibras musculares esqueléticas.[25,26]

Por outro lado, também tem sido destacado que a supernutrição durante a fase anterior ao acasalamento ou período periconceptual pode aumentar a mortalidade embrionária e reduzir o crescimento de suínos.[27] Além disso, foi observado que, em situações de alto consumo de proteína, o aumento dos níveis plasmáticos de amônio afeta negativamente o crescimento do concepto.[8] Quando a supernutrição ocorre ao longo da gestação, por sua vez, afeta o consumo de alimentos na lactação, além de afetar negativamente sobre o número de fibras musculares na prole e a sobrevida pós-natal.[10]

Considerando o impacto da nutrição sobre o crescimento fetal e o desempenho de suínos, o presente capítulo destina-se a avaliar pesquisas envolvendo a utilização de uma nova área da ciência, a nutrigenômica. Esta consiste em uma ciência multidisciplinar, cujo potencial permitirá alcançar diversos benefícios na suinocultura atual. O objetivo é avaliar o impacto dos achados de estudos anteriores sobre a seleção de fenótipos desejáveis nesse tipo de sistema, além de elucidar novas abordagens, incluindo estudos de programação fetal, que têm sido alvo de pesquisas que visam a superar os desafios inerentes à área da suinocultura.

NUTRIGENÔMICA

Genômica nutricional é um conceito cunhado por Dean DellaPenna em 1999. Consiste em uma área promissora, que pode ser definida como a aplicação de técnicas ômicas para estudar as ciências nutricionais e a tecnologia dos alimentos. Em suma, é a área responsável por abordagens que visam a otimizar a saúde e a produtividade por meio da compreensão dos efeitos da dieta em nível molecular.

De modo geral, os nutrientes, assim como fatores ambientais, podem interagir com o material genético. Bull e Fenech[28] demonstraram que fatores dietéticos influenciam o metabolismo e o reparo de DNA de diversas maneiras. Micronutrientes, por exemplo, atuam como cofatores para enzimas ou fazem parte da estrutura de proteínas essenciais na síntese e reparo do DNA, prevenção de danos oxidativos ao DNA e manutenção do processo de metilação. Além do impacto dos nutrientes sobre o desenvolvimento do fenótipo, sabe-se hoje que a resposta a um nutriente específico também é influenciada pelo genótipo individual.

Com base nisso, definiram-se duas áreas de avaliação da interação entre genótipo e nutriente. A primeira consiste na nutrigenômica, a qual explora o efeito de componentes dietéticos sobre a expressão gênica e, por consequência, sobre a expressão de proteínas e metabólitos de um indivíduo; enquanto a segunda consiste na nutrigenética, que explora o efeito da variação genética individual em decorrência de componentes bioativos do alimento.[29]

Pesquisas anteriores na área de nutrigenômica têm se dedicado a avaliar o efeito de modulações da dieta em suínos sobre a expressão gênica. Entre eles, pode-se citar um estudo de Fanalli et al.,[30] em que se avaliaram os efeitos da suplementação de porcos machos com dietas enriquecidas com diferentes perfis de ácidos graxos (suplementação de óleo de canola, óleo de peixe ou óleo de soja) sobre a expressão gênica no fígado dos animais. Os autores observaram que a dieta afetou o perfil de ácidos graxos no fígado, especialmente em relação aos ácidos graxos poli-insaturados e saturados, além de levar à diferenciação na expressão de genes associados ao metabolismo, vias metabólicas, doenças neurodegenerativas, processos inflamatórios e redes de resposta imune.

Rosa-Medina et al.[31] avaliaram o efeito da suplementação de dietas de porcas em lactação e leitões na fase de creche com capsaicina sobre a expressão gênica de leitões pós-desmame. Foi observado um maior número de genes diferencialmente expressos em leitões descendentes de porcas alimentadas com capsaicina durante a lactação. Destacam-se os genes *FHDC1*, *SEXO2* e *MYH7*, regulados negativamente quando as porcas foram alimentadas com capsaicina durante a lactação, e o gene *TXNRD3*, regulado negativamente quando os suínos foram alimentados com capsaicina após o desmame. Håkenåsen et al.[32] investigaram os efeitos da suplementação com a levedura *Cyberlindnera jadinii* no desenvolvimento da função gastrintestinal e saúde em leitões durante as duas primeiras semanas após o desmame. Observaram-se diferenças quanto ao perfil de transcriptoma pós-desmame, com destaque para a redução de efeitos negativos sobre as funções imunológicas no pós-desmame em leitões alimentados com levedura em comparação com o grupo controle. Outro estudo,[33] que avaliou a substituição do milho por batata-doce cozida na dieta de porcos em crescimento, demonstrou que a porcentagem de inclusão desse alimento na dieta é positivamente correlacionada com o aumento da expressão de IGF-1, além dos diferentes níveis de inclusão da batata-doce na dieta terem afetado alguns fenótipos avaliados (ingestão alimentar e peso corporal).

Em suma, o campo da nutrigenômica aplicada aos suínos tem se mostrado uma promissora área de pesquisa que busca compreender como a interação entre genes e nutrientes afeta o metabolismo e a saúde desses animais. Além disso, a nutrigenômica permite identificar biomarcadores associados a características desejáveis, como resistência a doenças e perfil de ácidos graxos saudáveis, contribuindo para a produção de carne suína de alta qualidade e mais sustentável. Por meio dessa abordagem inovadora, a nutrigenômica oferece perspectivas de avanço na produção de suínos, beneficiando tanto a indústria quanto os consumidores em busca de alimentos mais saudáveis e nutritivos.

NOVAS ABORDAGENS: EPIGENÉTICA E PROGRAMAÇÃO FETAL

Em suínos, existe uma grande preocupação em aumentar a prolificidade, o que é alcançado por meio da maximização do número de descendentes por ninhada, fator afetado pela taxa de ovulação, taxa de fertilização e sobrevivência do embrião.[34] Além disso, busca-se otimizar a capacidade uterina funcional, que consiste no número máximo de fetos que podem ser levados a termo.[35,36] Uma vez que a seleção é realizada buscando por ninhadas cada vez maiores, tem sido observado um reduzido peso ao nascimento aos leitões, além de altas taxas de mortalidade pré-desmame.[34]

Com base nisso, e tendo em vista a importância de otimizar o desempenho animal ao longo da vida, diversos estudos têm sido realizados nas últimas décadas com o objetivo de compreender o efeito da chamada programação fetal. Este conceito refere-se a um evento que ocorre ao longo do desenvolvimento embrionário fetal, momento crítico de desenvolvimento de órgãos e tecidos. Nessa etapa, a nutrição da fêmea pode afetar permanentemente funções metabólicas, estruturais e fisiológicas do feto.[23] De forma geral, esse termo refere-se a um processo de sustentar ou afetar um estímulo ou deficiência em algum ponto crucial do desenvolvimento do feto.[37]

Durante a gestação, a desnutrição ou supernutrição pode afetar a estrutura dos órgãos e prejudicar a saúde pré-natal e neonatal, além de afetar o processo de crescimento, desenvolvimento e o fenótipo de eficiência alimentar para ganho de tecido magro em suínos. Esses efeitos podem ser mantidos nas próximas gerações, sendo a programação fetal um processo associado ao fenômeno desses impactos transgeracionais mediados por alterações estáveis e hereditárias da expressão gênica.[8]

Tais alterações ocorrem por meio de modificações de DNA e histonas sem a presença de mudanças nas sequências de DNA, ao que se denomina epigenética.[38] A regulação de caráter epigenético, por sua vez, ocorre por meio de mecanismos moleculares como modificações da cromatina, metilação do DNA, modificações de histonas e mecanismos baseados em pequenos RNA não codificantes.[39] A herança epigenética transgeracional pode ser definida como uma herança mediada por linhagem germinativa de informações epigenéticas entre gerações, que resulta em uma variação de fenótipos.[38]

Caso haja um comprometimento nutricional ao longo da gestação, ocorrem adaptações em múltiplos tecidos que produzem disfunção metabólica ao longo da vida. Em virtude da partição de nutrientes fetais, o músculo esquelético pode ser desproporcionalmente afetado pela restrição do crescimento fetal, levando ao retardo do crescimento pós-natal em suínos.[40] Assim, quando há aporte nutricional reduzido, ocorre a preferência do organismo materno por fornecer nutrientes a órgãos de funções vitais (fígado e cérebro). Além disso, dependendo da função e do tipo de fibra muscular, a partição nutricional durante a gestação pode ser afetada.[41] Essa partição de nutrientes pode estar relacionada às diferentes concentrações de fator de crescimento semelhante à insulina (IGF, do inglês *insulin-like growth factor*) maternas, conforme apontado por Sferruzzi-Perri et al.[42]

Estudos demonstram que a desnutrição no período neonatal, assim como na gestação, pode reduzir o desempenho de crescimento e a eficiência alimentar em leitões pós-desmame em 5 a 10%. Nessas etapas, tem sido sugerida a suplementação de aminoácidos funcionais e vitaminas, como uma estratégia para melhoria da eficiência de produção de carne suína e sustentabilidade da indústria suína global.[8]

Resultados descritos por Ji et al.[43] sustentam o fato de que os nutrientes desempenham um papel fundamental na expressão gênica e que, portanto, casos de desnutrição materna ou neonatal afetam vias metabólicas, crescimento celular, diferenciação e desenvolvimento fetal. Estudos anteriores confirmam essa evidência; por exemplo, Wu, Imhoff-Kunsch e Girard[44] demonstraram que o fornecimento de uma dieta pobre em proteínas durante a gestação aumentou a expressão e a atividade do receptor de glicocorticoide no feto, com potencial para aumentar a capacidade de gliconeogênese em adultos.

Além disso, Guo et al.[45] avaliaram o efeito da suplementação de porcas durante a gestação com diferentes doses de vitamina D3 sobre o peso e as características de carcaça de 18 leitões. Foi observado que a suplementação de vitamina D3 reduziu perda por gotejamento, força de cisalhamento, ácidos graxos saturados totais e proporção n-6:n-3, enquanto aumentou a pontuação de marmoreio, pontuação subjetiva de cor, área do músculo longuíssimo, ácidos graxos monoinsaturados totais (MUFA, do inglês *monounsaturated fatty acids*), teor de ácidos graxos poli-insaturados e a razão entre ácidos graxos poli-insaturados e ácidos graxos saturados totais. Esses resultados demonstram um efeito positivo da suplementação de matrizes com a vitamina D3 sobre a qualidade da carne dos suínos, sendo a dose ótima de 3.200 UI/kg de dieta basal.

Ademais, Cong et al.[46] demonstraram que a deficiência proteica ao longo da gestação e lactação afetou o metabolismo de colesterol hepático em leitões recém-desmamados por meio da regulação da expressão de HMG-CoA redutase e colesterol-7-alfa-hidroxilase (CYP7α1). Não obstante, Ji et al.[8] sugeriram intervenções nutricionais envolvendo a suplementação dietética com aminoácidos e vitaminas, para superar os efeitos adversos de restrições nutricionais sobre o desempenho pré- e pós-natal de suínos. Segundo os autores, essa suplementação poderia auxiliar no crescimento, desenvolvimento e sobrevivência fetal não apenas por meio da sinalização celular, mas também via regulação epigenética da expressão e funções das proteínas.

CONSIDERAÇÕES FINAIS

Os resultados da literatura nas áreas de nutrigenômica e programação fetal ressaltam a importância de mecanismos subjacentes envolvendo a epigenética, visando à regulação da expressão de genes e transcrição de fatores-chave envolvidos com processos metabólicos inerentes a fenótipos de interesse na produção animal. Além disso, este capítulo evidencia o potencial dessa área objetivando a seleção de características desejáveis e a superação de desafios inerentes ao sistema de produção de suínos.

REFERÊNCIAS

1. ONU, 2017
2. Associação Brasileira de Proteína Animal (ABPA). [Internet]. Estatísticas setoriais [citado em 13 dez. 2023]. Disponível em: https://abpa-br.org/estatisticas-setoriais/.
3. Associação Brasileira dos Criadores de Suínos (ABCS) [Internet] [citado em 13 dez. 2023]. Disponível em: https://abcs.org.br/.
4. Godfray HC, Beddington JR, Crute IR, Haddad L, Lawrence D, Muir JF, et al. Food security: The challenge of feeding 9 billion people. Science. 2010;327(5967):812-8.
5. Bartol FF, Wiley AA, George AF, Miller DJ, Bagnell CA. PHYSIOLOGY AND ENDOCRINOLOGY SYMPOSIUM: Postnatal reproductive development and the lactocrine hypothesis. J Anim Sci. 2017;95(5):2200-10.
6. Madeira MS, Lopes PA, Costa P, Coelho D, Alfaia CM, Prates JAM. Reduced protein diets increase intramuscular fat of psoas major, a red muscle, in lean and fatty pig genotypes. Animal. 2017;11(11):2094-102.
7. Núñez Y, Radović Č, Savić R, García-Casco JM, Čandek-Potokar M, Benítez R, et al. Muscle transcriptome analysis reveals molecular pathways related to oxidative phosphorylation, antioxidant defense, fatness and growth in Mangalitsa and Moravka pigs. Animals. 2021;11(3):1-24.
8. Ji Y, Wu Z, Dai Z, Wang X, Li J, Wang B, Wu G. Fetal and neonatal programming of postnatal growth and feed efficiency in swine. J Anim Sci Biotechnol. 2017;8(1): 1-15.
9. Satterfield MC, Wu G. Brown adipose tissue growth and development: significance and nutritional regulation. Front Biosci. 2011;16(4):1589-608.
10. Kim SW, Hurley WL, Wu G, Ji F. Ideal amino acid balance for sows during gestation and lactation. J Anim Sci. 2009;87(14 Suppl):E123-32.
11. Wu G, Bazer FW, Wallace JM, Spencer TE. Board-invited review: intrauterine growth retardation: implications for the animal sciences. J Anim Sci. 2006;84(9):2316-37.

12. Wu G, Bazer FW, Johnson GA, Burghardt RC, Li X, Dai Z, et al. Maternal and fetal amino acid metabolism in gestating sows. Soc Reprod Fertil Suppl. 2013;68:185-98.
13. Duée PH, Pégorier JP, Quant PA, Herbin C, Kohl C, Girard J. Hepatic ketogenesis in newborn pigs is limited by low mitochondrial 3-hydroxy-3-methylglutaryl-CoA synthase activity. Biochem J. 1994;298(Pt 1):207.
14. Hausman GJ, Kasser TR, Martin RJ. The effect of maternal diabetes and fasting on fetal adipose tissue histochemistry in the pig. J Anim Sci. 1982;55(6):1343-50.
15. Widdowson EM. Milk and the newborn animal. Proc Nutr Soc. 1984;43(1):87-100.
16. Huynh TTT, Aarnink AJA, Truong CT, Kemp B, Verstegen MWA. Effects of tropical climate and water cooling methods on growing pigs' responses. Livest Sci. 2006;104(3):278-91.
17. Liu F, Yin J, Du M, Yan P, Xu J, Zhu X, Yu J. Heat-stress-induced damage to porcine small intestinal epithelium associated with downregulation of epithelial growth factor signaling. J Anim Sci. 2009;87(6):1941-9.
18. Gourdine JL, Mandonnet N, Giorgi M, Renaudeau D. Genetic parameters for thermoregulation and production traits in lactating sows reared in tropical climate. Animal. 2017;11(3):365-74.
19. Bazer FW, Wu G, Johnson GA, Wang X. Environmental factors affecting pregnancy: endocrine disrupters, nutrients and metabolic pathways. Mol Cell Endocrinol. 2014;398(1–2):53-68.
20. Oksbjerg N, Nissen PM, Therkildsen M, Møller HS, Larsen LB, Andersen M, Young JF. Meat Science and Muscle Biology Symposium: in utero nutrition related to fetal development, postnatal performance, and meat quality of pork. J Anim Sci. 2013;91(3):1443-53.
21. Ashworth CJ, Toma LM, Hunter MG. Nutritional effects on oocyte and embryo development in mammals: implications for reproductive efficiency and environmental sustainability. Philos Trans R Soc B Biol Sci. 2009;364(1534):3351.
22. Foxcroft GR, Dixon WT, Novak S, Putman CT, Town SC, Vinsky MD. The biological basis for prenatal programming of postnatal performance in pigs. J Anim Sci. 2006;84 Suppl:E105-12.
23. Kwon EJ, Kim YJ. What is fetal programming?: a lifetime health is under the control of in utero health. Obstet Gynecol Sci. 2017;60(6):506.
24. Kemp B, Soede NM, Vesseur PC, Helmond FA, Spoorenberg JH, Frankena K. Glucose tolerance of pregnant sows is related to postnatal pig mortality. J Anim Sci. 1996;74(4): 879-85.
25. Baker DH, Becker DE, Norton HW, Sasse CE, Jensen AH, Harmon BG. Reproductive performance and progeny development in swine as influenced by feed intake during pregnancy. J Nutr. 1969;97:489-95.
26. Rehfeldt C, Nissen PM, Kuhn G, Vestergaard M, Ender K, Oksbjerg N. Effects of maternal nutrition and porcine growth hormone (pGH) treatment during gestation on endocrine and metabolic factors in sows, fetuses and pigs, skeletal muscle development, and postnatal growth. Domest Anim Endocrinol. 2004;27(3):267-85.
27. Rekiel A, Więcek J, Batorska M, Kulisiewicz J. Effect of sow prolificacy and nutrition on pre and postnatal growth of progeny - A review. Ann Anim Sci. 2014;14(1):3-15.
28. Bull C, Fenech M. Genome-health nutrigenomics and nutrigenetics: nutritional requirements or "nutriomes" for chromosomal stability and telomere maintenance at the individual level. Proc Nutr Soc. 2008;67(2):146-56.
29. Ekmekci A, Cirak MY. Nutrigenomics and nutrigenetics. Iran J Public Health. 2010 39(4):1.
30. Fanalli SL, da Silva BPM, Gomes JD, Durval MC, de Almeida VV, Moreira GCM, et al. RNA-seq transcriptome profiling of pigs' liver in response to diet with different sources of fatty acids. Front Genet. 2023;14:54.
31. Rosa-Medina EA, Urriola PE, Jang JC, Faulk CD, Johnston LJ, Shurson GC. Effect of supplementing lactation and nursery pig diets with capsaicin on growth performance and gene expression of nursery pigs. Transl Anim Sci. 2021;5(4).

32. Håkenåsen IM, Øverland M, Ånestad R, Åkesson CP, Meenakshi Sundaram AY, Press CM, et al. Gene expression and gastrointestinal function is altered in piglet small intestine by weaning and inclusion of Cyberlindnera jadinii yeast as a protein source. J Funct Foods. 2020;73:104118.
33. Moemeka AM, Sorhue UG, Omeje SI, Bratte L, Onainor R, Oghenesuvwe O. Effect of replacing maize with boiled sweet potato on performance characteristics and expression of insulin-like growth factor-1 gene in pigs. J Anim Health Product. 2022;10:293.
34. Kemp B, Da Silva CLA, Soede NM. Recent advances in pig reproduction: focus on impact of genetic selection for female fertility. Reprod Domest Anim. 2018;53(Suppl 2):28-36.
35. Bennett GL, Leymaster KA. Integration of ovulation rate, potential embryonic viability and uterine capacity into a model of litter size in swine. J Anim Sci. 1989;67(5):1230-41.
36. Vallet JL, McNeel AK, Johnson G, Bazer FW. Triennial Reproduction Symposium: limitations in uterine and conceptus physiology that lead to fetal losses. J Anim Sci. 2013;91(7):3030-40.
37. Lucas A, Bock Gr, Whelan J. The childhood environment and adult disease. Ciba Foundation Symposium. Anais... 1991.
38. Feeney A, Nilsson E, Skinner MK. Epigenetics and transgenerational inheritance in domesticated farm animals. J Anim Sci Biotechnol. 2014;5(1).
39. Wang J, Wu Z, Li D, Li N, Dindot SV, Satterfield MC, et al. Nutrition, epigenetics, and metabolic syndrome. Antioxid Redox Signal. 2012;17(2):282-301.
40. Laporta J, Lemley C, Chavatte-Palmer P. Editorial: The influences of early life experiences on future health and productivity. Front Anim Sci. 2022;3:962580.
41. Paradis F, Wood KM, Swanson KC, Miller SP, McBride BW, Fitzsimmons C. Maternal nutrient restriction in mid-to-late gestation influences fetal mRNA expression in muscle tissues in beef cattle. BMC Genomics. 2017;18(1):632.
42. Sferruzzi-Perri AN, Owens JA, Standen P, Taylor RL, Heinemann GK, Robinson JS, et al. Early treatment of the pregnant guinea pig with IGFs promotes placental transport and nutrient partitioning near term. Am J Physiol Endocrinol Metab. 2007;292(3):668-76.
43. Ji Y, Wu Z, Dai Z, Sun K, Wang J, Wu G. Nutritional epigenetics with a focus on amino acids: implications for the development and treatment of metabolic syndrome. J Nutrit Biochem. 2016;27:1-8.
44. Wu G, Imhoff-Kunsch B, Girard AW. Biological mechanisms for nutritional regulation of maternal health and fetal development. Paediatr Perinat Epidemiol. 2012;26(Suppl 1):4-26.
45. Guo L, Miao Z, Ma H, Melnychuk S. Effects of maternal vitamin D 3 status on meat quality and fatty acids composition in offspring pigs. J Anim Feed Sci. 2021;30(2):173-8.
46. Cong R, Jia Y, Li R, Ni Y, Yang X, Sun Q, et al. Maternal low-protein diet causes epigenetic deregulation of HMGCR and CYP7α1 in the liver of weaning piglets. J Nutr Biochem. 2012;23(12):1647-54.

16

Novos enfoques na produção de suínos utilizando a metabolômica como ferramenta de análise

Nara Regina Brandão Cônsolo

INTRODUÇÃO

As ciências ômicas vêm sendo cada vez mais aplicadas na ciência animal e de alimentos, mostrando-se uma ferramenta bastante útil para o profundo entendimento de fenótipos de interesse, bem como para a predição de características e avaliação animal. A metabolômica é o estudo do conjunto de metabolitos de uma amostra biológica que desempenham um papel fundamental na bioquímica de uma célula, seja como substrato, seja como intermediário ou produto final do metabolismo. É considerada a ciência ômica que mais se aproxima do fenótipo (Figura 1). Dessa forma, o perfil metabolômico que representa uma característica pode ser chamado de metabótipo,[1] afinal, sinaliza o que de fato aconteceu no metabolismo animal que resultou em uma determinada resposta. Dessa forma, a análise metabolômica permite determinar as interações entre genes e o ambiente, possibilitando uma descrição altamente sensível e mais completa do fenótipo,[2] descrevendo o que de fato aconteceu no metabolismo dos animais de acordo com alterações diversas, como mudanças na dieta, uso de aditivos, fatores climáticos e estressantes, interação entre animais e com seres humanos etc.

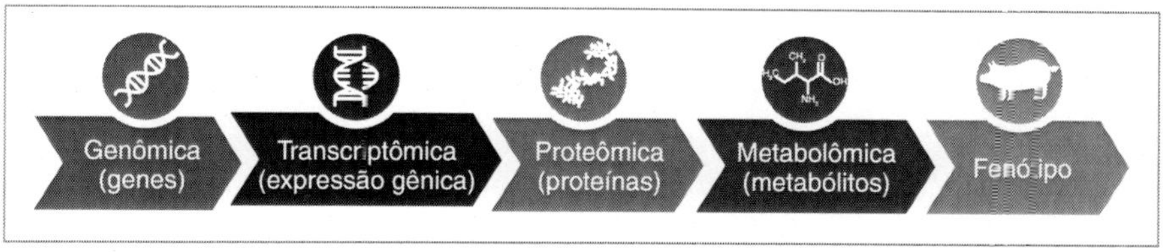

FIGURA 1 Representação da metabolômica no fluxo das ciências ômicas.

A capacidade de detectar e quantificar rapidamente centenas ou até milhares de metabólitos em uma única amostra surgiu com o desenvolvimento de técnicas de espectroscopia de ressonância magnética nuclear (^{1}H-RMN) e espectrometria de massa (MS), permitindo aos cientistas uma visão mais completa do metabolismo do tecido/fluido e, consequentemente, do animal em nível sistêmico.[2] O entendimento do fenótipo em escala molecular ocorre por monitorar as mudanças na composição e nos níveis de metabólitos, fornecendo informações sobre os processos de síntese e degradação celular envolvidos na resposta biológica e fenótipos estudados.[3] Isso, por sua vez, pode auxiliar na otimização da eficiência produtiva e qualidade dos produtos de origem animal.

Recentes estudos com suínos têm mostrado que a metabolômica pode ser uma ferramenta interessante para melhor estudo dos fenótipos na suinocultura (Tabela 1). Como exemplo, para prever a eficiência alimentar,[4] avaliar as respostas dietéticas e de uso de probióticos,[5-8] avaliar a qualidade da carcaça e da qualidade da carne[9-12] e avaliar os suínos como modelo para humanos.[13-15] Esses estudos evidenciam o potencial de uso da metabolômica para melhor entender os processos metabólicos subjacentes à fisiologia e ao metabolismo de suínos, oferecendo oportunidades para otimizar a nutrição, o manejo e a seleção genética desses animais.

AVALIAÇÃO DO COMPORTAMENTO E BEM-ESTAR ANIMAL

Com o aumento da conscientização sobre o bem-estar animal (BA) e a preocupação dos consumidores em relação à origem dos produtos de carne, as empresas do setor têm buscado se adaptar às novas expectativas e exigências. A inclusão de selos de bem-estar animal nos rótulos dos produtos de carne demonstra o compromisso em fornecer alimentos produzidos com altos padrões de cuidado e respeito aos animais. No entanto, para garantir a credibilidade dessas reivindicações e evitar práticas enganosas, é essencial contar com ferramentas que possibilitem a autenticidade e rastreabilidade dos produtos de carne ao longo de toda a cadeia de produção.

Tais ferramentas desempenham um papel fundamental na construção da confiança do consumidor, fornecendo informações transparentes sobre a origem e as práticas de criação dos animais. A implementação dessas ferramentas também permite que os produtores de carne demonstrem seu compromisso com o bem-estar animal e se diferenciem no mercado, atendendo à demanda crescente por produtos mais éticos e sustentáveis.

As avaliações convencionais do BA podem ter limitações, pois dependem de medidas subjetivas, como observações comportamentais e avaliações clínicas.[3] Assim, novos *insights* fenotípicos em nível molecular podem ser explorados por

TABELA 1 Avaliação metabolômica na produção de suínos para a investigação de fenótipos de interesse

Área	Autor	Objetivos	Amostra	Ferramenta analítica
Bem-estar animal	Cui et al., 2019[16]	Estudar os efeitos do estresse térmico crônico e identificar biomarcadores em suínos em fase de acabamento	Soro	GC-TOF-MS
	García et al., 2021[17]	Avaliar como a socialização precoce e um ambiente neonatal enriquecido afetam a adaptação de leitões ao desmame	Soro	^{1}H-NMR
	Kim et al., 2021[18]	Investigar os efeitos do estresse térmico agudo no metaboloma da saliva e identificar potenciais biomarcadores	Saliva	^{1}H-NMR
Efeito de aditivos na saúde animal	He et al., 2021[19]	Explorar o perfil metabólico intestinal em resposta à infecção por *Escherichia coli* ao uso de aditivos	Mucosa ileal e conteúdo do cólon	UPLC-MS
	Huang et al., 2021[20]	Avaliar as consequências metabólicas de alimentar leitões com *Gelsemium elegans*, e integração da transcriptômica e metabolômica	Plasma	UPLC-MS
Eficiência alimentar	Carmelo et al., 2020[4]	Identificar metabólitos que podem prever a eficiência alimentar em suínos das raças Duroc e Landrace	Soro	UPLC-MS
	Ye et al., 2021[21]	Realizar uma metabolômica não direcionada nos conteúdos do íleo, ceco e cólon de alta e baixa eficiência	Conteúdo intestinal	LC-MS
	Rohart et al., 2012[11]	Avaliar o poder de previsão dos fenótipos de produção em suínos por meio da metabolômica	Plasma	^{1}H-NMR
	Wu et al., 2021[22]	Explorar a relação entre metabólitos fecais e eficiência alimentar de suínos	Fezes	LC-MS
	Banerjee et al., 2020[23]	Realizar uma análise de integração do metaboloma-transcriptoma em suínos das raças Duroc e Landrace para explorar os mecanismos moleculares subjacentes à eficiência alimentar	Plasma	UPLC-MS

continua

TABELA 1 Avaliação metabolômica na produção de suínos para a investigação de fenótipos de interesse (*Continuação*)

Área	Autor	Objetivos	Amostra	Ferramenta analítica
Qualidade da carne	D'Alessandro et al., 2011[9]	Avaliação dos parâmetros de qualidade da carne suína e sua correlação com as análises ômicas	Músculo	LC/MS
	Straadt et al., 2014[12]	Investigar se a metabolômica baseada em RMN poderia identificar diferenças de raça no perfil de metabólitos da carne e se essas diferenças estavam relacionadas às propriedades tecnológicas e sensoriais da carne	Extratos de carne e exsudato	^{1}H-NMR
	García-García et al., 2019[10]	Avaliar o uso de técnicas de RMN para analisar exsudatos de carne de suíno como uma nova matriz, representando o metaboloma da carne fresca	Exsudato da carne	^{1}H-NMR
Suínos como modelo para humanos	Gierse et al., 2020[13]	Estabelecimento de protocolos integrados de multiômica para investigar o microbioma fecal de suínos	Fezes	UPLC-MS
	Sanz-Fernandez et al., 2020[14]	Avaliar o perfil metabólico da obesidade induzida por dieta em um modelo suíno de resistência à leptina	Plasma, fígado e músculo	^{1}H-NMR
	Sen et al., 2023[15]	Empregar análises de proteômica e metabolômica em tecido pulmonar de suíno para identificar alterações metabólicas relacionadas hipertensões pulmonares	Tecido pulmonar	HPLC-MS

meio da metabolômica, oferecendo uma abordagem complementar e permitindo a análise objetiva e abrangente dos perfis metabólicos dos animais.

Nesse contexto, estudos metabolômicos podem ser desenvolvidos a fim de melhor entender as alterações moleculares e metabólicas em suínos em função do BA, o que no futuro pode proporcionar o desenvolvimento de biomarcadores indicativos de BA, bem como sua utilização na indústria para certificação das carnes. No entanto, ainda existem poucos estudos abordando esse tema,[16-18,24] mostrando uma área de bastante potencial para investigações futuras.

Um estudo realizado por Cui et al.[17] investigou as mudanças no metaboloma do soro de suínos em fase de acabamento expostos por três semanas a uma temperatura de 30 °C, em comparação a uma condição termoneutra de 22 °C. Cinco vias metabólicas foram relevantes para descrever a exposição crônica ao estresse térmico: metabolismo dos carboidratos, aminoácidos, ácidos graxos, aminas e metabolismo derivado da microbiota intestinal. Os autores chamam atenção para os níveis mais elevados de metabólitos derivados da microbiota intestinal, como fluorene e ácido D-galacturônico observados em suínos expostos ao estresse térmico.[17] Esses metabólitos são correlacionados positivamente com proteínas inflamatórias de fase aguda, como haptoglobina, alfa-2-HS-glicoproteína e proteína de ligação LPS. Isso sugere que tais metabólitos podem ser marcadores sistêmicos de estresse térmico em suínos.

Outro estudo interessante no âmbito do BA na suinocultura foi relatado por Kim et al.,[18] em que os autores investigaram os efeitos do estresse térmico no metaboloma da saliva de suínos a fim de identificar possíveis metabólitos biomarcadores. Os autores reportam que as diferenças no metaboloma entre animais com e sem estresse térmico se baseiam em alteração nos metabólitos relacionados ao metabolismo proteico, a fim de gerar uma adaptação regulatória ao estresse térmico agudo. Os autores enfatizam que o conhecimento da metabolômica salivar poderia contribuir para o desenvolvimento de uma ferramenta de diagnóstico como um biomarcador não invasivo para o manejo de suínos com estresse térmico.

García et al.,[16] avaliando a metabolômica de suínos em função do enriquecimento ambientar com objetos resistentes à mastigação (brinquedos e cordas), reportam menor concentração de metabólitos relacionados ao metabolismo energético (triglicerídeos, ácidos graxos, lipoproteínas de muito baixa densidade e baixa densidade e creatina) em leitões criados no ambiente enriquecido. Os autores explicam que isso ocorre provavelmente pelo fato de que os suínos se envolvem em brincadeiras com os materiais enriquecidos, reduzindo a interação nas baias e minimizando o gasto energético.

Fabrile et al.[3] enfatizam a importância de integrar dados metabolômicos com outras informações, como dados comportamentais e fisiológicos, para obter uma visão completa do estado de bem-estar dos animais. Além disso, os autores abordam a necessidade de desenvolver protocolos padronizados utilizando a análise metabolômica no contexto do BA. Essas ferramentas podem facilitar a comparação de resultados entre estudos e promover um avanço no estado da arte do bem-estar na suinocultura.

USO DE ADITIVOS: UMA VISÃO METABOLÔMICA

O uso subterapêutico de antibióticos na ração de animais tem sido conhecido por melhorar a saúde dos animais, o crescimento e a eficiência alimentar.[25] Apesar dos benefícios em relação aos índices produtivos, a discussão sobre a proibição do uso de antibióticos como promotores de crescimento na produção animal tem ganhado cada vez mais espaço na sociedade. Diante desse cenário, é essencial buscar alternativas ao uso de antibióticos na alimentação de leitões desmamados.[26]

Nesse contexto, a inclusão de probióticos, prebióticos e aditivos fitogênicos na dieta de suínos tem se mostrado uma estratégia promissora para promover o desempenho produtivo, a saúde intestinal e a imunidade dos animais. No entanto, ainda se sabe pouco sobre a modulação no metabolismo promovida por esses produtos.

Mais recentemente, o estudo dos fatores pós-bióticos, como os metabólitos bioativos, produzidos pela microbiota intestinal e/ou componentes da parede celular liberados pelos probióticos, vem gerando muito interesse na comunidade científica. Isso porque tais compostos também inibem o crescimento de patógenos, mantêm o equilíbrio da microbiota e regulam uma resposta imunológica.[27]

O grande avanço no estado da arte nessa área de conhecimento com a utilização de ferramentas de análise metabolômica se deve à possibilidade de conhecimento das interações entre as células intestinais de animais e probióticos, bem como seus metabólitos e compostos bioativos, possibilitando o desenvolvimento de produtos para agir especificamente em vias metabolômicas de interesse, maximizando a ação dos produtos no ambiente intestinal, saúde intestinal e na imunidade duradoura.

É inegável a necessidade prática de identificar novos metabólitos que sejam os principais agentes bioativos que regulam as vias bioquímicas dos sistemas associados ao intestino.[28] O avanço tecnológico nos estudos de metabolômica abriu um caminho para melhor explorar os efeitos dos prebióticos e probióticos na saúde intestinal dos animais de produção.[28]

Nesse contexto, He et al.[19] demonstraram que a suplementação com carbadox e *Bacillus subtilis* proporcionou mudanças no perfil metabólico de leitões desmamados desafiados com *Escherichia coli*. A suplementação com carbadox demonstrou efeitos antimicrobianos, anti-inflamatórios e moduladores do metabolismo energético e hepático. Já a suplementação com *B. subtilis* resultou em melhorias na saúde intestinal e imunológica, com aumento de metabólitos associados a processos anti-inflamatórios e antioxidantes.

Huang et al.[20] utilizaram a integração de dados metabolômicos e transcriptômicos para investigar os efeitos metabólicos de um fitoterápico (*Gelsemium elegans*), conhecido por promover crescimento em leitões. Os resultados revelaram que o aditivo teve efeitos abrangentes no metabolismo dos animais, incluindo modulação do metabolismo energético, função hepática e resposta imunológica.

A pesquisa sobre as funções e o metabolismo dos bioativos e as interações entre as células intestinais dos animais e probióticos, bem como seus metabolitos, deve ser contínua, possibilitando um melhor entendimento de como o metabolismo e metabólitos específicos agem promovendo saúde intestinal e maior imunidade dos suínos. Tal conhecimento pode ser utilizado inclusive para o desenvolvimento de produtos para agir especificamente em vias metabolômicas de interesse, maximizando sua ação. Além disso, ainda existe um grande potencial nesse campo utilizando os suínos como modelos para humanos.

Ainda nesse contexto, pesquisas que visam integrar dados de metabolômica e metagenômica vêm ganhando espaço na comunidade científica, gerando grande conhecimento sobre como a microbiota intestinal modula o metabolismo dos suínos proporcionando maior imunidade aos animais, melhor qualidade de vida e índices produtivos. É importante enfatizar que o conhecimento abre oportunidades para o desenvolvimento de produtos que direcionem o metabolismo dos animais para a aquisição de respostas biológicas mais favoráveis.

PREVISÃO FENOTÍPICA DE SUÍNOS

O entendimento e a melhoria das características fenotípicas economicamente relevantes nos suínos, como o crescimento e a eficiência alimentar, são de extrema importância para o desenvolvimento de estratégias mais eficazes de manejo e seleção genética. Essas melhorias contribuem para o aumento da produtividade e competitividade da suinocultura, atendendo às demandas crescentes por alimentos de origem animal.

A metabolômica tem se mostrado uma ferramenta útil para obter informações fenotípicas sobre os processos metabólicos e as respostas fisiológicas dos suínos. Na suinocultura moderna, a eficiência alimentar (EA) é um dos parâmetros de produção mais importantes.[4] Animais mais eficientes no uso dos nutrientes ingeridos podem resultar em uma redução dos custos de alimentação, além de menor excreção dos nutrientes – conceitos relacionados à sustentabilidade. Maior eficiência alimentar significa menor pegada ambiental, já que menos recursos são necessários para produzir a mesma quantidade de carne. Isso contribui para a redução do consumo de grãos, água e energia, bem como para a diminuição da produção de resíduos e emissões de gases de efeito estufa.

Dessa forma, é fundamental a adoção de novas tecnologias que visam a melhorar a eficiência alimentar dos suínos, para garantir sustentabilidade e competitividade da indústria suína. Nesse contexto, a metabolômica é promissora quanto ao melhor conhecimento do metabolismo de acordo com as características de interesse, consequentemente possibilitando o desenvolvimento de biomarcadores para auxiliar na seleção assistida desses animais.

Ye et al.[21] reportam que o perfil metabolômico do conteúdo intestinal pode estar associado à eficiência alimentar. Os autores encontraram maiores quantidades de metabólitos triterpenoides no conteúdo intestinal dos leitões com maior eficiência alimentar. Essa classe de metabólitos está associada a uma ampla gama de atividades biológicas, como proteção da integridade da barreira intestinal, regulação da microbiota intestinal e inibição da inflamação no trato gastrintestinal, o que pode explicar parcialmente a diferença entre os grupos.

Um estudo realizado por Rohart et al.[11] utilizou a metabolômica como uma abordagem analítica para prever características fenotípicas em suínos de três raças europeias: Large White, Landrace e Duroc. Nesse estudo, foi observado que os perfis metabólicos dos suínos estavam intimamente relacionados a características como ganho de peso, consumo de alimentos e eficiência alimentar. Com base nesses dados, foram desenvolvidos modelos de previsão que mostraram eficiência na estimativa das características fenotípicas dos suínos em crescimento.

Outros estudos também exploraram o uso da metabolômica para melhorar a eficiência alimentar em suínos. Por exemplo, Wu et al.[22] identificaram biomarcadores nas fezes dos suínos que apresentaram correlações significativas com a eficiência alimentar. Banerjee et al.[23] adotaram uma abordagem integrada de metabolômica e transcriptômica para identificar vias metabólicas e processos associados à eficiência alimentar. Carmelo et al.[4] utilizaram a metabolômica para a seleção de eficiência alimentar em suínos das raças Duroc e Landrace. Os autores realizaram análises metabolômicas em amostras de plasma e urina de suínos de ambas as raças e identificaram metabólitos e vias metabólicas que apresentavam associações significativas com a eficiência alimentar.

Assim, o uso de ferramentas para análise metabolômica vem permitindo maior conhecimento sobre o metabolismo associado às características fenotípicas, além da possibilidade do desenvolvimento de marcadores biológicos que podem ser utilizados em conjunto com ferramentas genômicas para aumentar a acurácia da seleção genética.

METABOLÔMICA APLICADA À QUALIDADE DA CARNE SUÍNA

A qualidade da carne é uma característica complexa e determinada por uma variedade de fatores, incluindo propriedades musculares e sensoriais, além de composição bioquímica. A compreensão dos processos metabólicos subjacentes à formação e qualidade da carne é essencial para melhorar a produção e atender às demandas dos consumidores. Nesse contexto, a utilização da metabolômica na pesquisa de qualidade de carne tem ganhado destaque e desempenha um papel importante ao fornecer uma visão abrangente dos compostos metabólicos presentes no tecido muscular responsáveis pela formação das características de interesse.[29,30]

Além disso, a metabolômica pode ser utilizada na investigação de fatores que afetam a qualidade da carne, como dieta, genética, manejo e processamento. Alguns metabólitos podem estar relacionados a aspectos-chave da qualidade da carne, como sabor, aroma, maciez, suculência e cor.[31] Isso ajuda os pesquisadores e produtores a identificar estratégias para melhorar a qualidade da carne e otimizar os sistemas de produção. D'Alessandro et al.[9] utilizaram análises metabolômicas e proteômicas para investigar as diferenças nas características da carne entre as duas raças de suínos e encontraram diferenças significativas nos perfis metabólicos e proteômicos entre os animais.

Essas diferenças estão relacionadas a processos metabólicos e vias bioquímicas específicas que afetam diretamente a qualidade da carne, como a composição lipídica, o metabolismo de aminoácidos e a atividade enzimática.[9] Além disso, a integração dos dados metabolômicos e proteômicos permitiu uma compreensão mais abrangente dos mecanismos subjacentes à qualidade da carne. Foi possível identificar marcadores metabólicos e proteicos associados a características organolépticas desejáveis.

Essas abordagens fornecem informações detalhadas sobre os processos bioquímicos e moleculares envolvidos na formação das características sensoriais e nutricionais da carne. Compreender esses mecanismos é fundamental para o desenvolvimento de estratégias de manejo e seleção genética que visem a melhorar a qualidade da carne suína.

A identificação de marcadores metabólicos pode auxiliar na seleção de animais com características desejáveis, promovendo a produção de carne de alta qualidade.[32] Por exemplo, certos aminoácidos e ácidos graxos podem estar relacionados à maciez da carne, enquanto outros compostos, como aspartato e glutamato, podem influenciar o sabor e o aroma.[33] Esses biomarcadores podem ser usados para avaliar a qualidade da carne, selecionar animais com características desejáveis e otimizar os processos de produção.

Em outro estudo, Straadt et al.[12] aplicaram técnicas de RMN para analisar o perfil de metabólitos presentes na carne de porco de diferentes cruzamentos.

Essa abordagem permitiu a identificação e quantificação de uma ampla gama de metabólitos, incluindo aminoácidos, ácidos orgânicos, açúcares e lipídeos. Os autores também realizaram teste sensorial da carne de porco em termos de sabor, textura, suculência e aceitabilidade geral. Os dados de avaliação sensorial foram então relacionados aos perfis de metabólitos obtidos por RMN. Os resultados revelaram diferenças significativas nos perfis de metabólitos entre os diferentes cruzamentos de suínos. Essas diferenças estão relacionadas a variações na composição química da carne, o que pode influenciar diretamente a percepção sensorial dos consumidores. Na análise de correlação entre os perfis de metabólitos e a percepção sensorial, por exemplo, certos aminoácidos podem estar relacionados à intensidade do sabor, enquanto certos lipídeos podem influenciar a suculência e a textura.

Portanto, o melhor entendimento da relação entre a composição metabólica e a percepção sensorial da carne de porco é relevante para a indústria suinícola. Isso pode auxiliar na seleção de cruzamentos ou linhagens de suínos que resultem em carne com características sensoriais desejáveis, atendendo às preferências dos consumidores.

FLUXOGRAMA DA ANÁLISE METABOLÔMICA

A metabolômica é uma das técnicas ômicas que requerem estratégias analíticas amplas e robustas. De modo geral, os cientistas concordam que o fluxograma da metabolômica consiste em preparação e análise da amostra, processamento de dados, análise de dados e interpretação biológica.[34]

A preparação ideal da amostra para análise metabolômica deve garantir alta recuperação de metabólitos e ser a mais rápida e simples possível para minimizar reações de degradação e interferências exógenas, além de ser reprodutível.[35] O mesmo protocolo pode não ser ideal para todos os tipos de amostras, além disso, uma mesma amostra pode precisar de diferentes protocolos de acordo com a espécie. Dessa forma, na tomada de decisão quanto ao método de preparo das amostras recomenda-se o estudo da composição da amostra e pesquisa na literatura buscando qualidade espectral, recuperação de metabólitos e presença de macromoléculas.

De qualquer forma, o preparo da amostra depende muito da abordagem, seja direcionada, seja não direcionada, além de depender da escolha do equipamento a ser utilizado, basicamente RMN ou espectrometria de massa (acoplado à cromatografia liquida ou gasosa).

Dois métodos são os mais utilizados, assim como suas variações: 1) precipitação dos metabólitos utilizando solventes orgânicos, entre eles os métodos de Folch e Bligh-Dyer, e suas modificações, são os mais amplamente utilizados; e 2) uso de filtros para remoção física de moléculas maiores, como lipídeos e proteínas, tendo como método de primeira escolha o filtro de 3 KDa.[36] Geralmente, são suficientes 1 a 200 mg de tecido e 10 a 500 μL de fluidos biológicos, embora a quantidade dependa do tipo de plataforma analítica usada para a análise.

Quanto aos métodos de análise, a espectroscopia de RMN e a espectrometria de massa (EM) são as duas principais plataformas analíticas adotadas em análise metabolômica. Samuelsson et al.[33] explicam que, no equipamento de RMN, a amostra é colocada em um campo magnético e ondas de radiofrequência são aplicadas para excitação das moléculas da amostra. O sinal resultante, conhecido como decaimento de indução livre (FID, do inglês *free induction decay*), é registrado, e os valores do deslocamento químico das moléculas são adquiridos; a partir disso, as moléculas podem ser identificadas. Além disso, o uso de um padrão com concentração conhecida permite a quantificação relativa das moléculas identificadas.

A análise baseada na EM é precedida das separações dos compostos em fase gasosa e líquida, e fornece um espectro que resume as medições da razão massa-carga (m/z) e da abundância relativa de moléculas ionizadas.[33] De modo geral, essa plataforma é mais sensível na detecção de metabólitos com baixa concentração, comparada ao método de RMN, permitindo a identificação de maior número de compostos. De modo geral, a especificidade e modernização dos equipamentos vem permitindo maior número de metabólitos identificados e quantificados, além de maior reprodutividade dos métodos.

Após a obtenção espectral, a leitura dos espectros e processamento de dados são, com certeza, um gargalo importante no fluxograma da análise metabolômica. A RMN e a EM fornecem uma quantidade considerável de dados, da ordem de centenas ou milhares de sinais que compõem os conjuntos. Para tanto, ferramentas que possibilitem o processamento dos espectros para obtenção dos metabólitos e suas respectivas concentrações relativas vêm sendo desenvolvidas. Para espectros de RMN, o sistema mais utilizado é o Chenomx (https://www.chenomx.com/), *software* que permite a identificação de até 60 metabólitos dependendo do tipo de amostra e método de preparo. Sistemas otimizados para leitura espectral, como MagMet (https://magmet.ca/users/login) e Bayesil (http://tmic.bayesil.ca/users/login), vêm ganhando a atenção da comunidade científica a fim de facilitar e diminuir o tempo de processamento espectral, permitindo o desenvolvimento de experimentos em larga escala.

Os dados de metabolômica requerem métodos estatísticos confiáveis, conhecidos como ferramentas quimiométricas, para extrair eficientemente o máximo de informações úteis. Para esse fim, a análise multivariada e megavariada de dados é geralmente empregada para lidar com conjuntos de dados complexos. Para fins exploratórios, a análise de componentes principais (PCA, do inglês *principal component analysis*) é frequentemente o primeiro passo aplicado para detectar a presença de tendências de agrupamento natural ou separação dos grupos de acordo com o perfil metabolômico de cada amostra. A partir disso, diversas outras abordagens podem ser utilizadas, incluindo análise de mínimos quadrados parciais-discriminante (PLS-DA, do inglês *partial least squares-discriminant analysis*), análise de cluster hierárquico (HCA, do inglês *hierarchical cluster analysis*), importância variável na projeção (VIP, do inglês *variable importance in projection*), vias metabolômicas, enriquecimento de análise, entre outras. A escolha do método depende do objetivo da proposta. Entre as diversas plataformas que podem ser utilizadas para análise dos dados, o pacote Ômicas do *software* R e as ferramentas MetaboAnalyst (https://www.metaboanalyst.ca/), NetworkAnalyst (https://www.networkanalyst.ca/), OmicsAnalyst (https://www.omicsanalyst.ca/) e Jamovi (https://www.jamovi.org/) são de grande versatilidade e amplamente utilizadas.

DESAFIOS E PERSPECTIVAS FUTURAS

Apesar dos avanços no uso de ferramentas metabolômicas, existem desafios a serem superados. A complexidade da composição metabólica das amostras biológicas e as interações entre os diferentes componentes dificultam a compreensão dos mecanismos moleculares que influenciam as características de interesse. No entanto, ferramentas de análise estatística que envolvem métodos multivariados e bioinformática vêm facilitando o entendimento do banco de dados metabolômico. Além disso, a integração das ferramentas ômicas, como genômica, transcriptômica e proteômica, pode fornecer uma visão mais abrangente dos processos biológicos envolvidos nas características fenotípicas de interesse para a indústria e os consumidores. O uso das ferramentas ômicas, de modo geral, tende a evoluir, permitindo avanços significativos na produção de carne de alta qualidade e na seleção de animais com características fenotípicas desejáveis.

É importante ressaltar que a metabolômica é uma área em constante evolução, e mais pesquisas são necessárias para melhorar a compreensão dos perfis metabólicos e sua relação com determinados fenótipos, bem-estar animal e qualidade da carne. É fundamental estabelecer padrões e protocolos para a coleta de amostras, bem como validar e padronizar os biomarcadores metabólicos utilizados na avaliação da qualidade da carne.

REFERÊNCIAS

1. Fontanesi L. Merging metabolomics, genetics, and genomics in livestock to dissect complex production traits. In: Kadarmideen H, editor. Systems biology in animal production and health. v. 1. Cham: Springer; 2016.

2. Goldansaz SA, Guo AC, Sajed T, Steele MA, Plastow GS, Wishart DS. Livestock metabolomics and the livestock metabolome: a systematic review. PLoS One. 2017;12(5):1-26.
3. Fabrile MP, Ghidini S, Conter M, Varrà MO, Ianieri A, Zanardi E. Filling gaps in animal welfare assessment through metabolomics. Front Vet Sci. 2023;10(1).
4. Carmelo VAO, Banerjee P, da Silva Diniz WJ, Kadarmideen HN. Metabolomic networks and pathways associated with feed efficiency and related-traits in Duroc and Landrace pigs. Sci Rep. 2020;10(1):1-14.
5. Bertram HC, Malmendal A, Nielsen NC, Straadt IK, Larsen T, Knudsen KEB, et al. NMR-based metabonomics reveals that plasma betaine increases upon intake of high-fiber rye buns in hypercholesterolemic pigs. Mol Nutr Food Res. 2009;53(8):1055-62.
6. Li J, Li H, Zhou Y, Xiang H, Lv M, Ruan B, et al. Effects of compound probiotics on cecal microbiota and metabolome of swine. Animals. 2023;13:e1006.
7. Picone G, Zappaterra M, Luise D, Trimigno A, Capozzi F, Motta V, et al. Metabolomics characterization of colostrum in three sow breeds and its influences on piglets' survival and litter growth rates. J Anim Sci Biotechnol. 2018;9(1):1-12.
8. Yang J, Shang P, Zhang B, Wang J, Du Z, Wang S, et al. Genomic and metabonomic methods reveal the probiotic functions of swine-derived Ligilactobacillus salivarius. BMC Microbiol. 2023;23:1-13.
9. D'Alessandro A, Marrocco C, Zolla V, D'Andrea M, Zolla L. Meat quality of the longissimus lumborum muscle of Casertana and Large White pigs: metabolomics and proteomics intertwined. J Proteomics. 2011;75(2):610-27.
10. García-García AB, Herrera A, Fernández-Valle ME, Cambero MI, Castejón D. Evaluation of E-beam irradiation and storage time in pork exudates using NMR metabolomics. Food Res Int. 2019;120:553-9.
11. Rohart F, Paris A, Laurent B, Canlet C, Molina J, Mercat MJ, et al. Phenotypic prediction based on metabolomic data for growing pigs from three main european breeds. J Anim Sci. 2012;90(13):4729-40.
12. Straadt IK, Aaslyng MD, Bertram HC. An NMR-based metabolomics study of pork from different crossbreeds and relation to sensory perception. Meat Sci. 2014;96(1):719-28.
13. Gierse LC, Meene A, Schultz D, Schwaiger T, Karte C, Schröder C, et al. A multi-omics protocol for swine feces to elucidate longitudinal dynamics in microbiome structure and function. Microorganisms. 2020;8:1887.
14. Sanz-Fernandez MV, Torres-Rovira L, Pesantez-Pacheco JL, Vazquez-Gomez M, Garcia-Contreras C, Astiz S, et al. A cross-sectional study of obesity effects on the metabolomic profile of a leptin-resistant swine model. Metabolites. 2020;10:89-96.
15. Sen P, Shashikadze B, Flenkenthaler F, Van de Kamp E, Tian S, Meng C, et al. Proteomics-and metabolomics-based analysis of metabolic changes in a swine model of pulmonary hypertension. Int J Mol Sci. 2023;24:4870.
16. Cui Y, Wang C, Hao Y, Gu X, Wang H. Chronic heat stress induces acute phase responses and serum metabolome changes in finishing pigs. Animals. 2019;9(7).
17. García MS, Angelo MD, Ko HL, Traserra S, Nolis P, Caldas YR. Early socialization and environmental enrichment of lactating piglets affects the caecal microbiota and metabolomic response after weaning. Sci Rep. 2021;11:6113.
18. Kim B, Kim HR, Kim KH, Ji SY, Kim M, Lee Y, et al. Effects of acute heat stress on salivary metabolites in growing pigs: an analysis using nuclear magnetic resonance-based metabolomics profiling. J Anim Sci Technol. 2021;63(2):319-31.
19. He Y, Liu Y, Ji P. Metabolomic profile of weaned pigs challenged with *E. coli* and supplemented with Carbadox or *Bacillus subtilis*. Metabolites. 2021;11(2):81.
20. Huang CY, Yang K, Cao JJ, Wang ZY, Wu Y, Sun ZL, et al. Integration of metabolomics and transcriptomics to comprehensively evaluate the metabolic effects of gelsemium eleganson pigs. Animals. 2021;11(5).

21. Ye Y, Wu J, Quan J, Ding R, Yang M, Wang X. Lipids and organic acids in three gut locations affect feed efficiency of commercial pigs as revealed by LC – MS-based metabolomics. Sci Rep. 2021;1-8.
22. Wu J, Ye Y, Quan J, Ding R, Wang X, Zhuang Z, et al. Using nontargeted LC-MS metabolomics to identify the Association of Biomarkers in pig feces with feed efficiency. Porc Health Manag. 2021;7(1):1-10.
23. Banerjee P, Adriano V, Carmelo O, Kadarmideen HN. Integrative analysis of metabolomic and transcriptomic profiles uncovers biological pathways of feed efficiency in pigs. Metabolites. 2020;10(7):275.
24. Qu H, Ajuwon KM. Metabolomics of heat stress response in pig adipose tissue reveals alteration of phospholipid and fatty acid composition during heat stress. J Anim Sci. 2018;96(8):3184-95.
25. Thacker PA. Alternatives to antibiotics as growth promoters for use in swine production: a review. J Anim Sci Biotechnol. 2013;4(1):1-12.
26. Silva CA, Dias CP, Callegari MA, de Souza Romano G, de Souza KL, Jacob DV, et al. Phytogenics and encapsulated sodium butyrate can replace antibiotics as growth promoters for lightly weaned piglets. PLoS One. 2022;17:1-18.
27. Liu Y, Wang J, Wu C. Modulation of gut microbiota and immune system by probiotics, pre-biotics, and post-biotics. Front Nutr. 2022;8:1-14.
28. Wu M, Zuo S, Maiorano G, Kosobucki P, Stadnicka K. How to employ metabolomic analysis to research on functions of prebiotics and probiotics in poultry gut health? Front Microbiol. 2022;13.
29. Cônsolo NRB, Samuelsson LM, Barbosa LCGS, Monaretto T, Moraes TB, Buarque VLM, et al. Characterization of chicken muscle disorders through metabolomics, pathway analysis, and water relaxometry: a pilot study. Poul Sci. 2020;99:6247-57.
30. Cônsolo NRB, Silva J, Buarque VLM, Samuelsson LM, Miller P, Maclean PH, et al. Using TD-NMR relaxometry and 1D 1H NMR spectroscopy to evaluate aging of Nellore beef. Meat Sci. 2021;181.
31. Antonelo DS, Cônsolo NRB, Gómez JFM, Beline M, Goulart RS, Corte RRPS, et al. Metabolite profile and consumer sensory acceptability of meat from lean Nellore and Angus × Nellore crossbreed cattle fed soybean oil. Food Res Int. 2020;132:109056.
32. Muroya S, Ueda S, Komatsu T, Miyakawa T, Ertbjerg P. MEATabolomics: muscle and meat metabolomics in domestic animals. Metabolites. 2020;10(5):188.
33. Samuelsson LM, Subbaraj A, Bertram HC. Metabolomics in relation to meat quality. In: Purslow PP, editor. New aspects of meat quality: from genes to ethics. 2. ed. Cambridge, MA: Woodhead Publishing; 2022.
34. Gorrochategui E, Jaumot J, Lacorte S, Tauler R. Data analysis strategies for targeted and untargeted LC-MS metabolomic studies: overview and workflow. Trends Anal Chem. 2016;82:425-42.
35. Castle AL, Fiehn O, Kaddurah-Daouk R, Lindon JC. Metabolomics Standards Workshop and the development of international standards for reporting metabolomics experimental results. Brief Bioinform. 2006;7(2):159-65.
36. Samuelsson LM, Olivecrona N, Cônsolo NNB, Reis MM, Reis MG, Edwards PJB. Preparation of drip samples from leg of lamb with extended shelf life for nuclear magnetic resonance metabolomics studies. Meat Sci. 2021;172:108304.

Índice remissivo

L

M

N

O

P

Q